佐藤良和
上尾駅前クリニック院長

マンガで学ぶ透析療法

The Comic to Learn about Dialysis Therapy

中外医学社

まえがき

本書は、透析を必要とする患者さんやそのご家族に読んでいただくことを想定して作った透析療法の入門書です。

手に取ってご覧になってびっくりされた方もいらっしゃるかと思います。そう、本書は全編マンガで構成された、非常にユニークな医学書でもあるのです。

なぜ、医学書なのにマンガなのでしょうか？

意外かもしれませんが、医学知識の解説にはマンガが最適だと考えられるからです。

マンガの醍醐味はデフォルメにあると言えます。細部を大胆にカットし、重要な部分を大げさなくらい強調してみせる手法です。難解な医学知識も、デフォルメによって消化吸収しやすい形に仕上げることが可能なのです。

それともう一つ。マンガのコマとコマの間には「時間」が詰め込まれています。その時間をどう扱うかは読者次第。早送りしたり、ストップしたり、バックしたり。読者は自由自在に時間を操って、自分のペースで医学知識を吸収していけるのです。

このように、マンガは使いようによっては強力な学習ツールにもなるのです。本書ではそのマンガを縦横無尽に駆使して透析医療の基本を解説しています。透析の予備知識のない一般の方でも十分読みこなせるくらい、面白くてわかりやすい内容になっていると自負しています。どうぞ、お好きなページから読み始めて下さい。

本書は一般の方向けの透析入門書ですが、日頃透析医療に従事されるスタッフの方々にも、従来の参考書とはひと味違う読み物としてご利用いただけたら望外の幸せです。患者さんへの指導や自分自身の知識の整理に、是非とも本書をお役立て下さい。

本書の企画を頂戴してから 5 年以上の歳月が流れてしまいました。その間、ずっと忍耐強く待ち続けて下さった中外医学社企画部の岩松宏典氏にこの場を借りて深謝致します。また、本書完成に多大なご協力をいただいた同編集部の上村裕也氏、およびメディカルコミックプロダクション・アシスタントの岡崎りん氏にも心より御礼申し上げます。

2013 年 9 月

佐藤良和

もくじ

第1章　まずは腎臓について学んでみよう

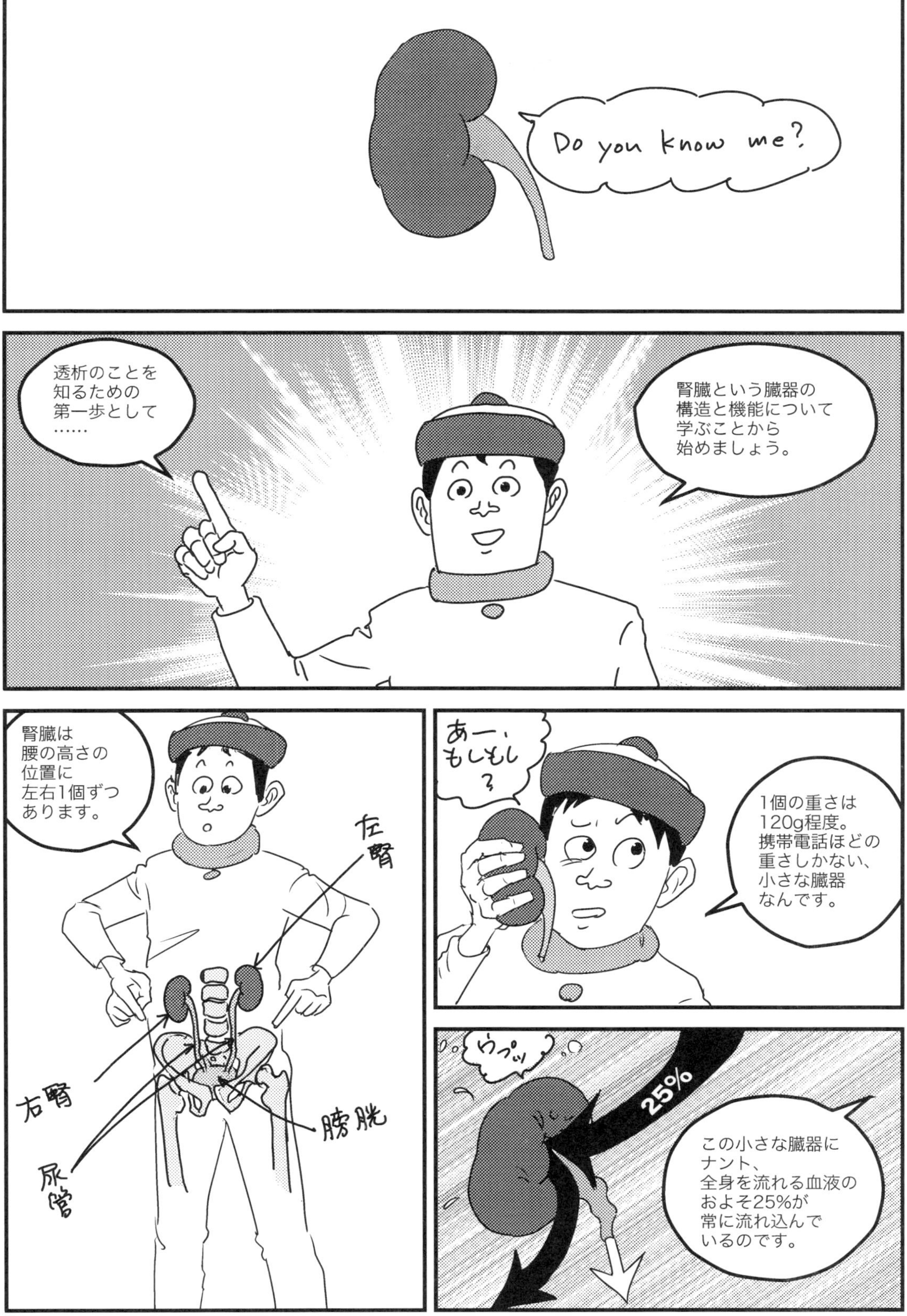
Do you know me?
透析のことを知るための第一歩として……
腎臓という臓器の構造と機能について学ぶことから始めましょう。
腎臓は腰の高さの位置に左右1個ずつあります。
左腎
右腎
膀胱
尿管
あー、もしもし？
1個の重さは120g程度。携帯電話ほどの重さしかない、小さな臓器なんです。
うぷっ
25%
この小さな臓器にナント、全身を流れる血液のおよそ25%が常に流れ込んでいるのです。

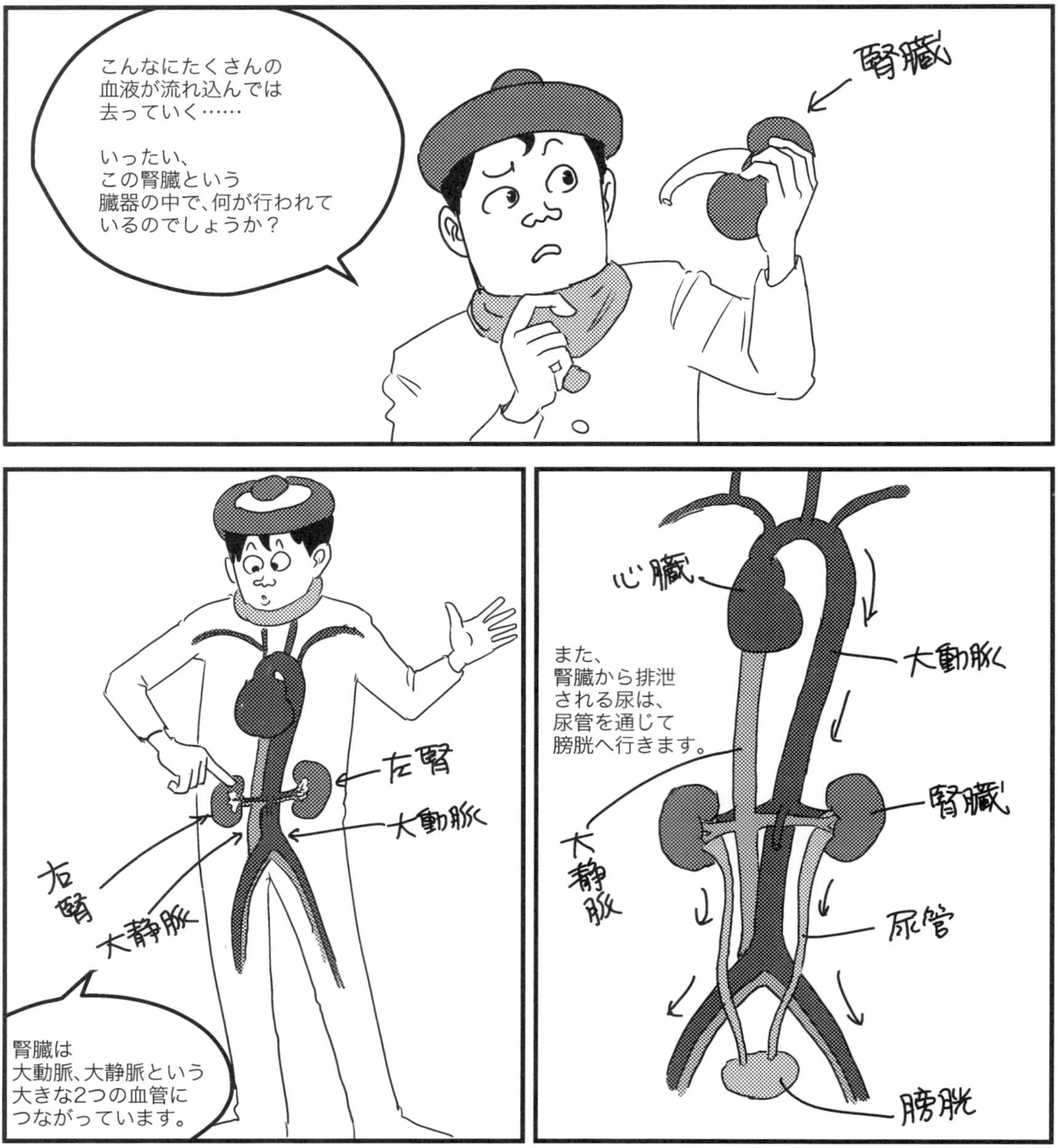

こんなにたくさんの
血液が流れ込んでは
去っていく……

いったい、
この腎臓という
臓器の中で、何が行われて
いるのでしょうか？
腎臓
左腎
大動脈
右腎
大静脈
腎臓は
大動脈、大静脈という
大きな2つの血管に
つながっています。
心臓
大動脈
また、
腎臓から排泄
される尿は、
尿管を通じて
膀胱へ行きます。
腎臓
大静脈
尿管
膀胱
もう少し
わかりやすく
図を書き換えて
みました。
腎臓
心臓
25%
75%
尿
ご覧のとおり、
腎臓は尿を作ることで
血液中のゴミを
除去する働きを
しているんです。

JCOPY 498-22406

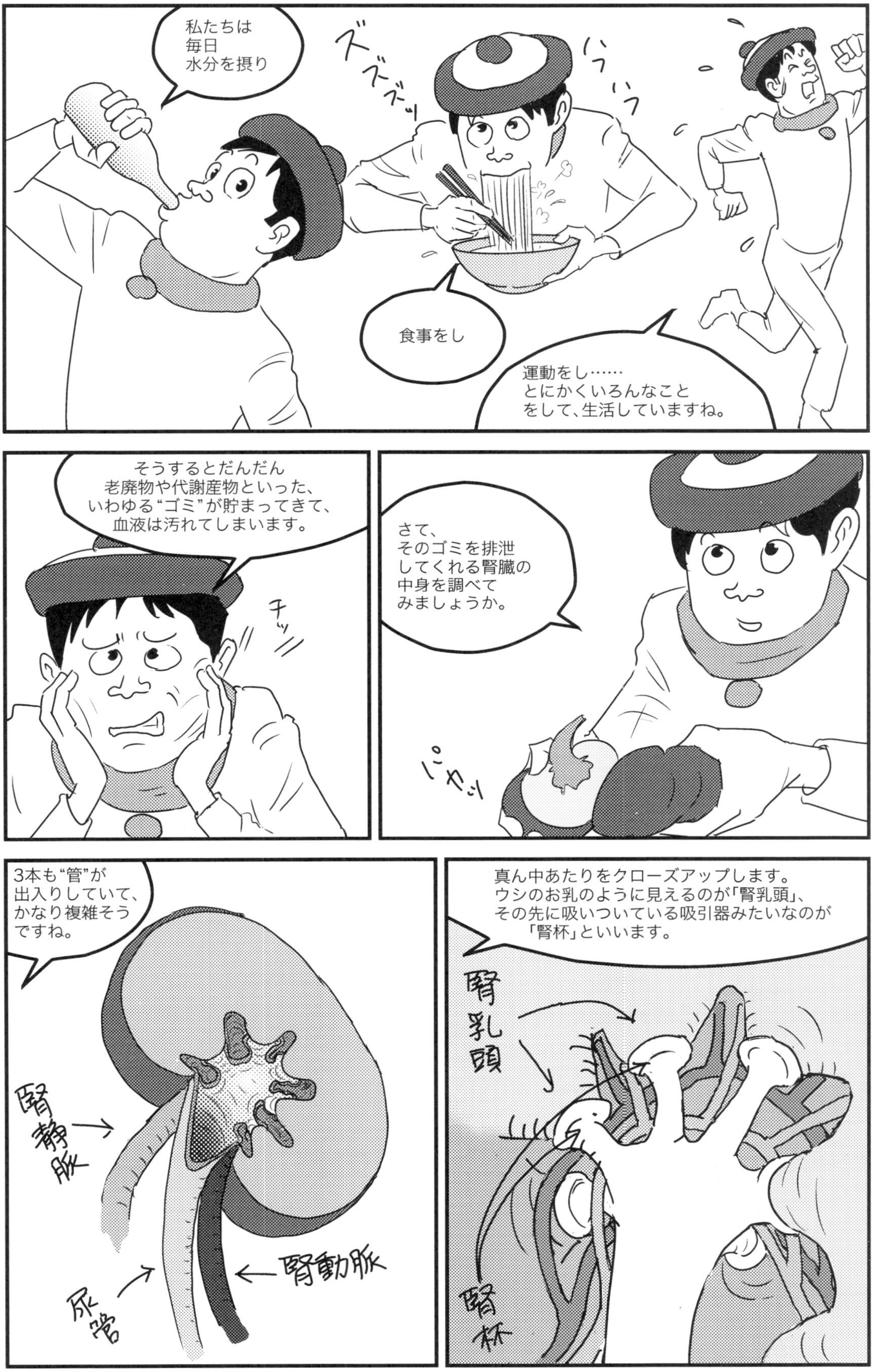
私たちは
毎日
水分を摂り
ズズズッ
ハフハフ
食事をし
運動をし……
とにかくいろんなこと
をして、生活していますね。
そうするとだんだん
老廃物や代謝産物といった、
いわゆる“ゴミ”が貯まってきて、
血液は汚れてしまいます。
チッ
さて、
そのゴミを排泄
してくれる腎臓の
中身を調べて
みましょうか。
パカッ
3本も“管”が
出入りしていて、
かなり複雑そう
ですね。
腎静脈
尿管
腎動脈
真ん中あたりをクローズアップします。
ウシのお乳のように見えるのが「腎乳頭」、
その先に吸いついている吸引器みたいなのが
「腎杯」といいます。
腎乳頭
腎杯

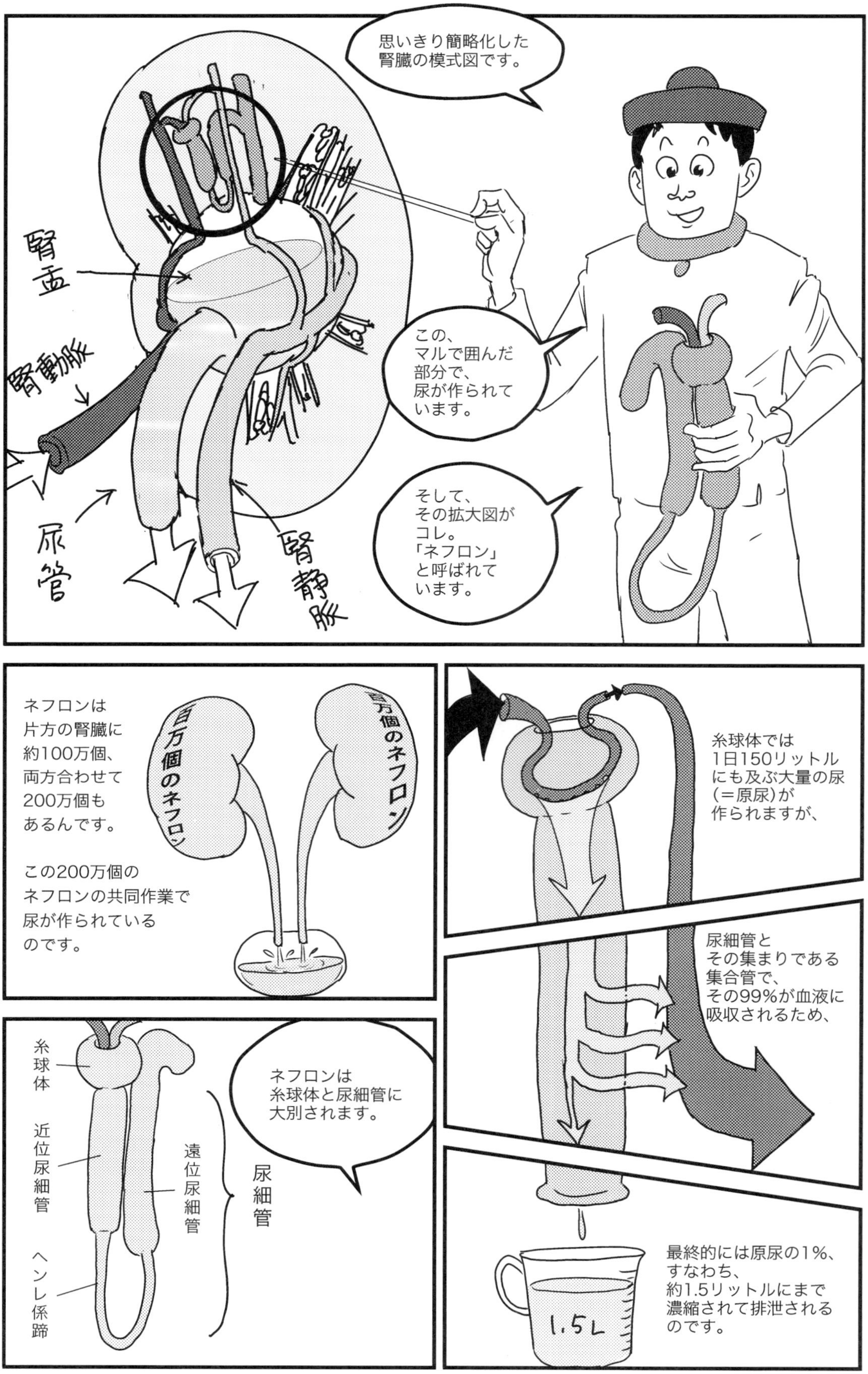

思いきり簡略化した腎臓の模式図です。
腎盂
腎動脈
尿管
腎静脈
この、マルで囲んだ部分で、尿が作られています。
そして、その拡大図がコレ。「ネフロン」と呼ばれています。
ネフロンは片方の腎臓に約100万個、両方合わせて200万個もあるんです。
この200万個のネフロンの共同作業で尿が作られているのです。
百万個のネフロン
百万個のネフロン
糸球体
近位尿細管
遠位尿細管
ヘンレ係蹄
尿細管
ネフロンは糸球体と尿細管に大別されます。
糸球体では1日150リットルにも及ぶ大量の尿(＝原尿)が作られますが、
尿細管とその集まりである集合管で、その99%が血液に吸収されるため、
最終的には原尿の1%、すなわち、約1.5リットルにまで濃縮されて排泄されるのです。
1.5L

JCOPY 498-22406

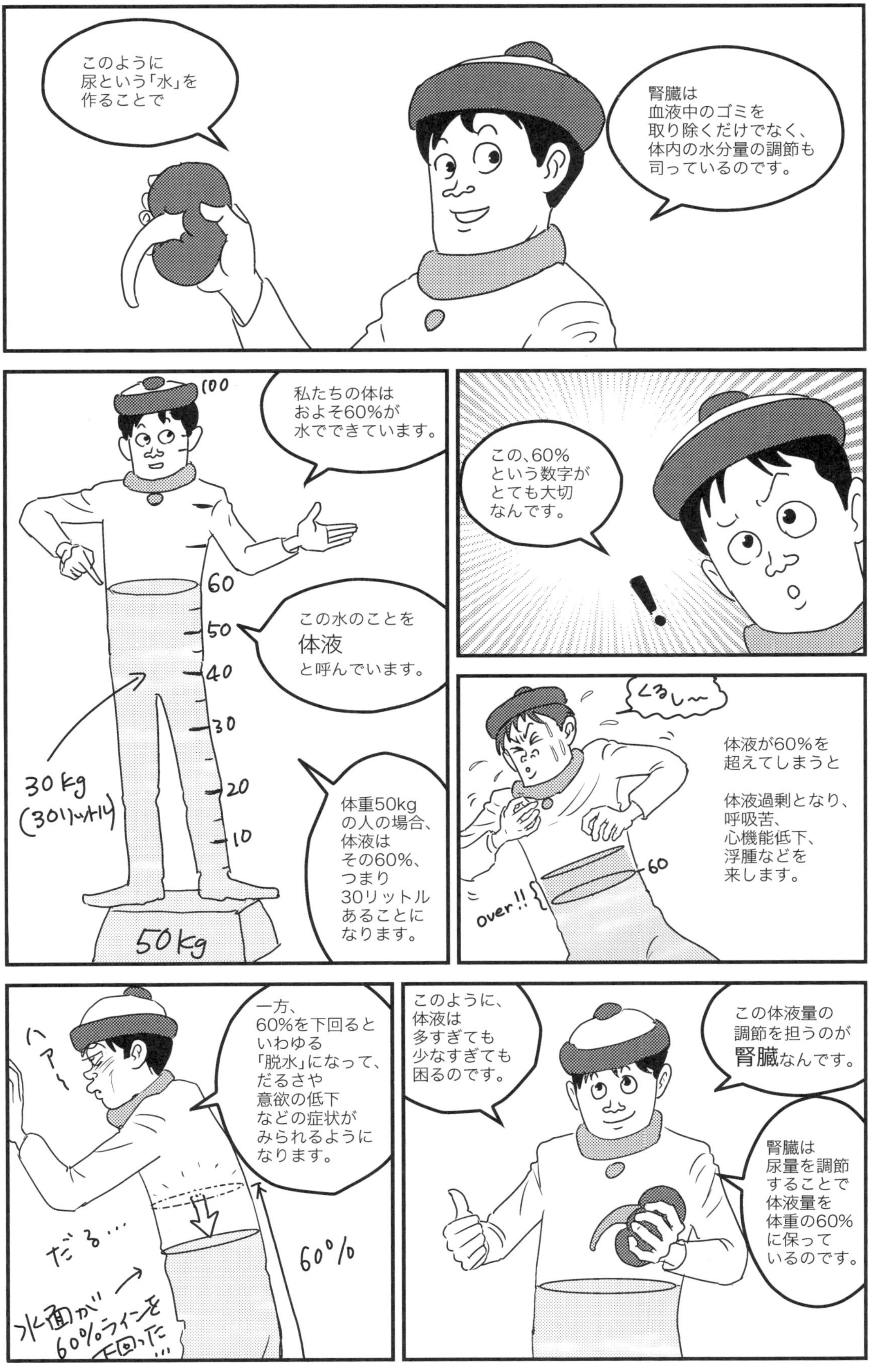

腎臓は
血液中のゴミを
取り除くだけでなく、
体内の水分量の調節も
司っているのです。
このように
尿という「水」を
作ることで
私たちの体は
およそ60%が
水でできています。
100
60
50
40
30
20
10
この水のことを
体液
と呼んでいます。
30 kg
(30リットル)
50 kg
体重50kg
の人の場合、
体液は
その60%、
つまり
30リットル
あることに
なります。
この、60%
という数字が
とても大切
なんです。
!
くるし〜
体液が60%を
超えてしまうと
体液過剰となり、
呼吸苦、
心機能低下、
浮腫などを
来します。
60
over!!
ハァ〜
一方、
60%を下回ると
いわゆる
「脱水」になって、
だるさや
意欲の低下
などの症状が
みられるように
なります。
だる…
60%
水面が
60%ラインを
下回った…
このように、
体液は
多すぎても
少なすぎても
困るのです。
この体液量の
調節を担うのが
腎臓なんです。
腎臓は
尿量を調節
することで
体液量を
体重の60%
に保って
いるのです。

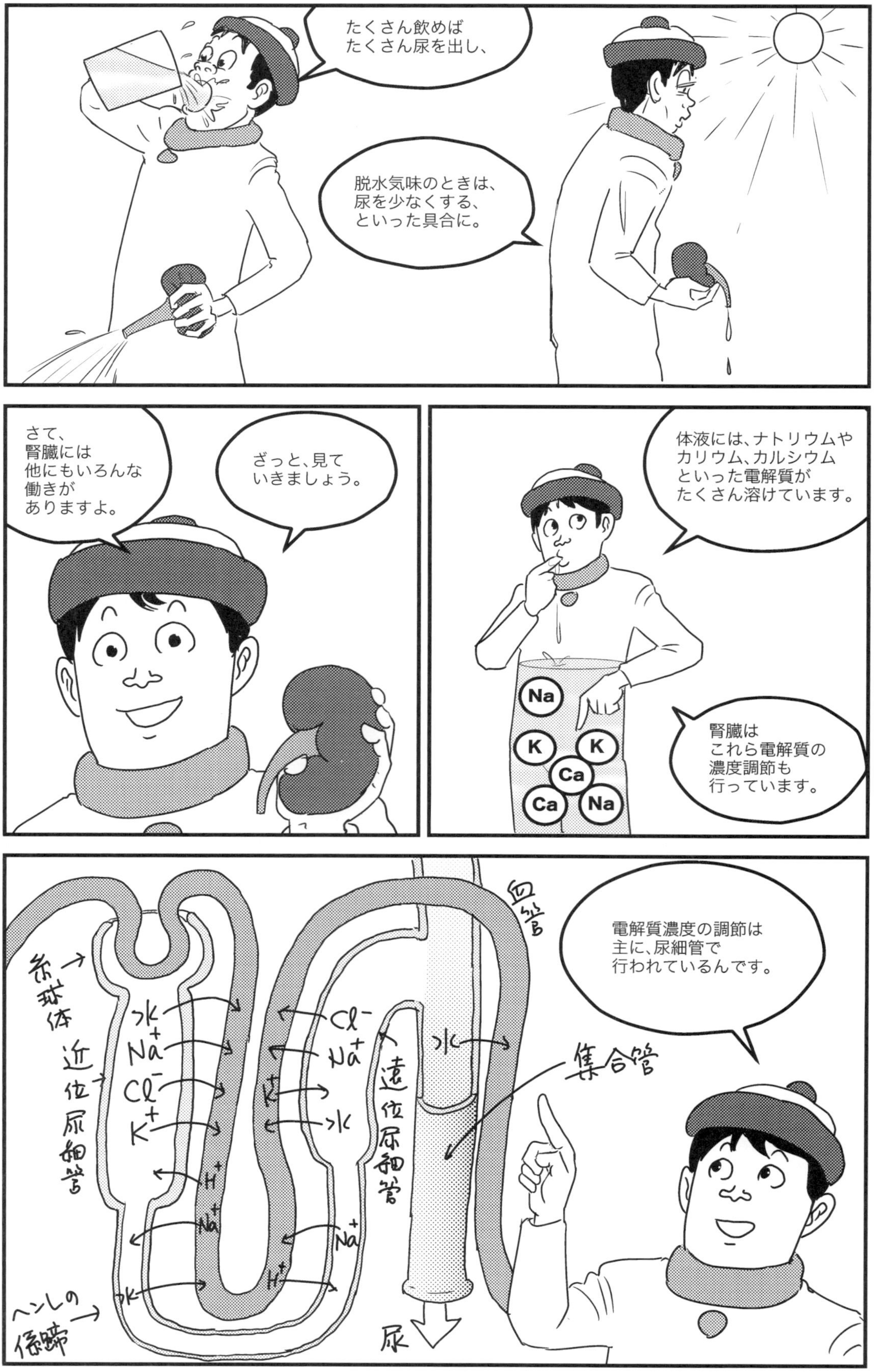

たくさん飲めば
たくさん尿を出し、
脱水気味のときは、
尿を少なくする、
といった具合に。
さて、
腎臓には
他にもいろんな
働きが
ありますよ。
ざっと、見て
いきましょう。
体液には、ナトリウムや
カリウム、カルシウム
といった電解質が
たくさん溶けています。
Na
K
K
Ca
Ca
Na
腎臓は
これら電解質の
濃度調節も
行っています。
電解質濃度の調節は
主に、尿細管で
行われているんです。
血管
糸球体
近位尿細管
遠位尿細管
集合管
ヘンレの係蹄
尿

JCOPY 498-22406

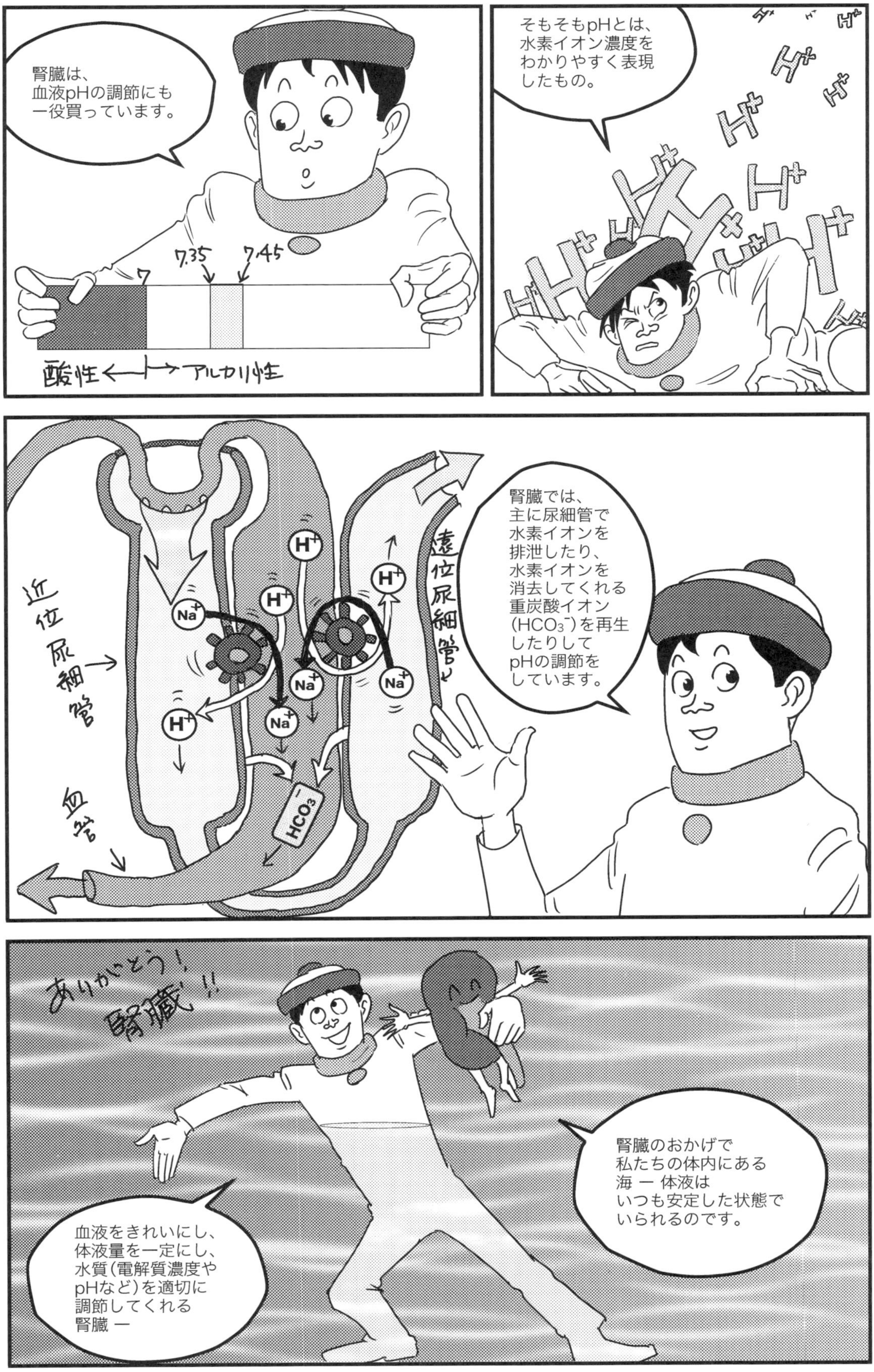

腎臓は、
血液pHの調節にも
一役買っています。
7
7.35
7.45
酸性←→アルカリ性
そもそもpHとは、
水素イオン濃度を
わかりやすく表現
したもの。
近位尿細管
遠位尿細管
血管
H^+
Na^+
HCO_3^-
腎臓では、
主に尿細管で
水素イオンを
排泄したり、
水素イオンを
消去してくれる
重炭酸イオン
(HCO_3^-)を再生
したりして
pHの調節を
しています。
ありがとう！
腎臓!!
腎臓のおかげで
私たちの体内にある
海 ー 体液は
いつも安定した状態で
いられるのです。
血液をきれいにし、
体液量を一定にし、
水質(電解質濃度や
pHなど)を適切に
調節してくれる
腎臓 ー

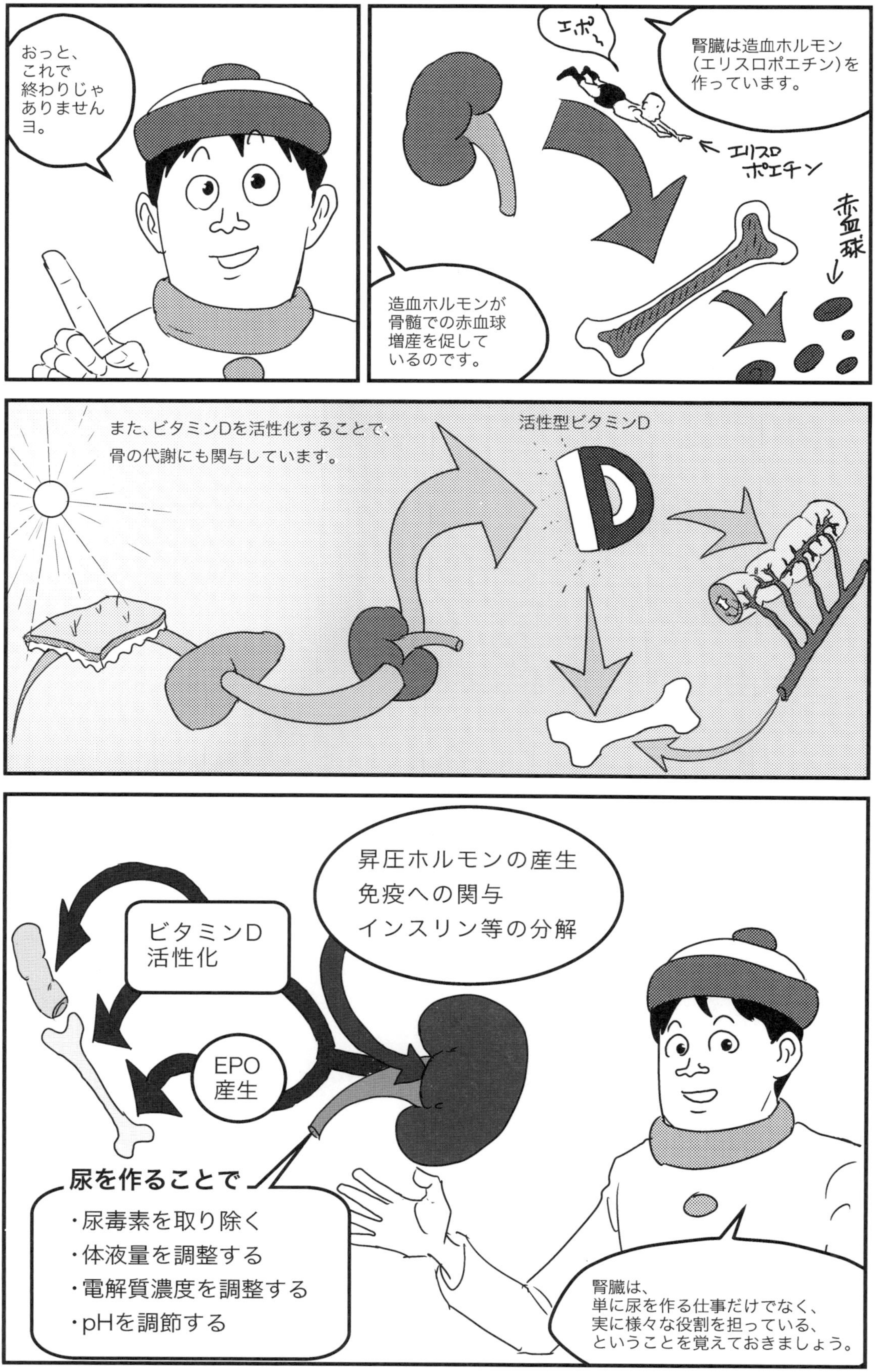

おっと、
これで
終わりじゃ
ありません
ヨ。
エポ〜
腎臓は造血ホルモン
(エリスロポエチン)を
作っています。
エリスロ
ポエチン
赤血球
造血ホルモンが
骨髄での赤血球
増産を促して
いるのです。
また、ビタミンDを活性化することで、
骨の代謝にも関与しています。
活性型ビタミンD
D
昇圧ホルモンの産生
免疫への関与
インスリン等の分解
ビタミンD
活性化
EPO
産生
尿を作ることで
・尿毒素を取り除く
・体液量を調整する
・電解質濃度を調整する
・pHを調節する
腎臓は、
単に尿を作る仕事だけでなく、
実に様々な役割を担っている、
ということを覚えておきましょう。

第2章　腎不全ってどんな病気？

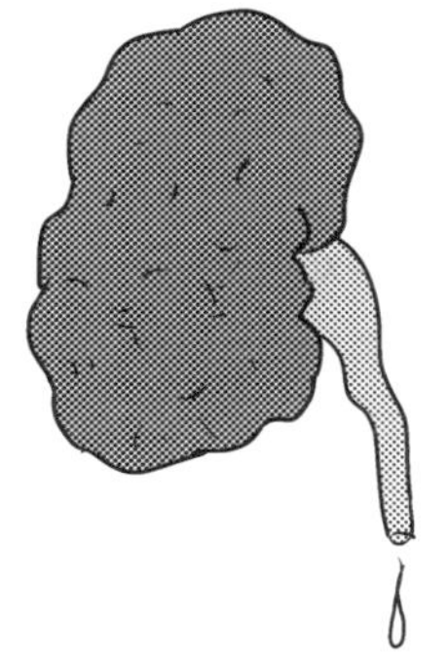

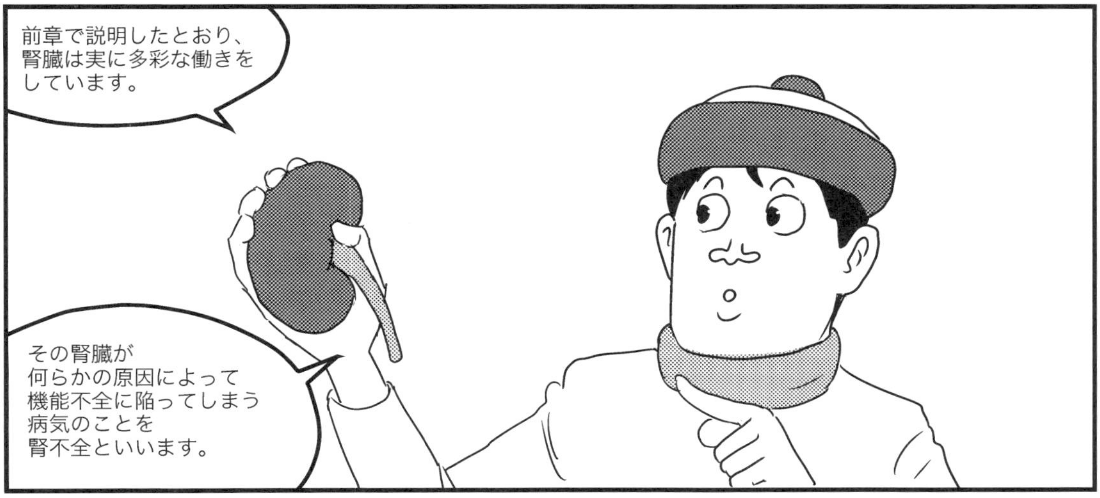
前章で説明したとおり、
腎臓は実に多彩な働きを
しています。
その腎臓が
何らかの原因によって
機能不全に陥ってしまう
病気のことを
腎不全といいます。

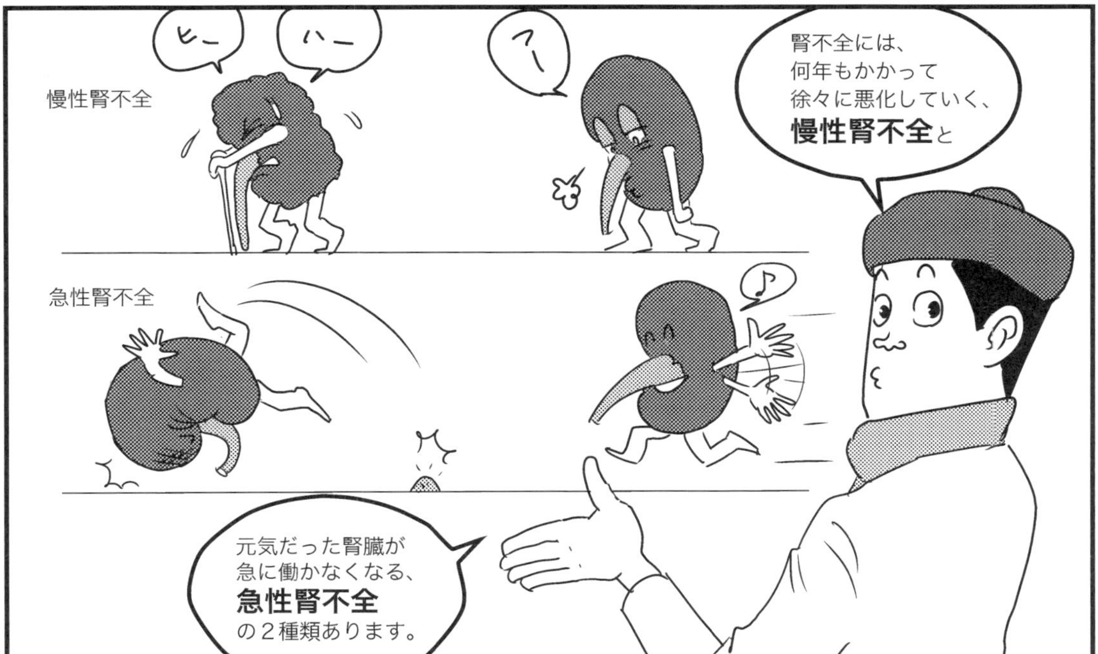
慢性腎不全
ヒー
ハー
？
腎不全には、
何年もかかって
徐々に悪化していく、
慢性腎不全と
急性腎不全
♪
元気だった腎臓が
急に働かなくなる、
急性腎不全
の２種類あります。

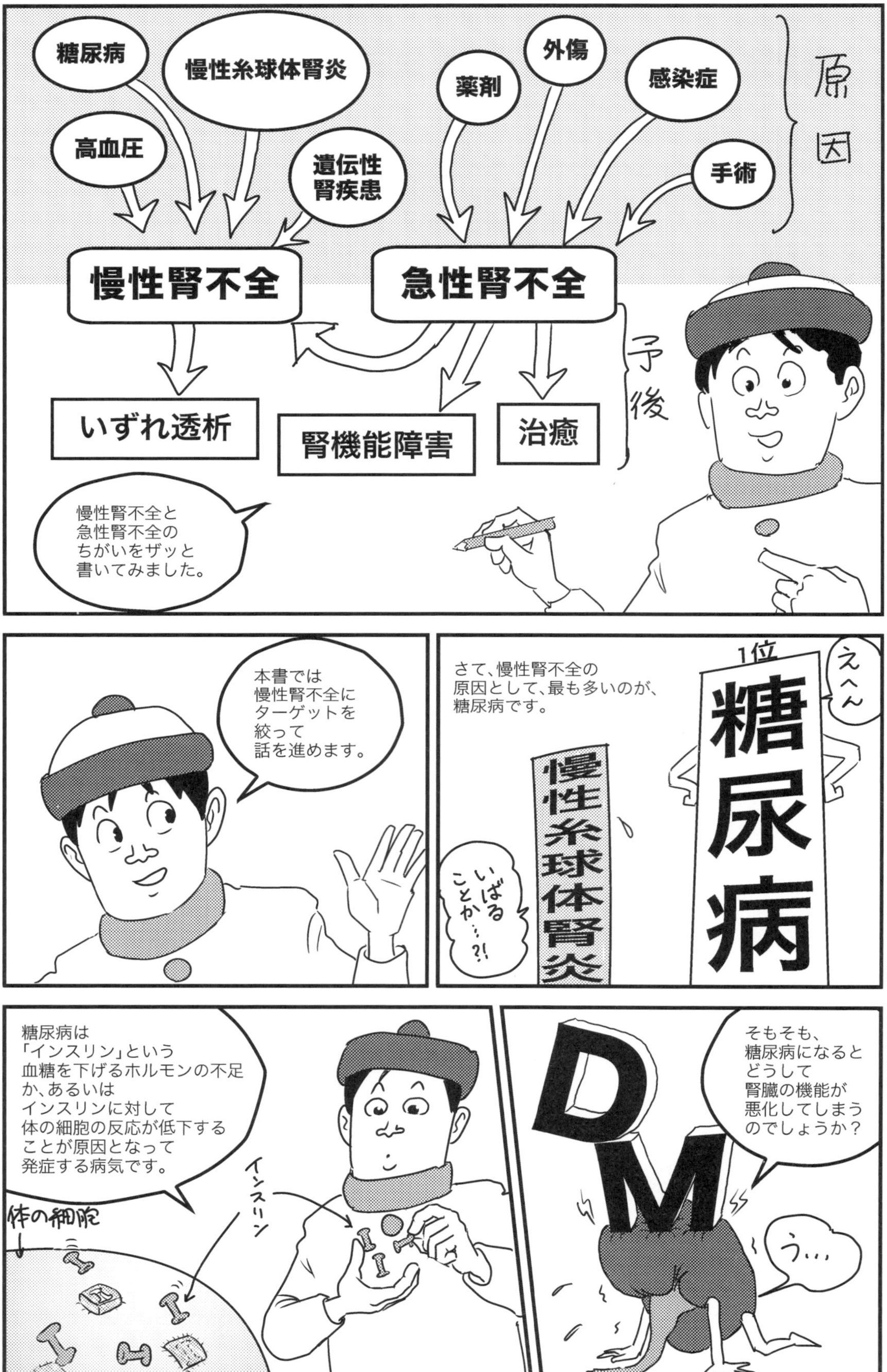
糖尿病
慢性糸球体腎炎
高血圧
遺伝性腎疾患
薬剤
外傷
感染症
手術
原因
慢性腎不全
急性腎不全
予後
いずれ透析
腎機能障害
治癒
慢性腎不全と急性腎不全のちがいをザッと書いてみました。
本書では慢性腎不全にターゲットを絞って話を進めます。
さて、慢性腎不全の原因として、最も多いのが、糖尿病です。
1位
糖尿病
えへん
慢性糸球体腎炎
いばることか…?!
糖尿病は「インスリン」という血糖を下げるホルモンの不足か、あるいはインスリンに対して体の細胞の反応が低下することが原因となって発症する病気です。
インスリン
体の細胞
DM
そもそも、糖尿病になるとどうして腎臓の機能が悪化してしまうのでしょうか？
う…

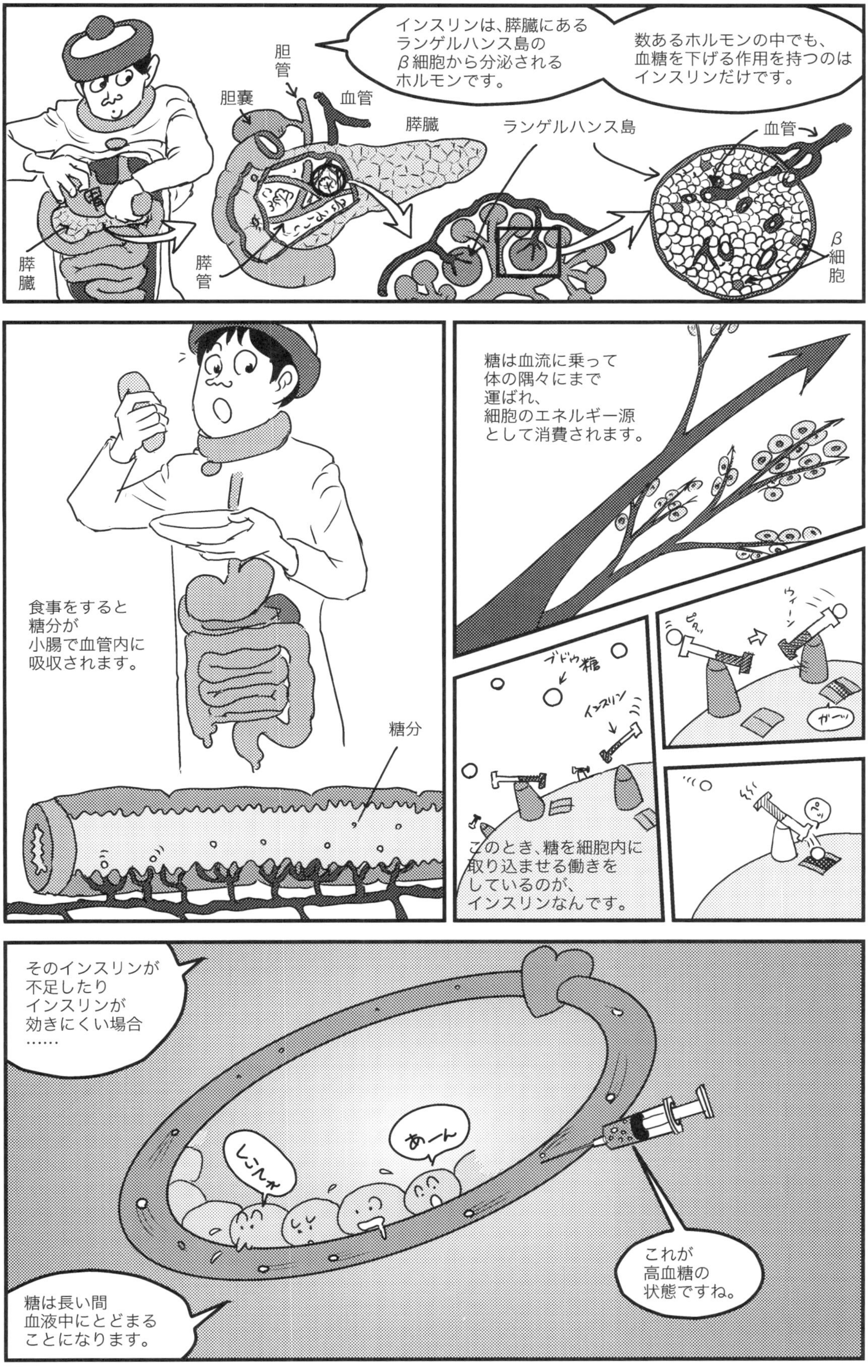
インスリンは、膵臓にある
ランゲルハンス島の
β細胞から分泌される
ホルモンです。
数あるホルモンの中でも、
血糖を下げる作用を持つのは
インスリンだけです。
胆管
胆嚢
血管
膵臓
ランゲルハンス島
血管
β細胞
膵臓
膵管
食事をすると
糖分が
小腸で血管内に
吸収されます。
糖分
糖は血流に乗って
体の隅々にまで
運ばれ、
細胞のエネルギー源
として消費されます。
ブドウ糖
インスリン
ピタッ
ウィーン
ガーッ
このとき、糖を細胞内に
取り込ませる働きを
しているのが、
インスリンなんです。
そのインスリンが
不足したり
インスリンが
効きにくい場合
……
あーん
これが
高血糖の
状態ですね。
糖は長い間
血液中にとどまる
ことになります。

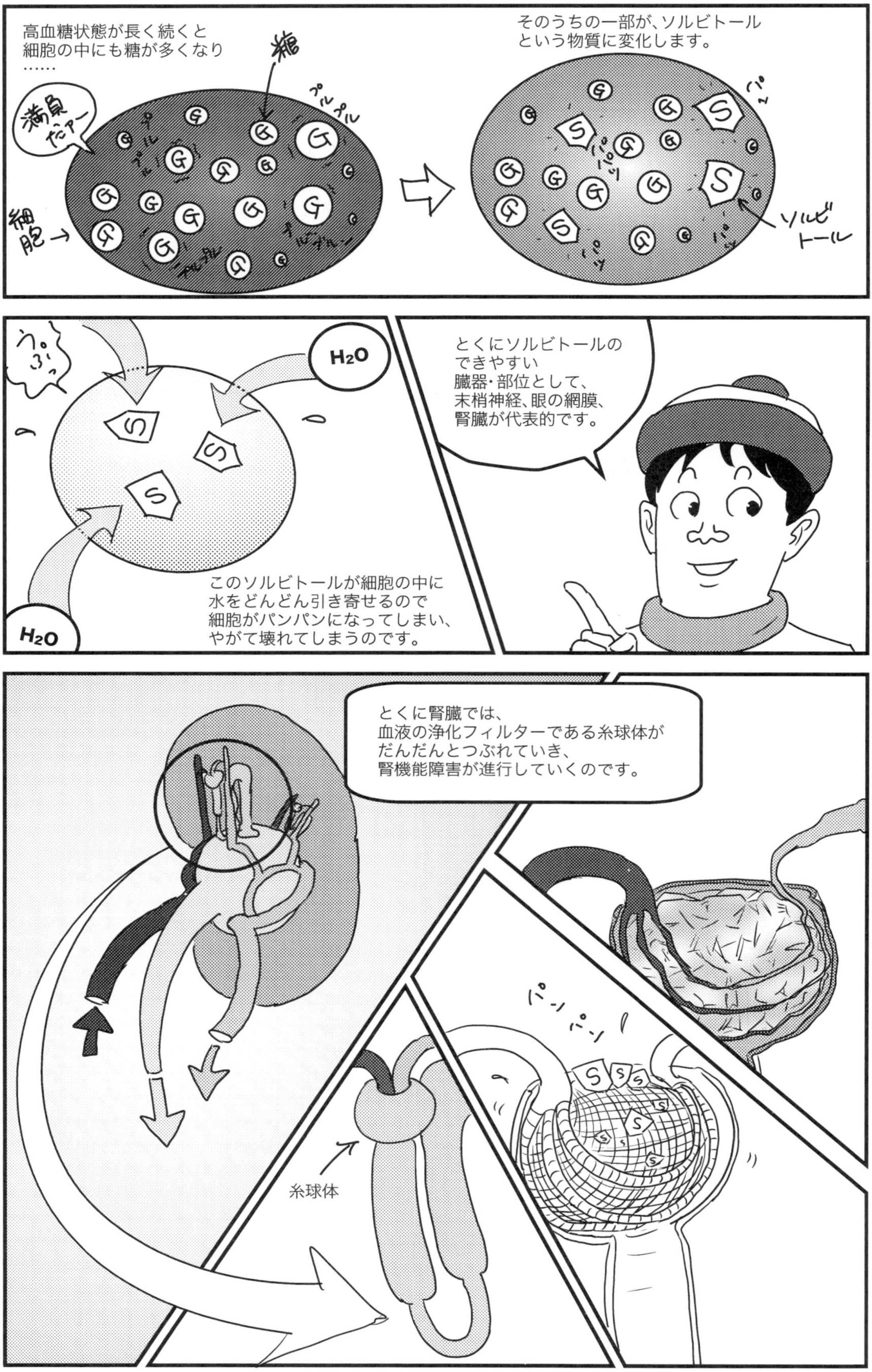
高血糖状態が長く続くと
細胞の中にも糖が多くなり
……
満腹だァー
糖
細胞
そのうちの一部が、ソルビトール
という物質に変化します。
ソルビトール
H_2O
このソルビトールが細胞の中に
水をどんどん引き寄せるので
細胞がパンパンになってしまい、
やがて壊れてしまうのです。
とくにソルビトールの
できやすい
臓器・部位として、
末梢神経、眼の網膜、
腎臓が代表的です。
とくに腎臓では、
血液の浄化フィルターである糸球体が
だんだんとつぶれていき、
腎機能障害が進行していくのです。
糸球体

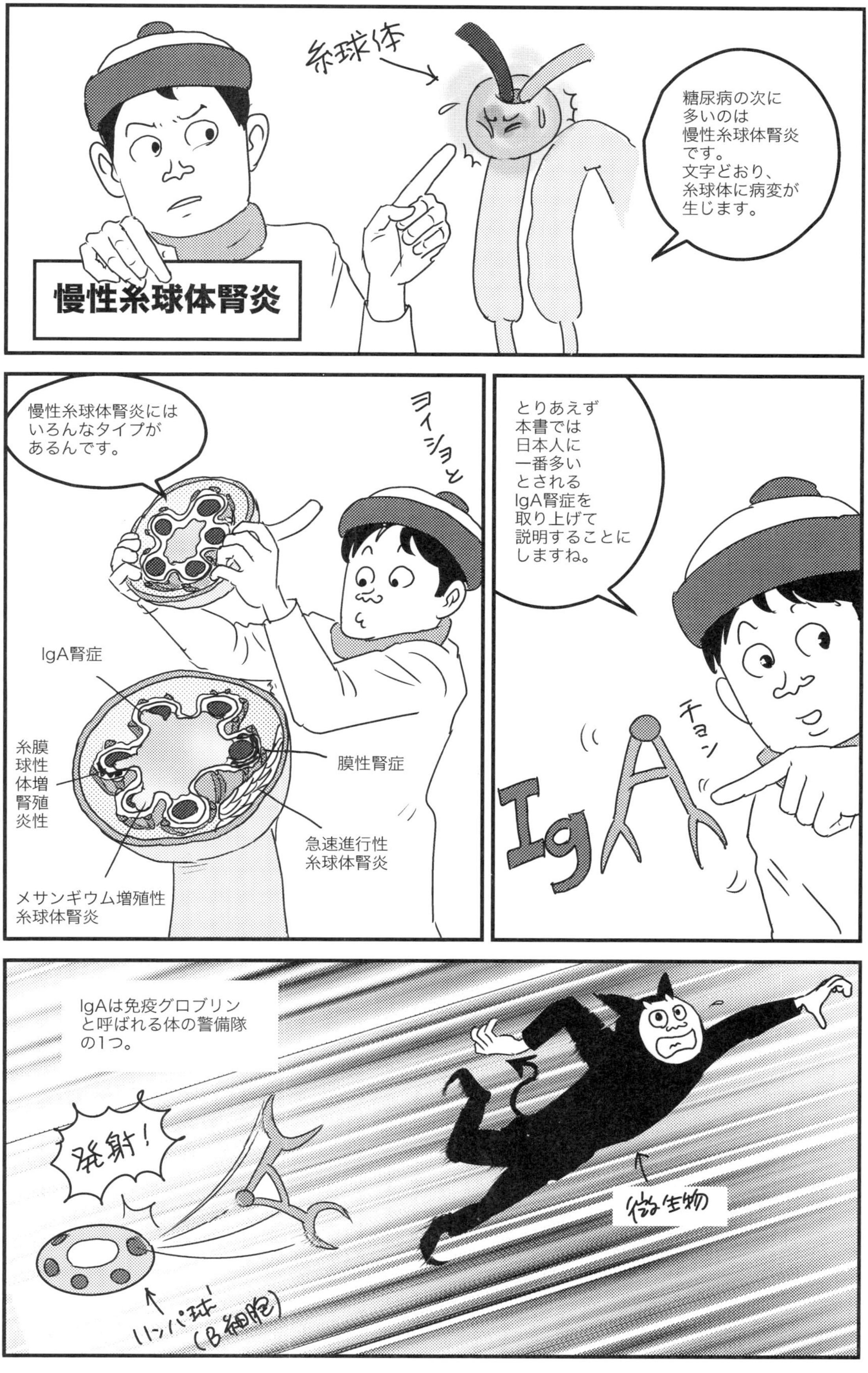
糸球体
慢性糸球体腎炎
糖尿病の次に多いのは慢性糸球体腎炎です。文字どおり、糸球体に病変が生じます。
慢性糸球体腎炎にはいろんなタイプがあるんです。
ヨイショと
IgA腎症
糸球体腎炎
膜性増殖性
膜性腎症
急速進行性糸球体腎炎
メサンギウム増殖性糸球体腎炎
とりあえず本書では日本人に一番多いとされるIgA腎症を取り上げて説明することにしますね。
チョン
IgA
IgAは免疫グロブリンと呼ばれる体の警備隊の1つ。
発射!
微生物
リンパ球(B細胞)

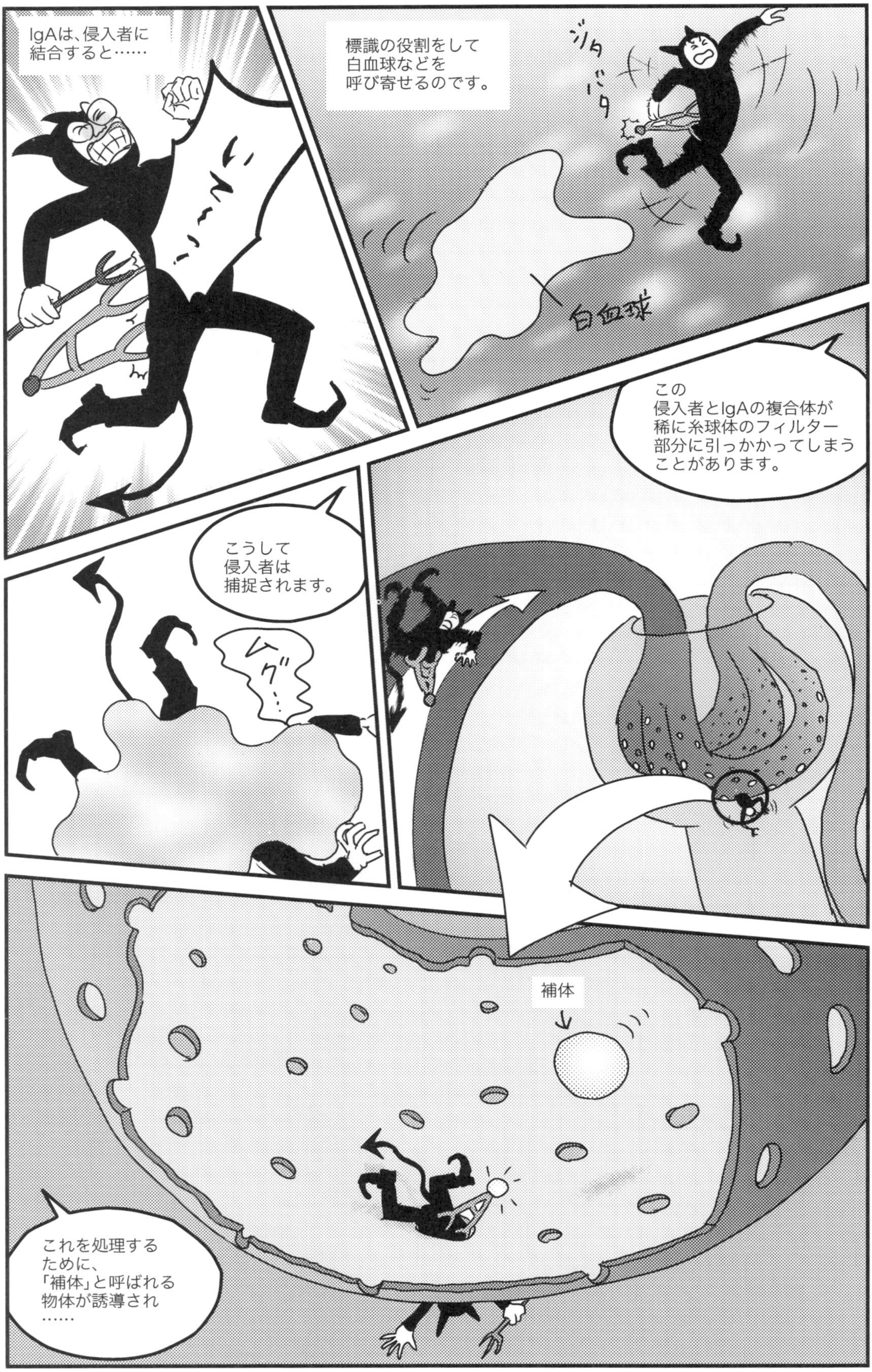
IgAは、侵入者に結合すると……
標識の役割をして白血球などを呼び寄せるのです。
ジタバタ
白血球
この侵入者とIgAの複合体が稀に糸球体のフィルター部分に引っかかってしまうことがあります。
こうして侵入者は捕捉されます。
ムグ…
補体
これを処理するために、「補体」と呼ばれる物体が誘導され……

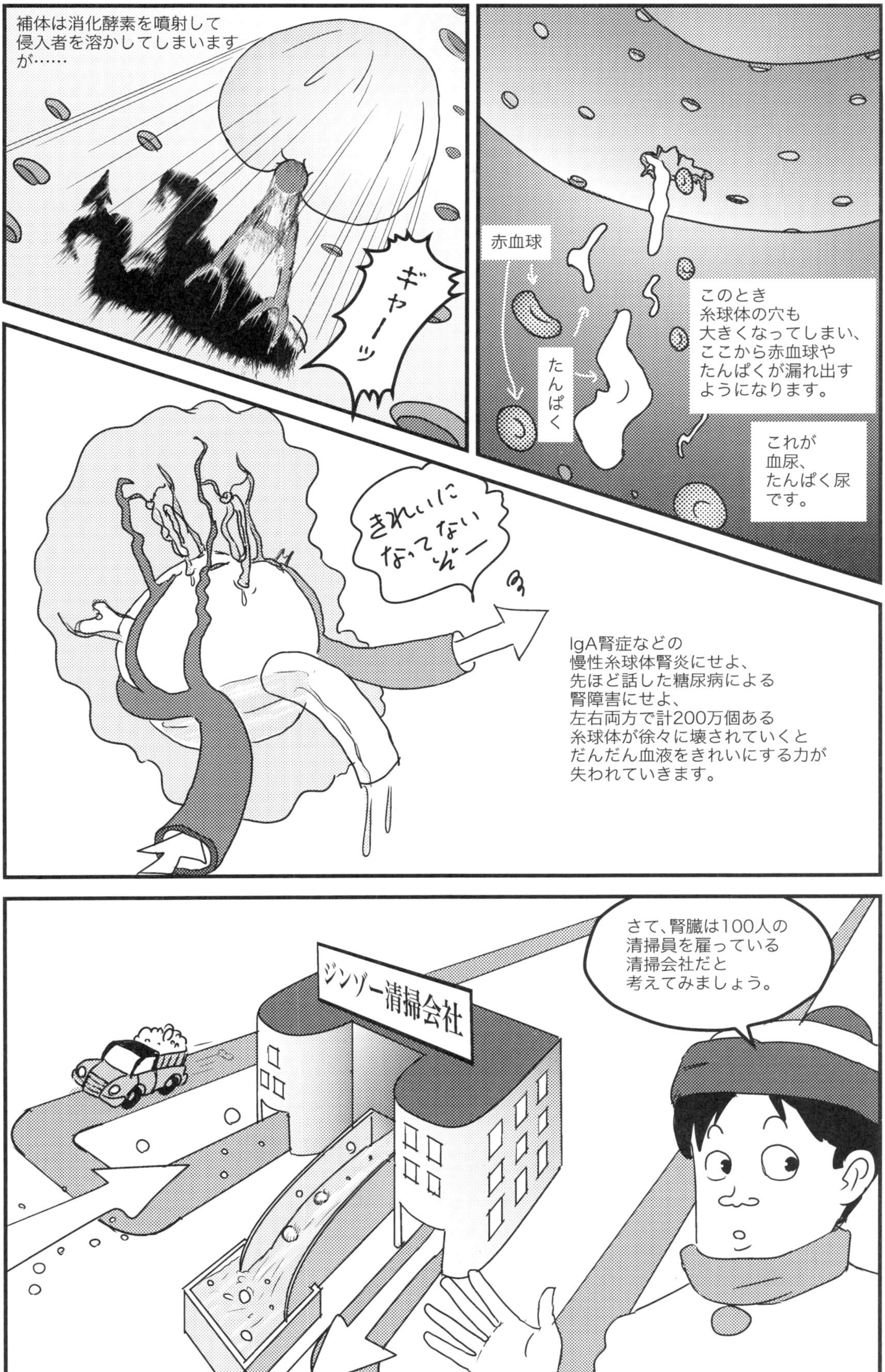

補体は消化酵素を噴射して
侵入者を溶かしてしまいますが……
ギャーーッ
赤血球
たんぱく
このとき
糸球体の穴も
大きくなってしまい、
ここから赤血球や
たんぱくが漏れ出す
ようになります。
これが
血尿、
たんぱく尿
です。
きれいになってないぞー
IgA腎症などの
慢性糸球体腎炎にせよ、
先ほど話した糖尿病による
腎障害にせよ、
左右両方で計200万個ある
糸球体が徐々に壊されていくと
だんだん血液をきれいにする力が
失われていきます。
ジンゾー清掃会社
さて、腎臓は100人の
清掃員を雇っている
清掃会社だと
考えてみましょう。

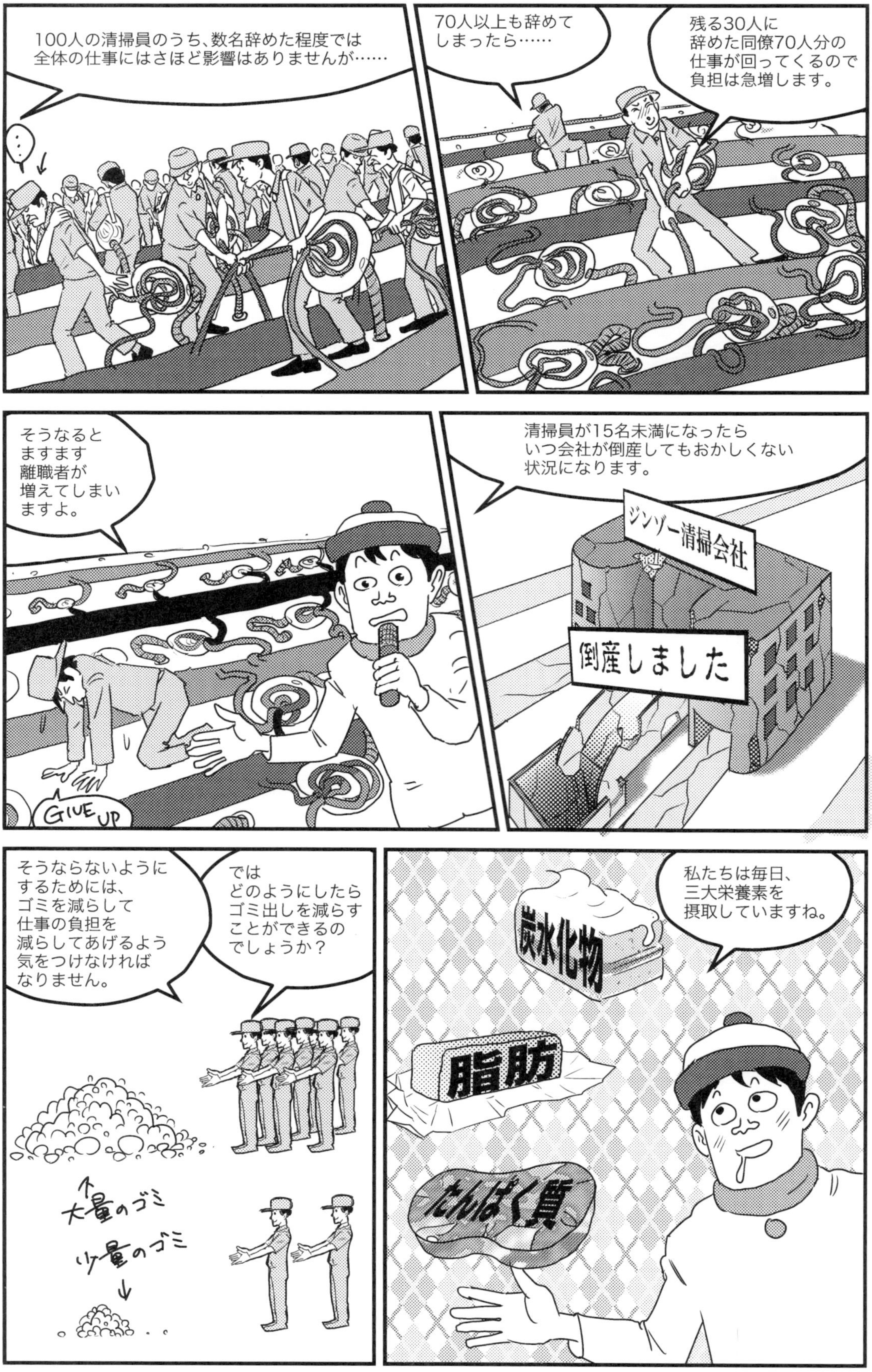
100人の清掃員のうち、数名辞めた程度では全体の仕事にはさほど影響はありませんが……
…
70人以上も辞めてしまったら……
残る30人に辞めた同僚70人分の仕事が回ってくるので負担は急増します。
そうなるとますます離職者が増えてしまいますよ。
GIVE UP
清掃員が15名未満になったらいつ会社が倒産してもおかしくない状況になります。
ジンゾー清掃会社
倒産しました
そうならないようにするためには、ゴミを減らして仕事の負担を減らしてあげるよう気をつけなければなりません。
ではどのようにしたらゴミ出しを減らすことができるのでしょうか？
大量のゴミ
少量のゴミ
私たちは毎日、三大栄養素を摂取していますね。
炭水化物
脂肪
たんぱく質

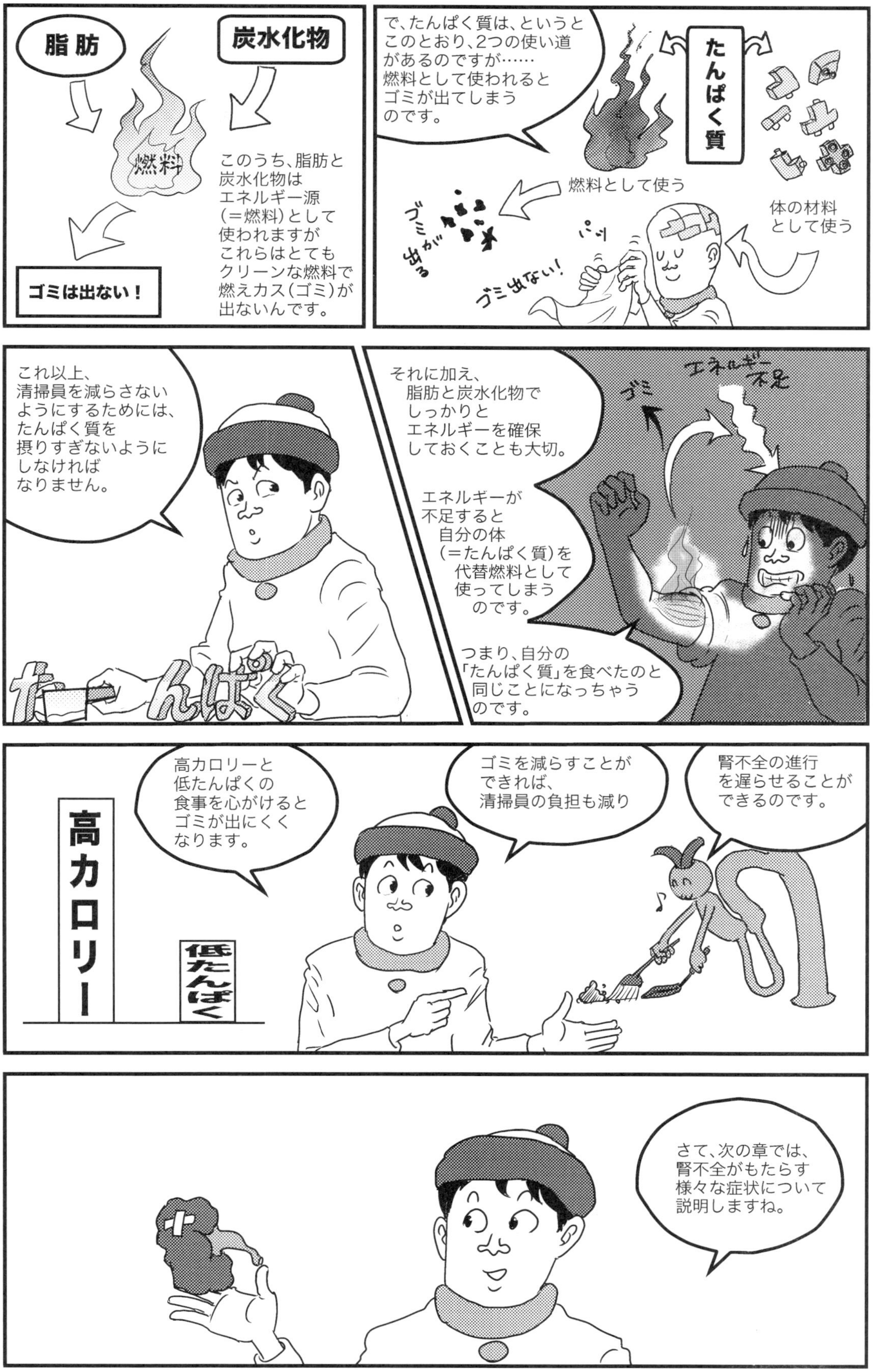
脂肪
炭水化物
燃料
ゴミは出ない！
このうち、脂肪と炭水化物はエネルギー源（＝燃料）として使われますがこれらはとてもクリーンな燃料で燃えカス（ゴミ）が出ないんです。
で、たんぱく質は、というとこのとおり、2つの使い道があるのですが……燃料として使われるとゴミが出てしまうのです。
たんぱく質
燃料として使う
ゴミが出る
体の材料として使う
ゴミ出ない！
これ以上、清掃員を減らさないようにするためには、たんぱく質を摂りすぎないようにしなければなりません。
たんぱく
それに加え、脂肪と炭水化物でしっかりとエネルギーを確保しておくことも大切。
ゴミ
エネルギー不足
エネルギーが不足すると自分の体（＝たんぱく質）を代替燃料として使ってしまうのです。
つまり、自分の「たんぱく質」を食べたのと同じことになっちゃうのです。
高カロリーと低たんぱくの食事を心がけるとゴミが出にくくなります。
高カロリー
低たんぱく
ゴミを減らすことができれば、清掃員の負担も減り
腎不全の進行を遅らせることができるのです。
さて、次の章では、腎不全がもたらす様々な症状について説明しますね。

第3章　腎不全の症状

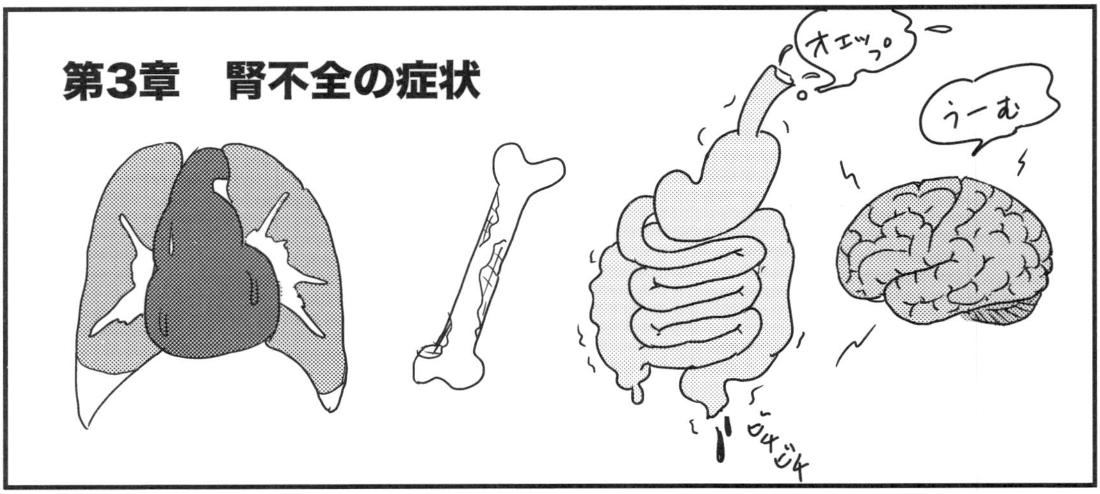

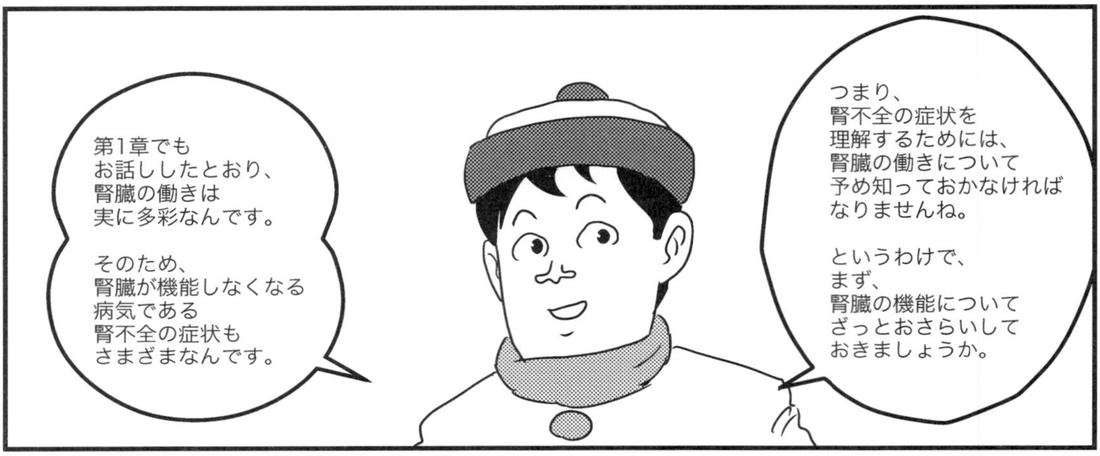

つまり、
腎不全の症状を
理解するためには、
腎臓の働きについて
予め知っておかなければ
なりませんね。

というわけで、
まず、
腎臓の機能について
ざっとおさらいして
おきましょうか。

第1章でも
お話ししたとおり、
腎臓の働きは
実に多彩なんです。

そのため、
腎臓が機能しなくなる
病気である
腎不全の症状も
さまざまなんです。

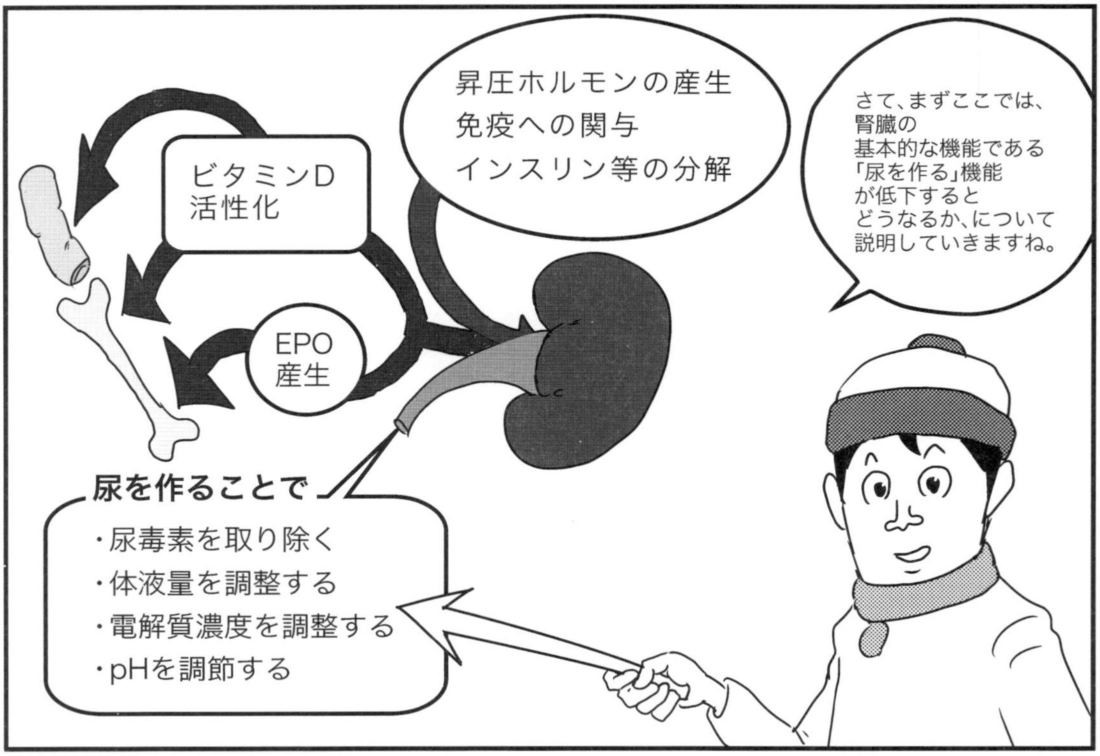

さて、まずここでは、
腎臓の
基本的な機能である
「尿を作る」機能
が低下すると
どうなるか、について
説明していきますね。
昇圧ホルモンの産生
免疫への関与
インスリン等の分解
ビタミンD
活性化
EPO
産生
尿を作ることで
・尿毒素を取り除く
・体液量を調整する
・電解質濃度を調整する
・pHを調節する

JCOPY 498-22406

①血液をきれいに~~する~~ できない

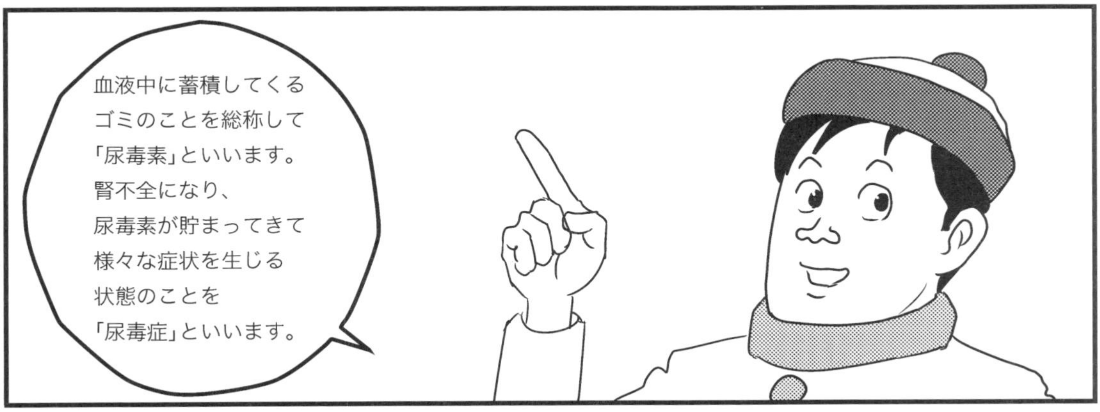

血液中に蓄積してくるゴミのことを総称して「尿毒素」といいます。腎不全になり、尿毒素が貯まってきて様々な症状を生じる状態のことを「尿毒症」といいます。

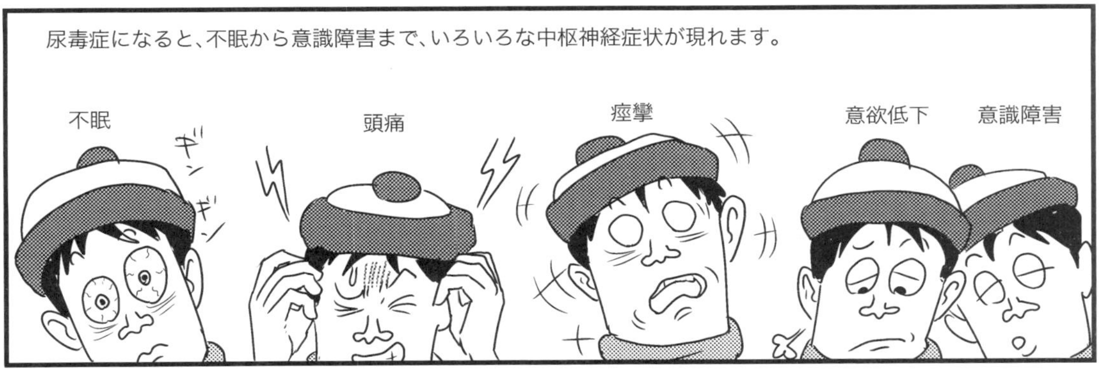

尿毒症になると、不眠から意識障害まで、いろいろな中枢神経症状が現れます。
不眠
ギンギン
頭痛
痙攣
意欲低下
意識障害

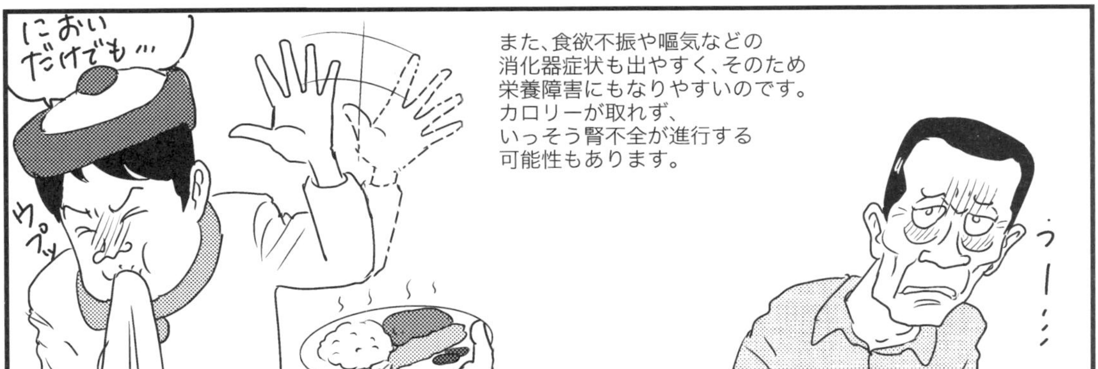

においだけでも…
ウプッ
また、食欲不振や嘔気などの消化器症状も出やすく、そのため栄養障害にもなりやすいのです。カロリーが取れず、いっそう腎不全が進行する可能性もあります。
うー…

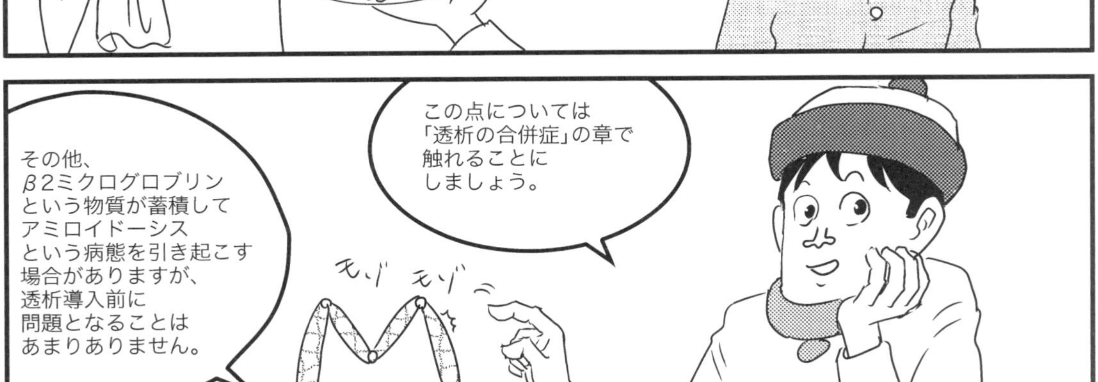

その他、β2ミクログロブリンという物質が蓄積してアミロイドーシスという病態を引き起こす場合がありますが、透析導入前に問題となることはあまりありません。
この点については「透析の合併症」の章で触れることにしましょう。
モゾモゾ

②体液量の調整ができない→むくみ、心不全

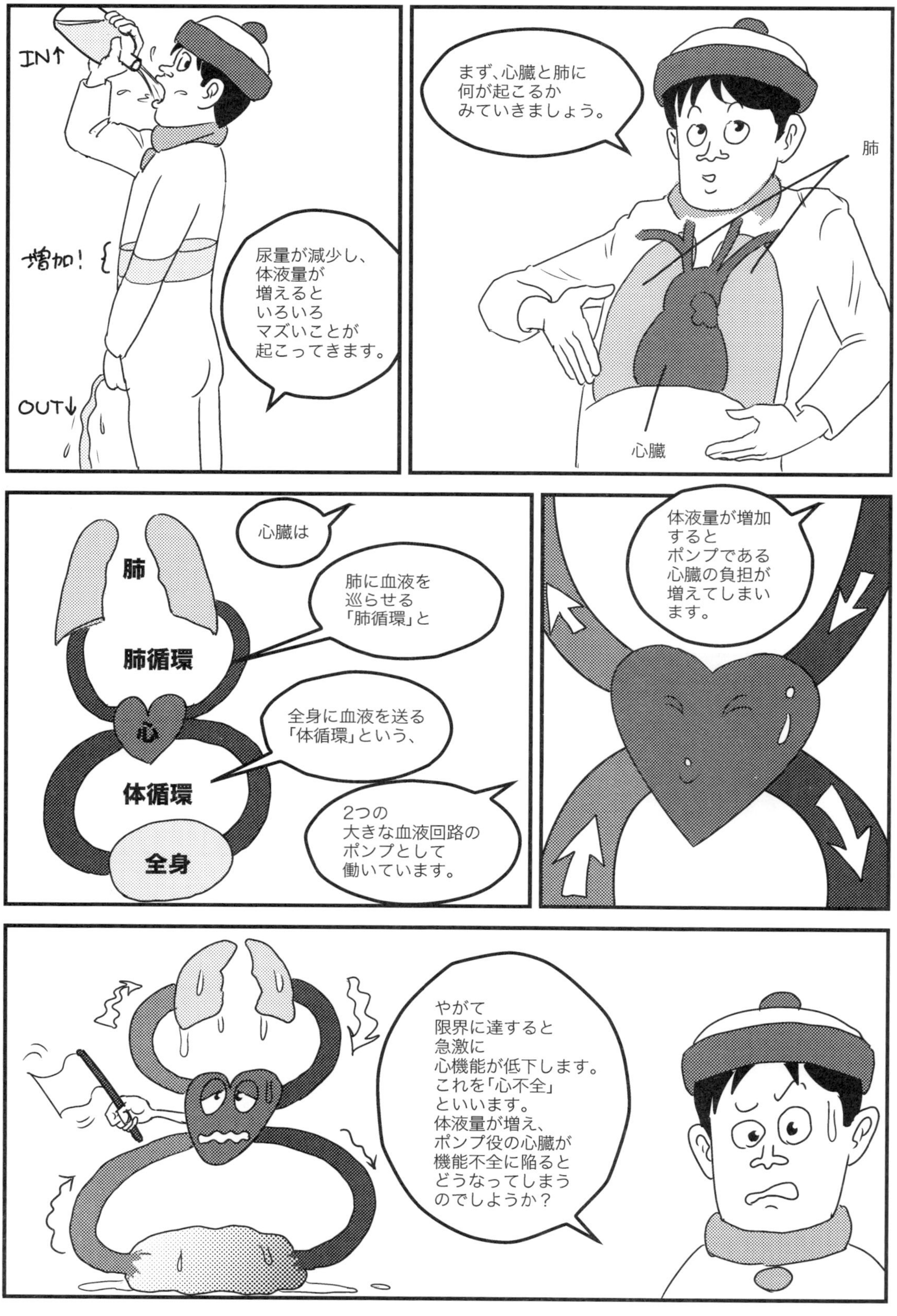
IN↑
増加！
OUT↓
尿量が減少し、体液量が増えるといろいろマズいことが起こってきます。
まず、心臓と肺に何が起こるかみていきましょう。
肺
心臓
肺
肺循環
心
体循環
全身
心臓は
肺に血液を巡らせる「肺循環」と
全身に血液を送る「体循環」という、
2つの大きな血液回路のポンプとして働いています。
体液量が増加するとポンプである心臓の負担が増えてしまいます。
やがて限界に達すると急激に心機能が低下します。これを「心不全」といいます。体液量が増え、ポンプ役の心臓が機能不全に陥るとどうなってしまうのでしょうか？

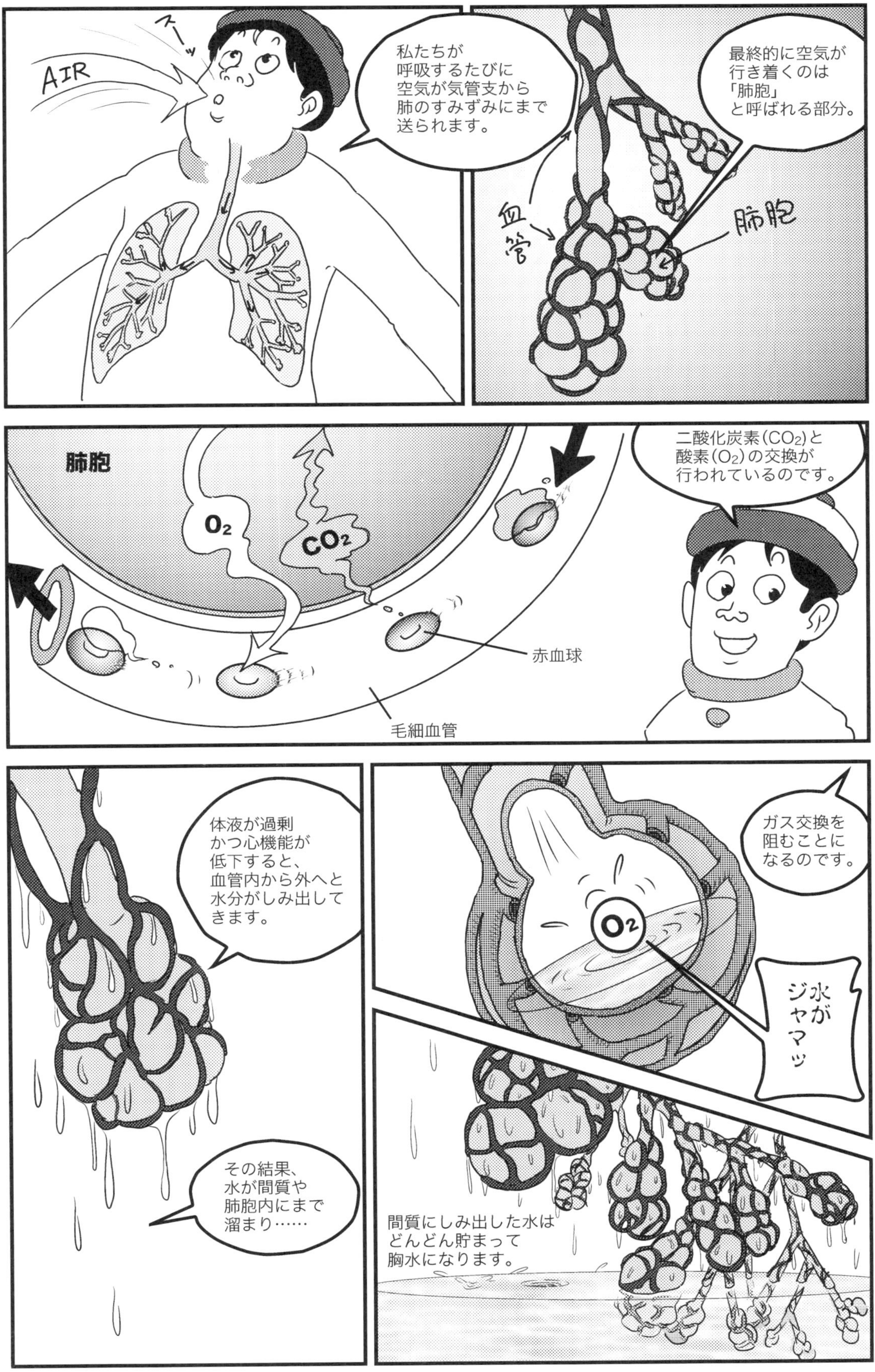
AIR
スーッ
私たちが
呼吸するたびに
空気が気管支から
肺のすみずみにまで
送られます。
最終的に空気が
行き着くのは
「肺胞」
と呼ばれる部分。
血管
肺胞
肺胞
O_2
CO_2
赤血球
毛細血管
二酸化炭素（CO_2）と
酸素（O_2）の交換が
行われているのです。
体液が過剰
かつ心機能が
低下すると、
血管内から外へと
水分がしみ出して
きます。
その結果、
水が間質や
肺胞内にまで
溜まり……
ガス交換を
阻むことに
なるのです。
O_2
水が
ジャマッ
間質にしみ出した水は
どんどん貯まって
胸水になります。

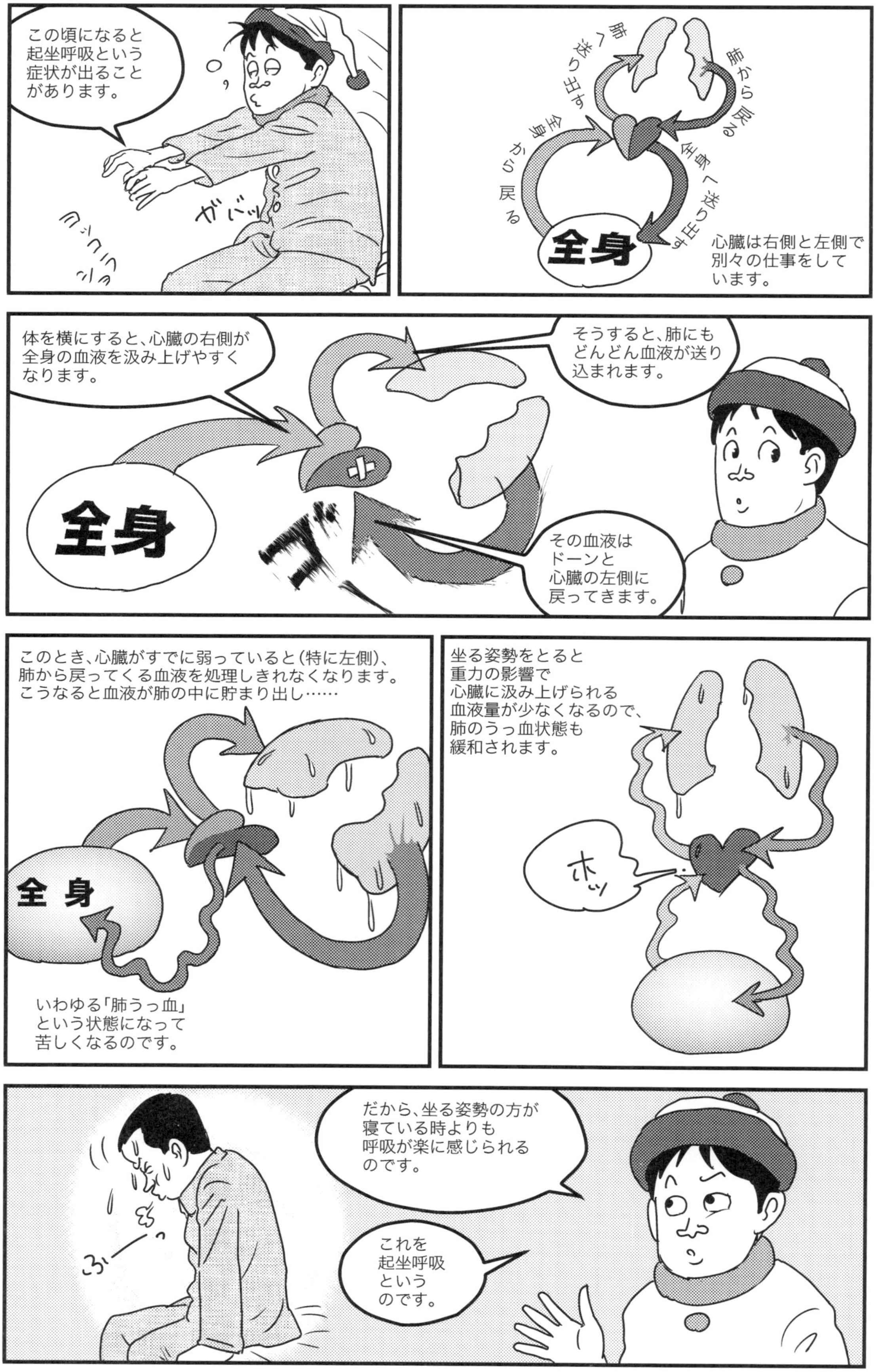

この頃になると
起坐呼吸という
症状が出ること
があります。
ガバッ
肺へ送り出す
肺から戻る
全身から戻る
全身へ送り出す
全身
心臓は右側と左側で
別々の仕事をして
います。
体を横にすると、心臓の右側が
全身の血液を汲み上げやすく
なります。
そうすると、肺にも
どんどん血液が送り
込まれます。
全身
その血液は
ドーンと
心臓の左側に
戻ってきます。
このとき、心臓がすでに弱っていると（特に左側）、
肺から戻ってくる血液を処理しきれなくなります。
こうなると血液が肺の中に貯まり出し……
全身
いわゆる「肺うっ血」
という状態になって
苦しくなるのです。
坐る姿勢をとると
重力の影響で
心臓に汲み上げられる
血液量が少なくなるので、
肺のうっ血状態も
緩和されます。
ホッ
だから、坐る姿勢の方が
寝ている時よりも
呼吸が楽に感じられる
のです。
これを
起坐呼吸
という
のです。
ふー

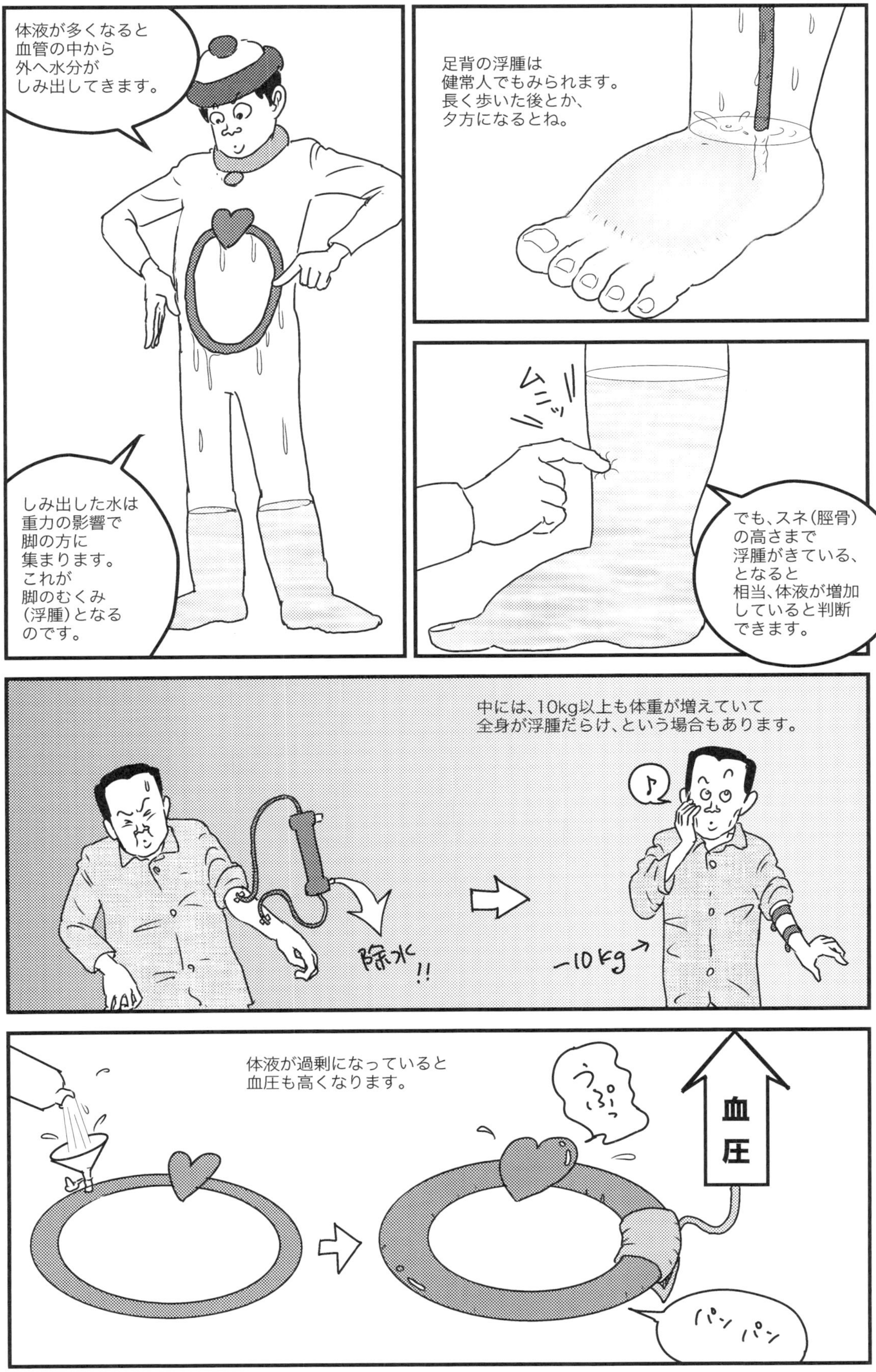

体液が多くなると
血管の中から
外へ水分が
しみ出してきます。
しみ出した水は
重力の影響で
脚の方に
集まります。
これが
脚のむくみ
(浮腫)となる
のです。
足背の浮腫は
健常人でもみられます。
長く歩いた後とか、
夕方になるとね。
ムニッ
でも、スネ(脛骨)
の高さまで
浮腫がきている、
となると
相当、体液が増加
していると判断
できます。
中には、10kg以上も体重が増えていて
全身が浮腫だらけ、という場合もあります。
除水!!
♪
−10kg
体液が過剰になっていると
血圧も高くなります。
うぷっ
血圧
パンパン

③電解質の調整 ができない

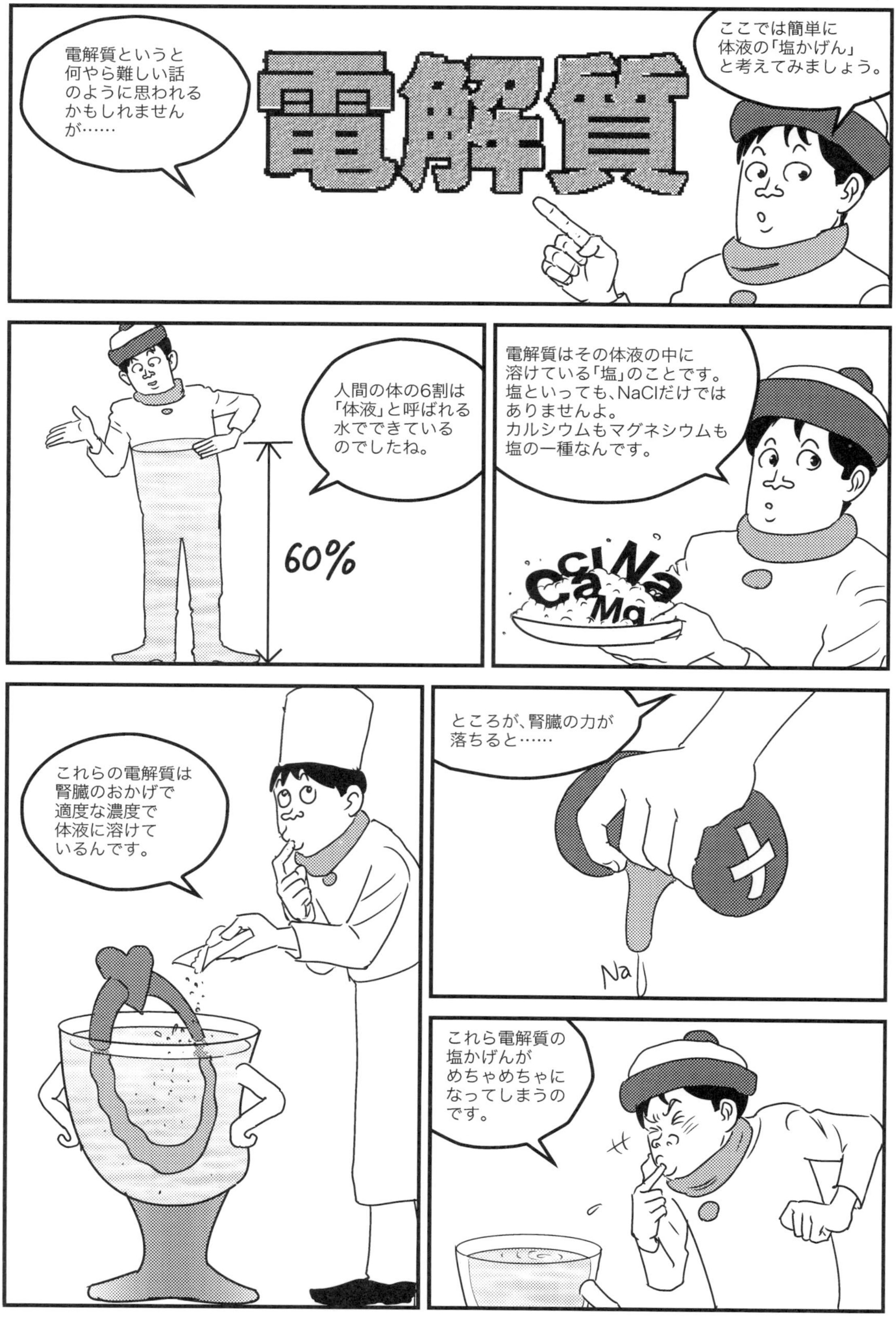

電解質というと何やら難しい話のように思われるかもしれませんが……
電解質
ここでは簡単に体液の「塩かげん」と考えてみましょう。
人間の体の6割は「体液」と呼ばれる水でできているのでしたね。
60%
電解質はその体液の中に溶けている「塩」のことです。塩といっても、NaClだけではありませんよ。カルシウムもマグネシウムも塩の一種なんです。
Cl Na Ca Mg
これらの電解質は腎臓のおかげで適度な濃度で体液に溶けているんです。
ところが、腎臓の力が落ちると……
Na
これら電解質の塩かげんがめちゃめちゃになってしまうのです。

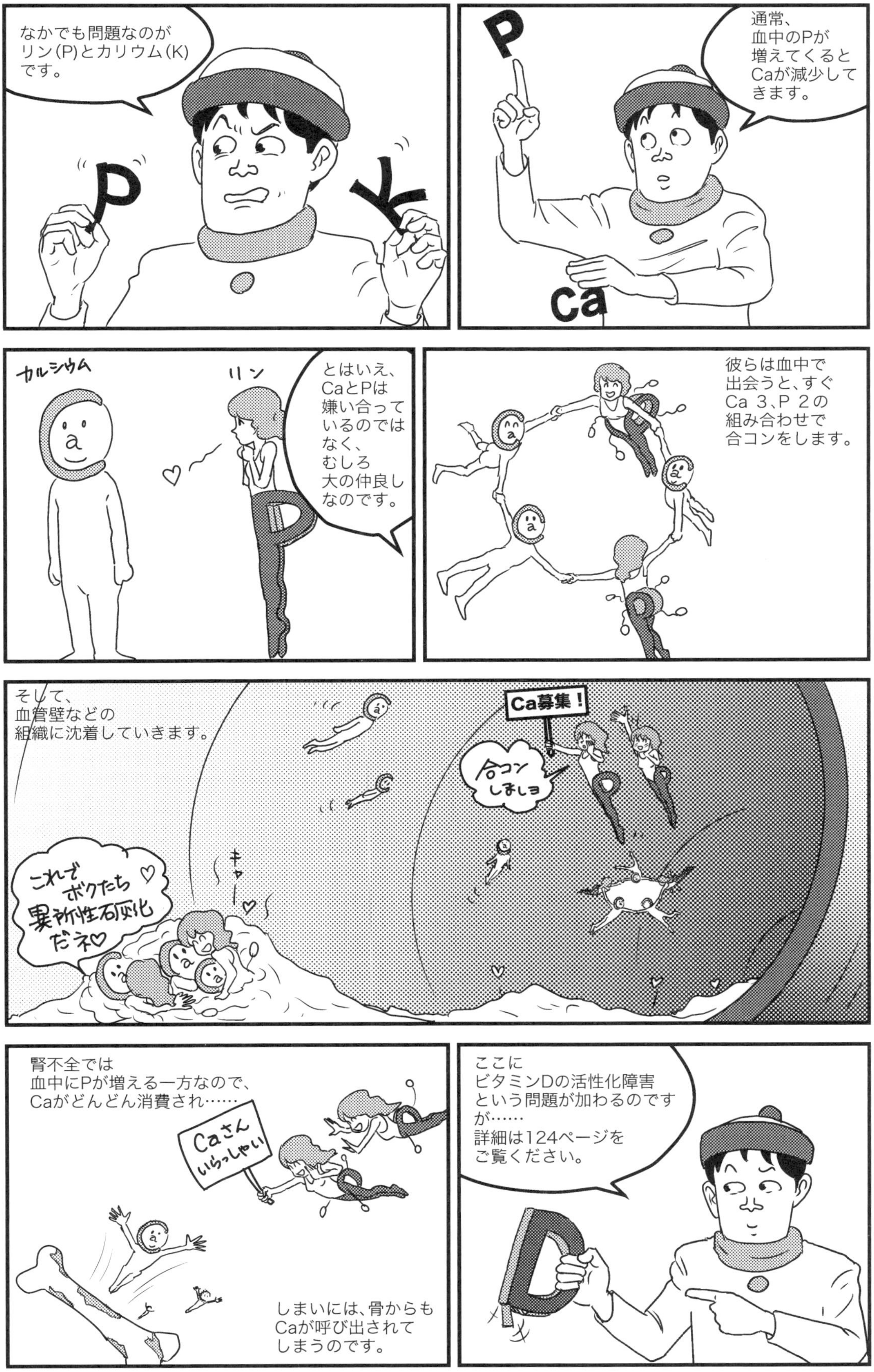
なかでも問題なのがリン(P)とカリウム(K)です。
P
K
P
通常、血中のPが増えてくるとCaが減少してきます。
Ca
カルシウム
リン
とはいえ、CaとPは嫌い合っているのではなく、むしろ大の仲良しなのです。
彼らは血中で出会うと、すぐCa 3、P 2の組み合わせで合コンをします。
そして、血管壁などの組織に沈着していきます。
Ca募集！
合コンしましョ
これでボクたち異所性石灰化だネ♡
キャー♡
腎不全では血中にPが増える一方なので、Caがどんどん消費され……
Caさんいらっしゃい
しまいには、骨からもCaが呼び出されてしまうのです。
ここにビタミンDの活性化障害という問題が加わるのですが……
詳細は124ページをご覧ください。
D

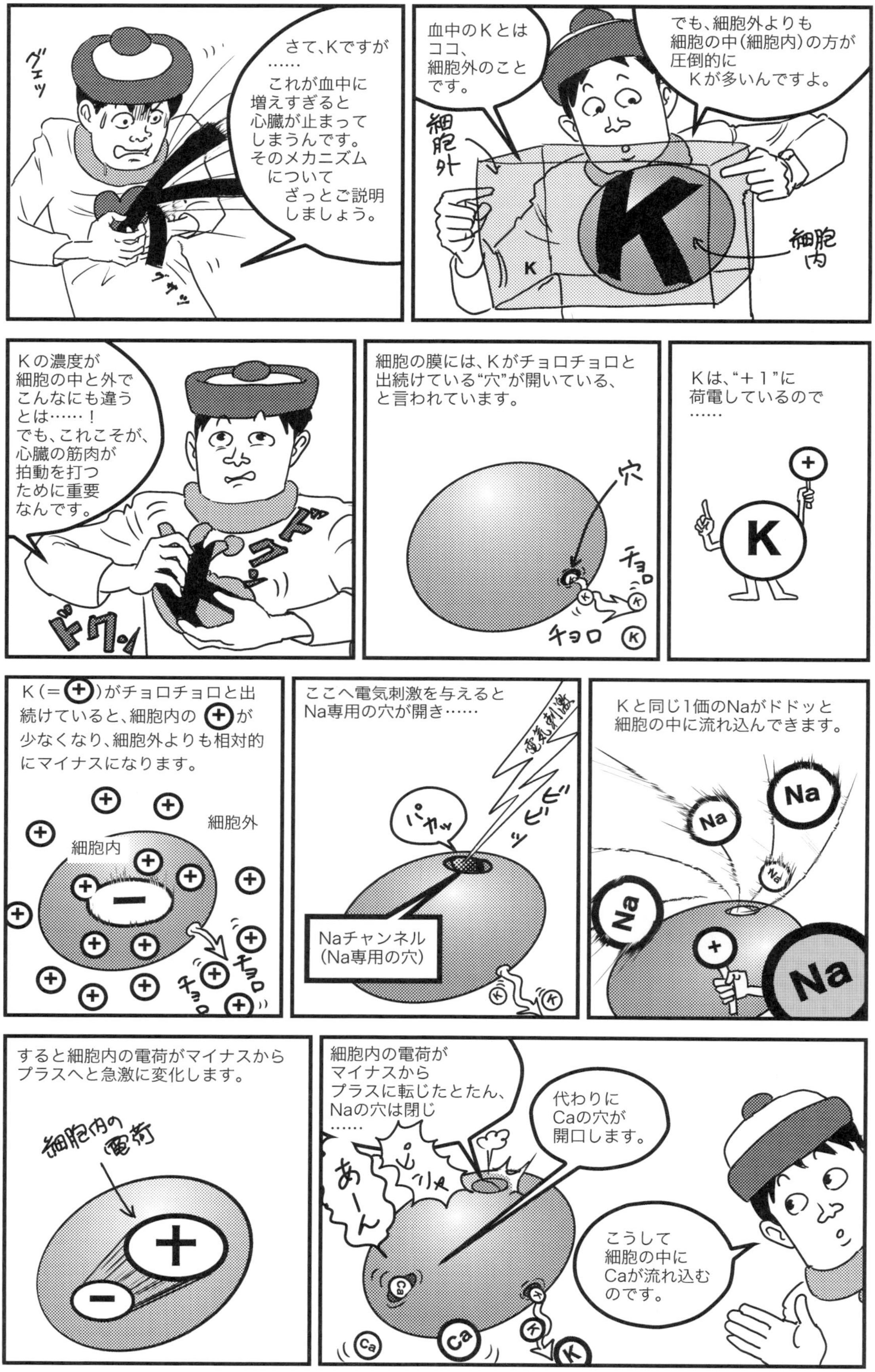

JCOPY 498-22406

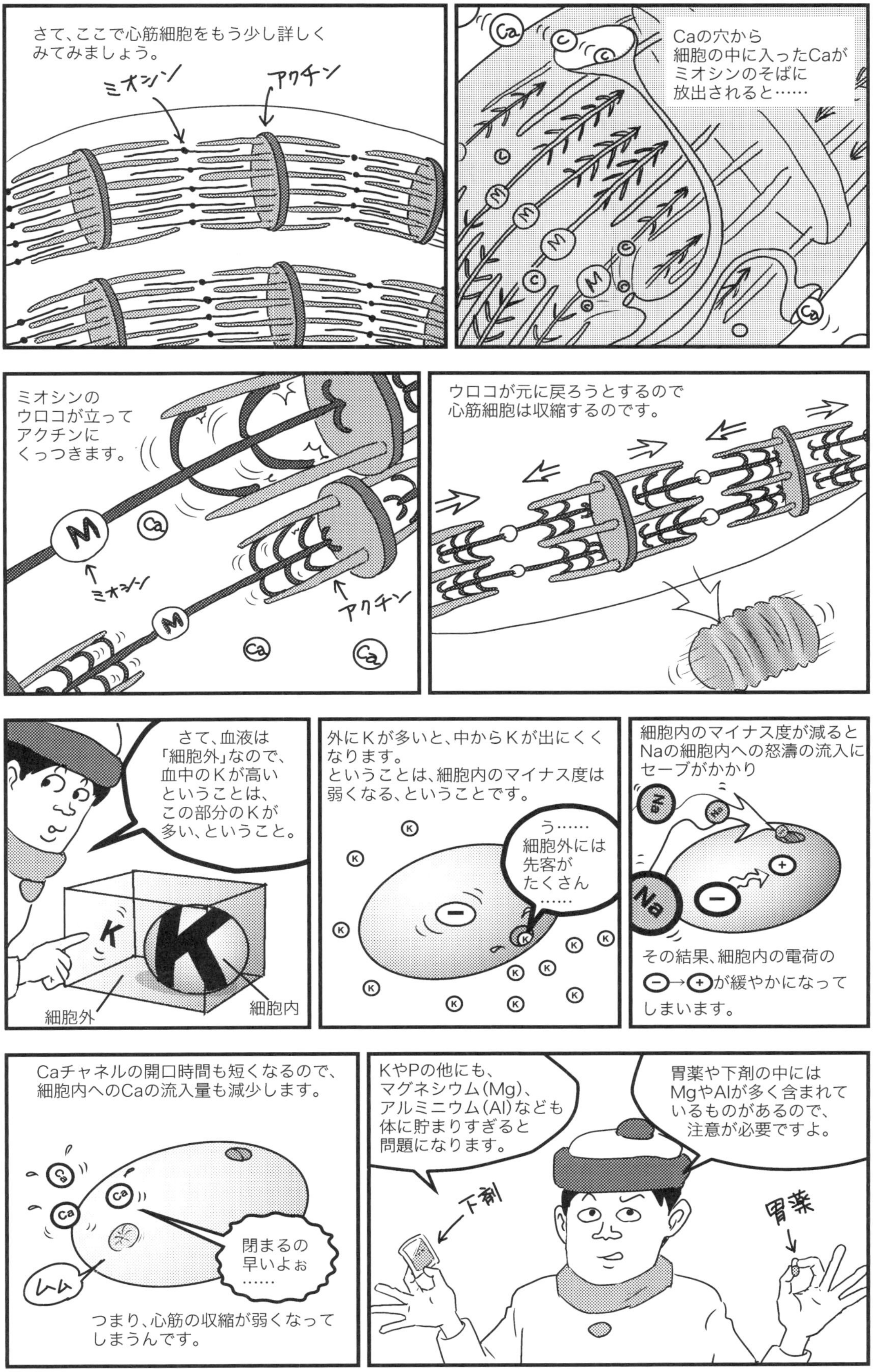

さて、ここで心筋細胞をもう少し詳しくみてみましょう。
ミオシン
アクチン
Caの穴から細胞の中に入ったCaがミオシンのそばに放出されると……
ミオシンのウロコが立ってアクチンにくっつきます。
ミオシン
アクチン
ウロコが元に戻ろうとするので心筋細胞は収縮するのです。
さて、血液は「細胞外」なので、血中のKが高いということは、この部分のKが多い、ということ。
細胞外
細胞内
外にKが多いと、中からKが出にくくなります。ということは、細胞内のマイナス度は弱くなる、ということです。
う……細胞外には先客がたくさん……
細胞内のマイナス度が減るとNaの細胞内への怒濤の流入にセーブがかかり
その結果、細胞内の電荷の⊖→⊕が緩やかになってしまいます。
Caチャネルの開口時間も短くなるので、細胞内へのCaの流入量も減少します。
閉まるの早いよぉ……
ムム
つまり、心筋の収縮が弱くなってしまうんです。
KやPの他にも、マグネシウム(Mg)、アルミニウム(Al)なども体に貯まりすぎると問題になります。
胃薬や下剤の中にはMgやAlが多く含まれているものがあるので、注意が必要ですよ。
下剤
胃薬

④酸塩基平衡の調節ができない

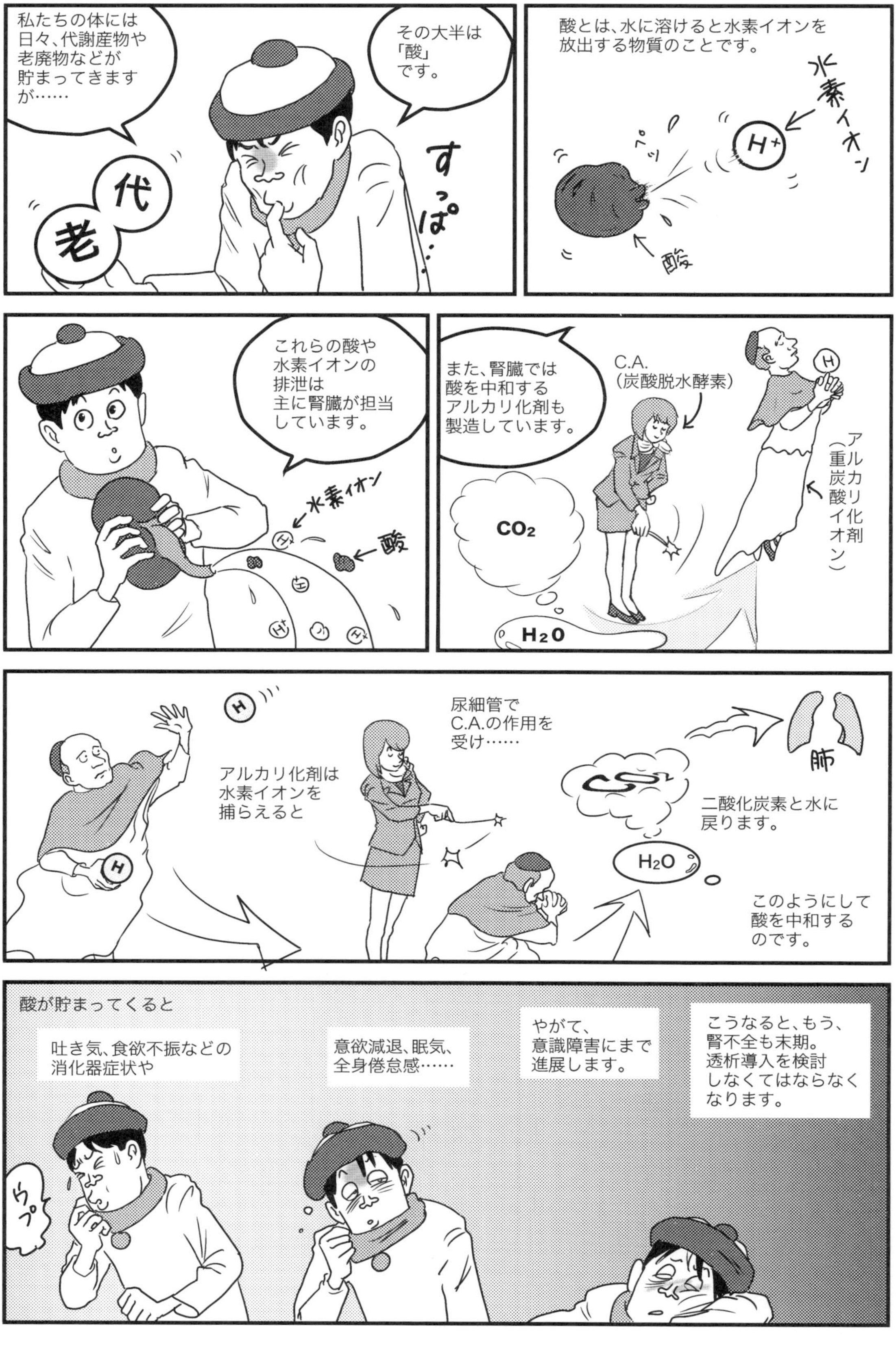

私たちの体には日々、代謝産物や老廃物などが貯まってきますが……
老
代
その大半は「酸」です。
すっぱ…
酸とは、水に溶けると水素イオンを放出する物質のことです。
水素イオン
H^+
ペッ
酸
これらの酸や水素イオンの排泄は主に腎臓が担当しています。
水素イオン
酸
また、腎臓では酸を中和するアルカリ化剤も製造しています。
C.A.（炭酸脱水酵素）
アルカリ化剤（重炭酸イオン）
CO_2
H_2O
アルカリ化剤は水素イオンを捕らえると
尿細管でC.A.の作用を受け……
CO_2
肺
二酸化炭素と水に戻ります。
H_2O
このようにして酸を中和するのです。
酸が貯まってくると
吐き気、食欲不振などの消化器症状や
ウプ
意欲減退、眠気、全身倦怠感……
やがて、意識障害にまで進展します。
こうなると、もう、腎不全も末期。透析導入を検討しなくてはならなくなります。

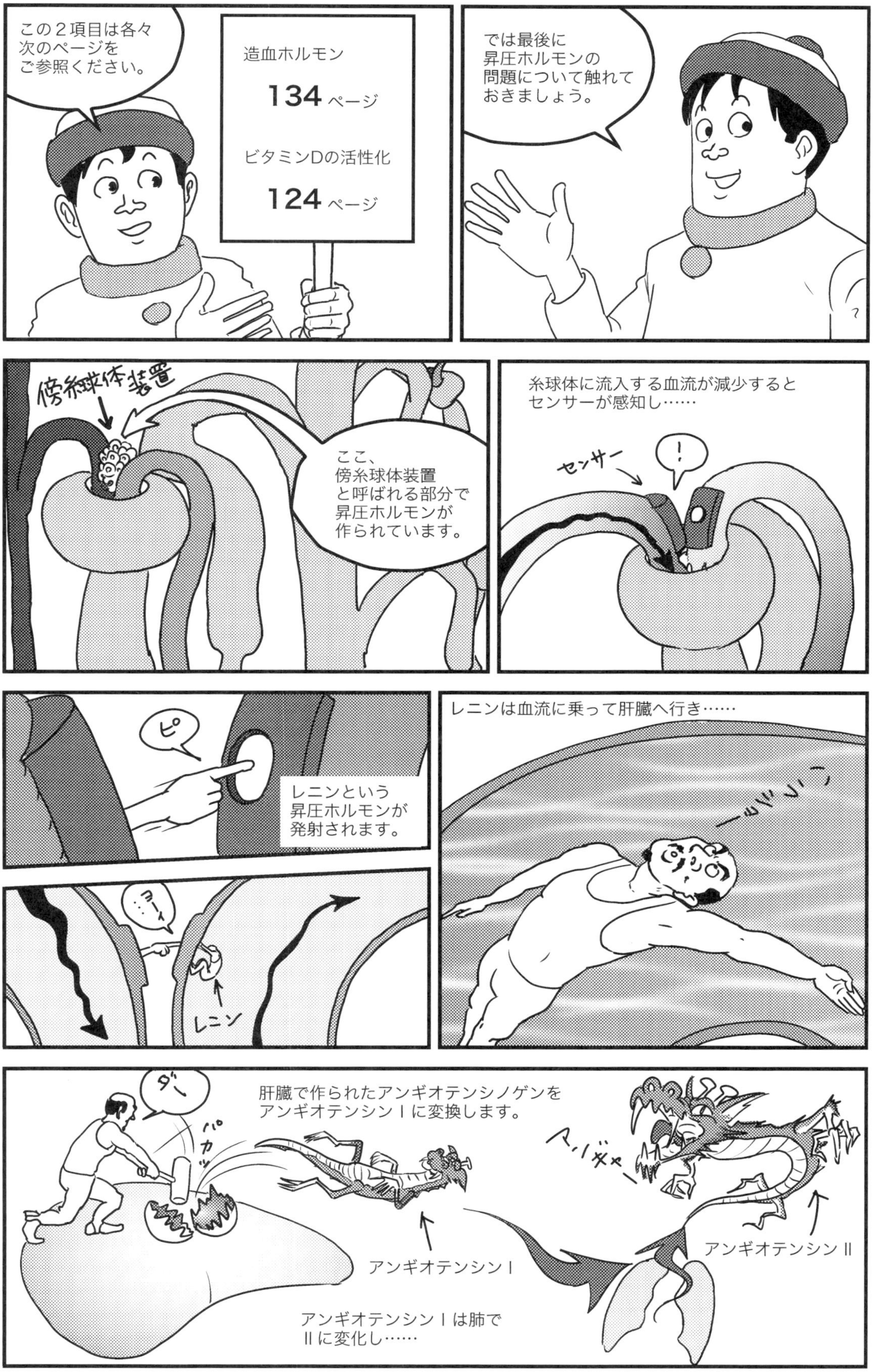

この２項目は各々
次のページを
ご参照ください。
造血ホルモン
134 ページ
ビタミンDの活性化
124 ページ
では最後に
昇圧ホルモンの
問題について触れて
おきましょう。
傍糸球体装置
ここ、
傍糸球体装置
と呼ばれる部分で
昇圧ホルモンが
作られています。
糸球体に流入する血流が減少すると
センサーが感知し……
センサー
！
ピ
レニンという
昇圧ホルモンが
発射されます。
レニンは血流に乗って肝臓へ行き……
レニン
肝臓で作られたアンギオテンシノゲンを
アンギオテンシンⅠに変換します。
パカッ
アンギオテンシンⅠ
アンギャー
アンギオテンシンⅡ
アンギオテンシンⅠは肺で
Ⅱに変化し……

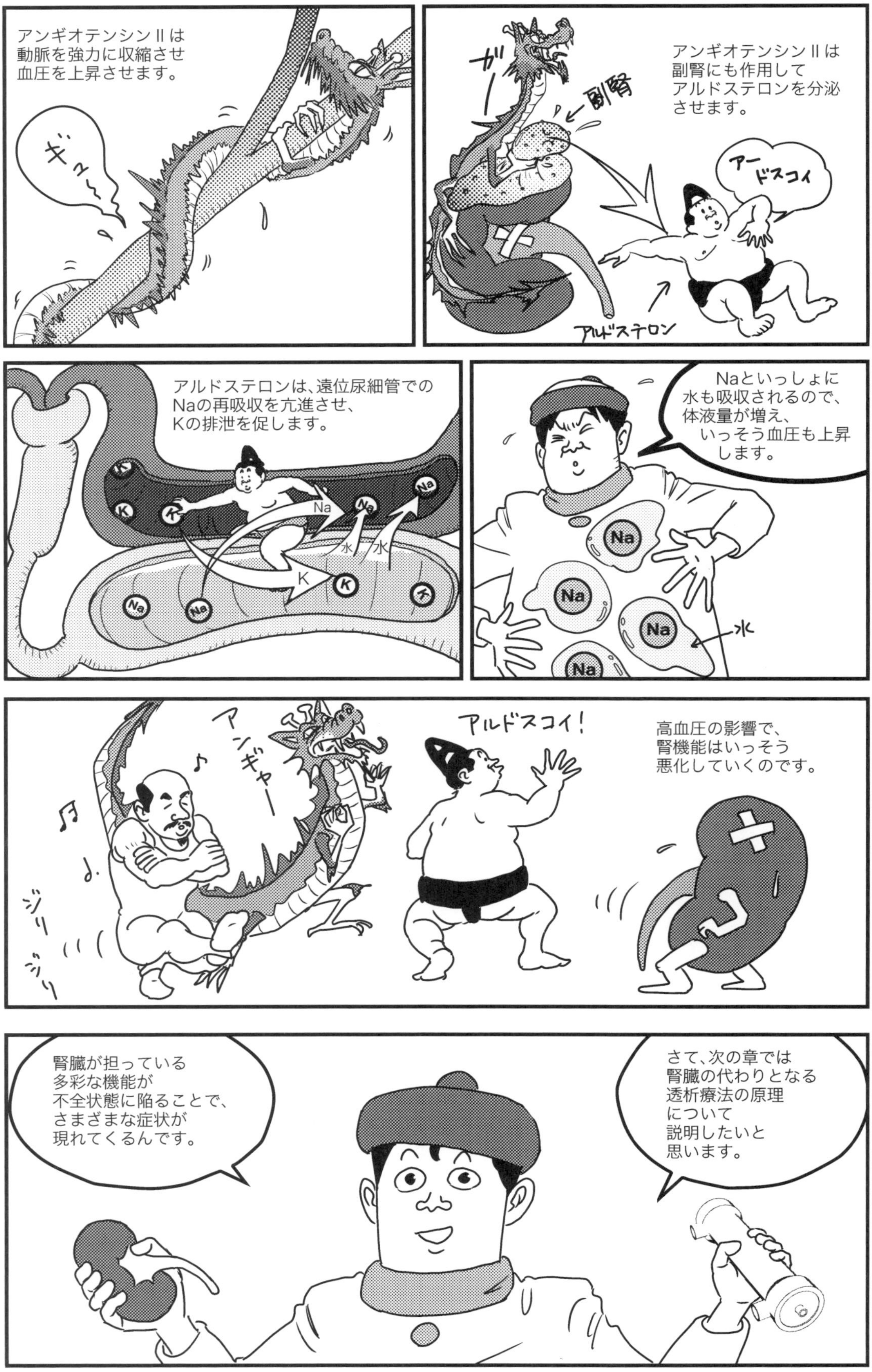

アンギオテンシンIIは
動脈を強力に収縮させ
血圧を上昇させます。
ギュ〜〜
アンギオテンシンIIは
副腎にも作用して
アルドステロンを分泌
させます。
ガー
副腎
アー
ドスコイ
アルドステロン
アルドステロンは、遠位尿細管での
Naの再吸収を亢進させ、
Kの排泄を促します。
Na
K
水
Naといっしょに
水も吸収されるので、
体液量が増え、
いっそう血圧も上昇
します。
Na
水
アンギャー
アルドスコイ！
高血圧の影響で、
腎機能はいっそう
悪化していくのです。
ジリ
ジリ
腎臓が担っている
多彩な機能が
不全状態に陥ることで、
さまざまな症状が
現れてくるんです。
さて、次の章では
腎臓の代わりとなる
透析療法の原理
について
説明したいと
思います。

第4章　透析の原理と方法

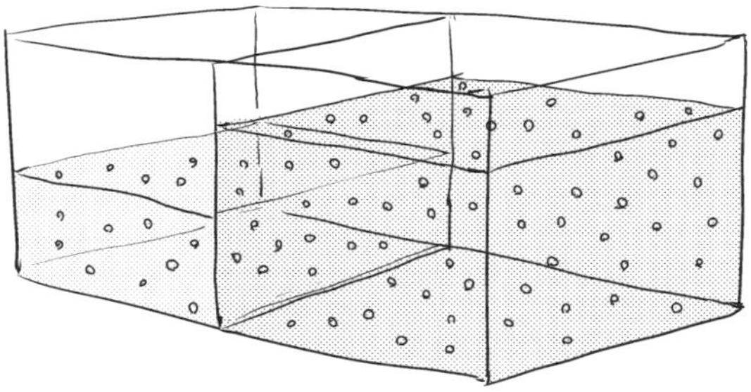

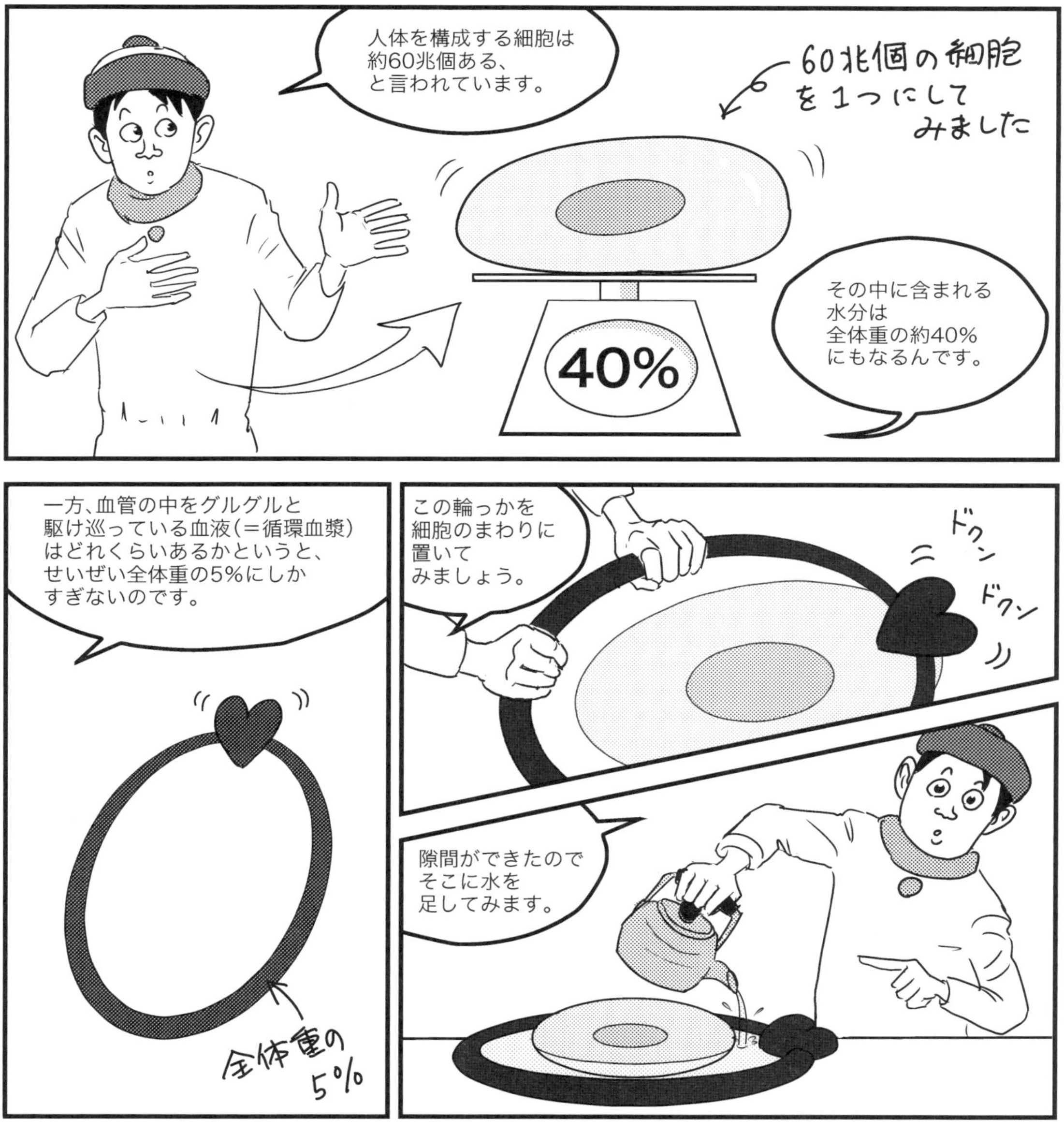

人体を構成する細胞は約60兆個ある、と言われています。
60兆個の細胞を1つにしてみました
40%
その中に含まれる水分は全体重の約40%にもなるんです。
一方、血管の中をグルグルと駆け巡っている血液（＝循環血漿）はどれくらいあるかというと、せいぜい全体重の5%にしかすぎないのです。
全体重の5%
この輪っかを細胞のまわりに置いてみましょう。
ドクン
ドクン
隙間ができたのでそこに水を足してみます。

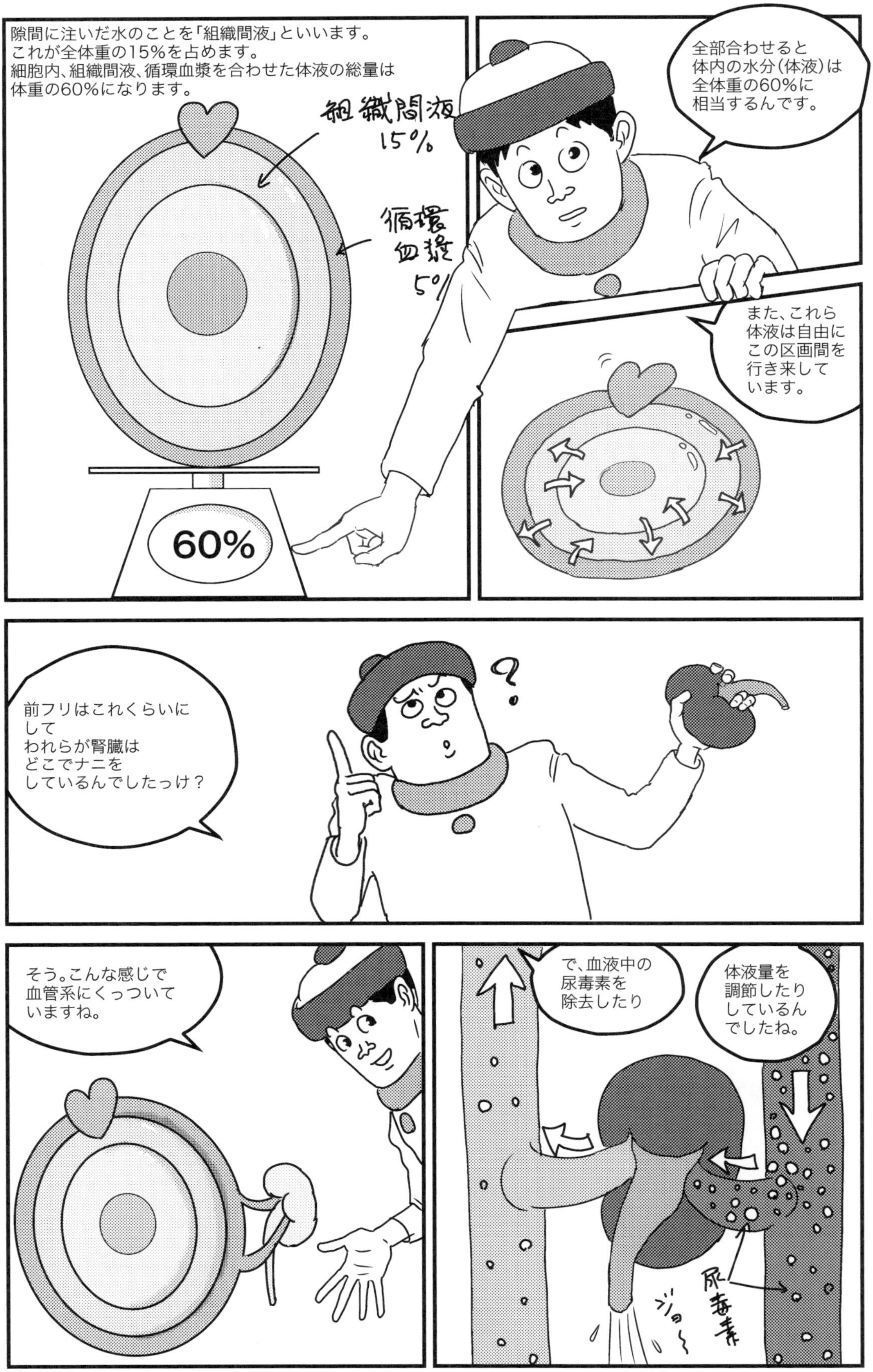
隙間に注いだ水のことを「組織間液」といいます。
これが全体重の15%を占めます。
細胞内、組織間液、循環血漿を合わせた体液の総量は
体重の60%になります。
組織間液 15%
循環血漿 5%
60%
全部合わせると
体内の水分（体液）は
全体重の60%に
相当するんです。
また、これら
体液は自由に
この区画間を
行き来して
います。
前フリはこれくらいに
して
われらが腎臓は
どこでナニを
しているんでしたっけ？
そう。こんな感じで
血管系にくっついて
いますね。
で、血液中の
尿毒素を
除去したり
体液量を
調節したり
しているん
でしたね。
尿毒素
ジョ～

JCOPY 498-22406

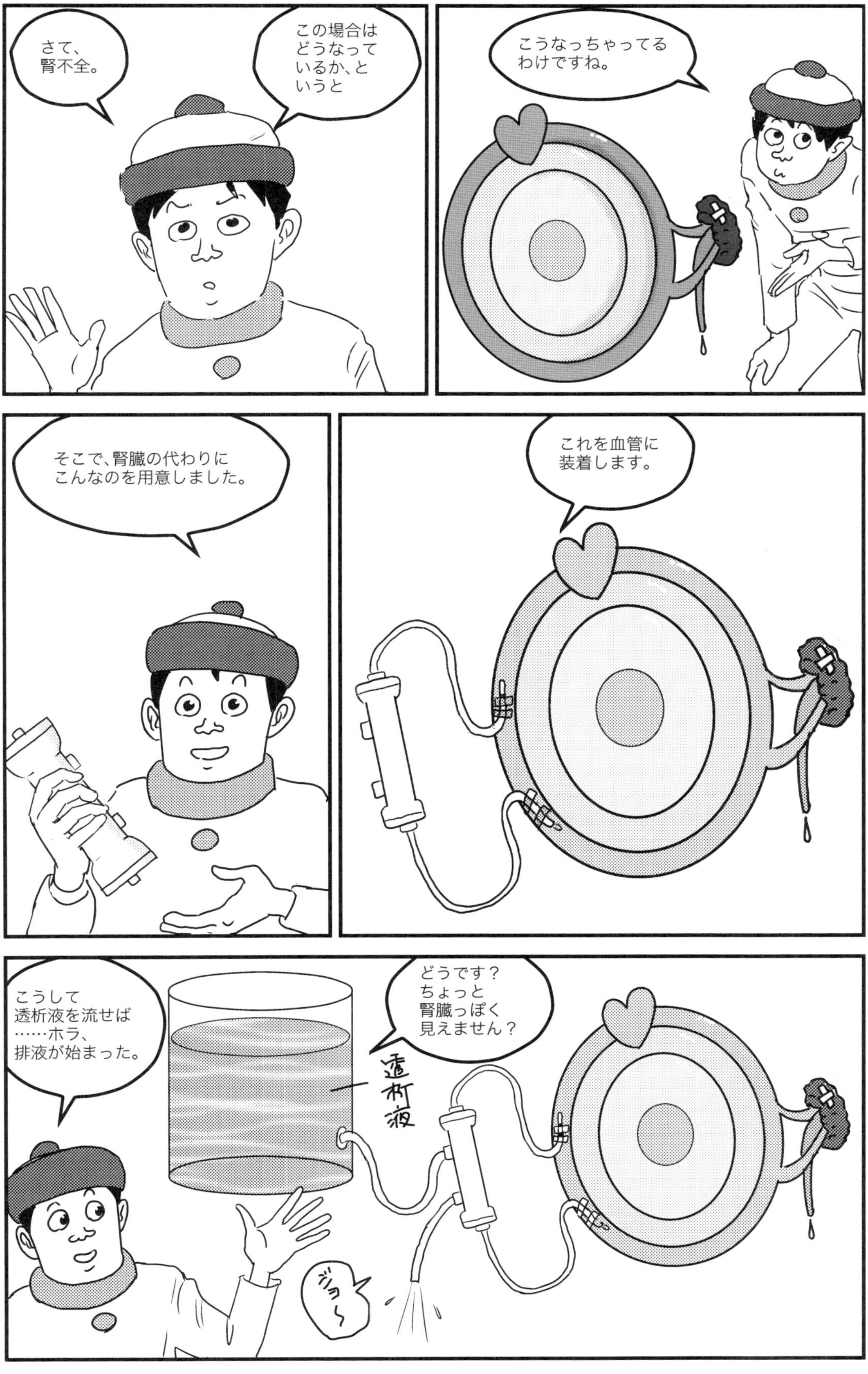

さて、腎不全。
この場合はどうなっているか、というと
こうなっちゃってるわけですね。
そこで、腎臓の代わりにこんなのを用意しました。
これを血管に装着します。
こうして透析液を流せば……ホラ、排液が始まった。
透析液
どうです？ ちょっと腎臓っぽく見えません？
ジョ〜

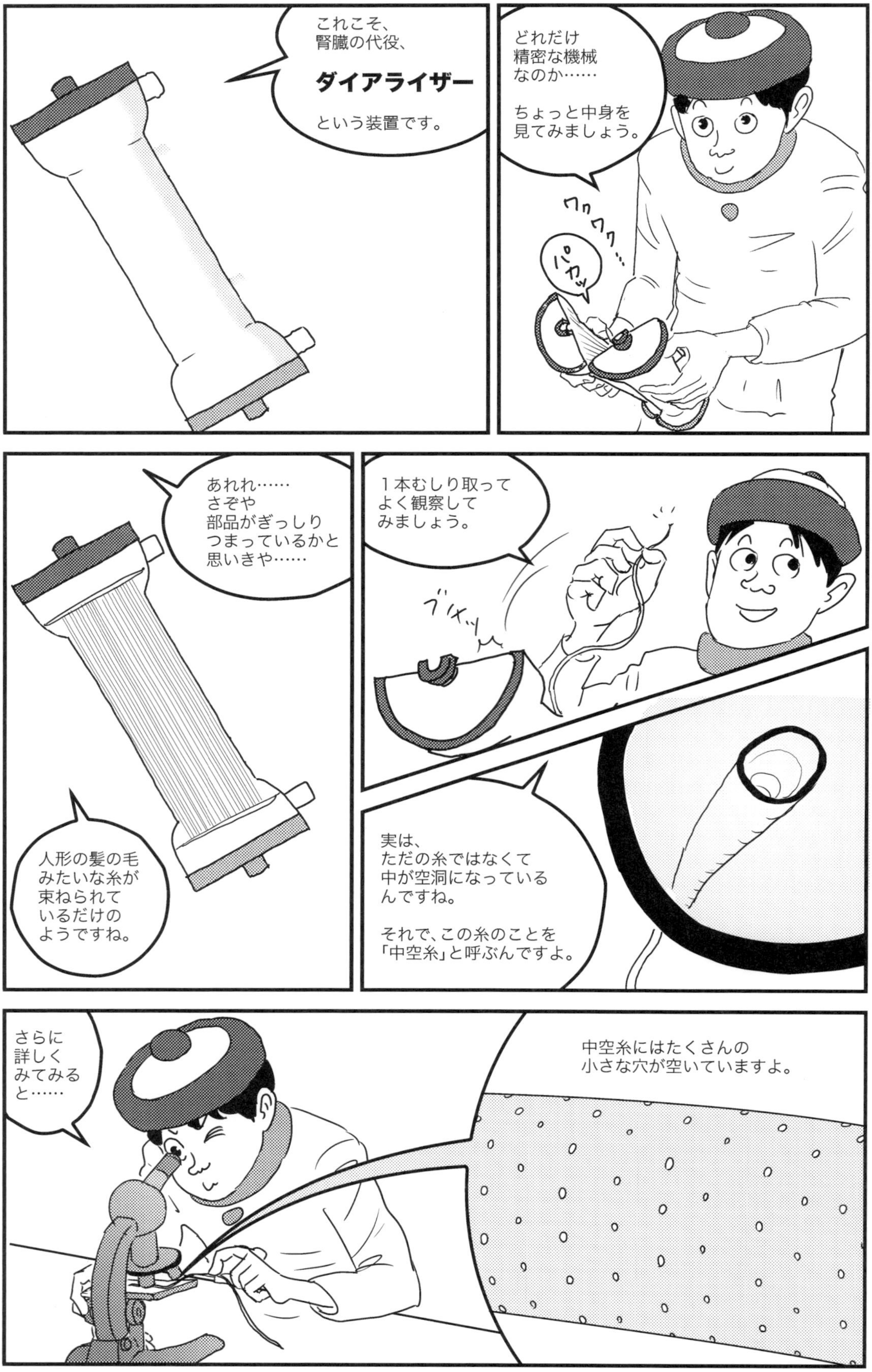
これこそ、
腎臓の代役、
ダイアライザー
という装置です。
どれだけ
精密な機械
なのか……
ちょっと中身を
見てみましょう。
ワクワク…
パカッ
あれれ……
さぞや
部品がぎっしり
つまっているかと
思いきや……
人形の髪の毛
みたいな糸が
束ねられて
いるだけの
ようですね。
１本むしり取って
よく観察して
みましょう。
ブチッ
実は、
ただの糸ではなくて
中が空洞になっている
んですね。
それで、この糸のことを
「中空糸」と呼ぶんですよ。
さらに
詳しく
みてみる
と……
中空糸にはたくさんの
小さな穴が空いていますよ。

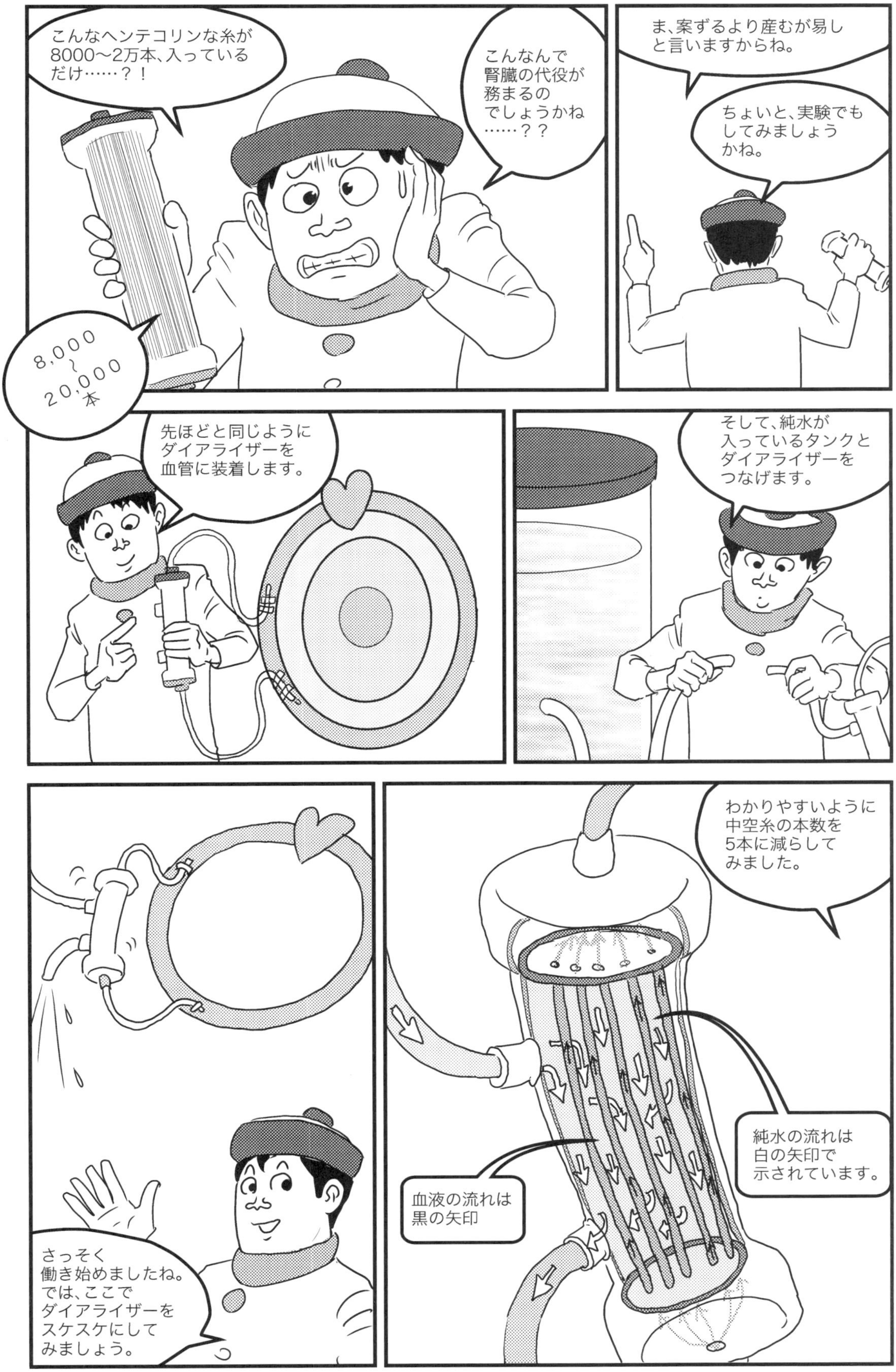
こんなヘンテコリンな糸が
8000〜2万本、入っている
だけ……？！
8,000〜20,000本
こんなんで
腎臓の代役が
務まるの
でしょうかね
……？？
ま、案ずるより産むが易し
と言いますからね。
ちょいと、実験でも
してみましょう
かね。
先ほどと同じように
ダイアライザーを
血管に装着します。
そして、純水が
入っているタンクと
ダイアライザーを
つなげます。
さっそく
働き始めましたね。
では、ここで
ダイアライザーを
スケスケにして
みましょう。
わかりやすいように
中空糸の本数を
5本に減らして
みました。
純水の流れは
白の矢印で
示されています。
血液の流れは
黒の矢印

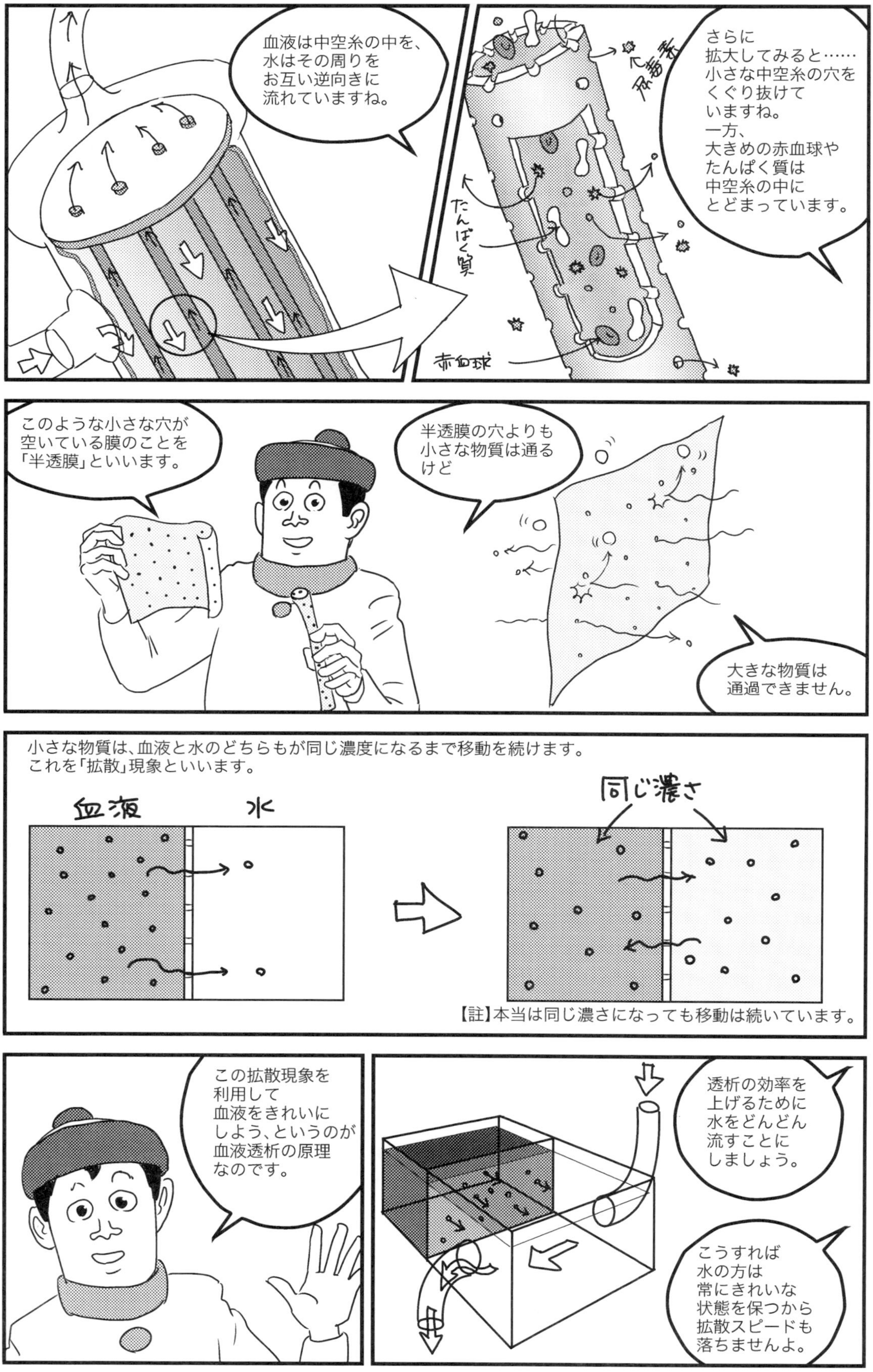
血液は中空糸の中を、水はその周りをお互い逆向きに流れていますね。
さらに拡大してみると……小さな中空糸の穴をくぐり抜けていますね。一方、大きめの赤血球やたんぱく質は中空糸の中にとどまっています。
尿毒素
たんぱく質
赤血球
このような小さな穴が空いている膜のことを「半透膜」といいます。
半透膜の穴よりも小さな物質は通るけど
大きな物質は通過できません。
小さな物質は、血液と水のどちらもが同じ濃度になるまで移動を続けます。
これを「拡散」現象といいます。
血液
水
同じ濃さ
【註】本当は同じ濃さになっても移動は続いています。
この拡散現象を利用して血液をきれいにしよう、というのが血液透析の原理なのです。
透析の効率を上げるために水をどんどん流すことにしましょう。
こうすれば水の方は常にきれいな状態を保つから拡散スピードも落ちませんよ。

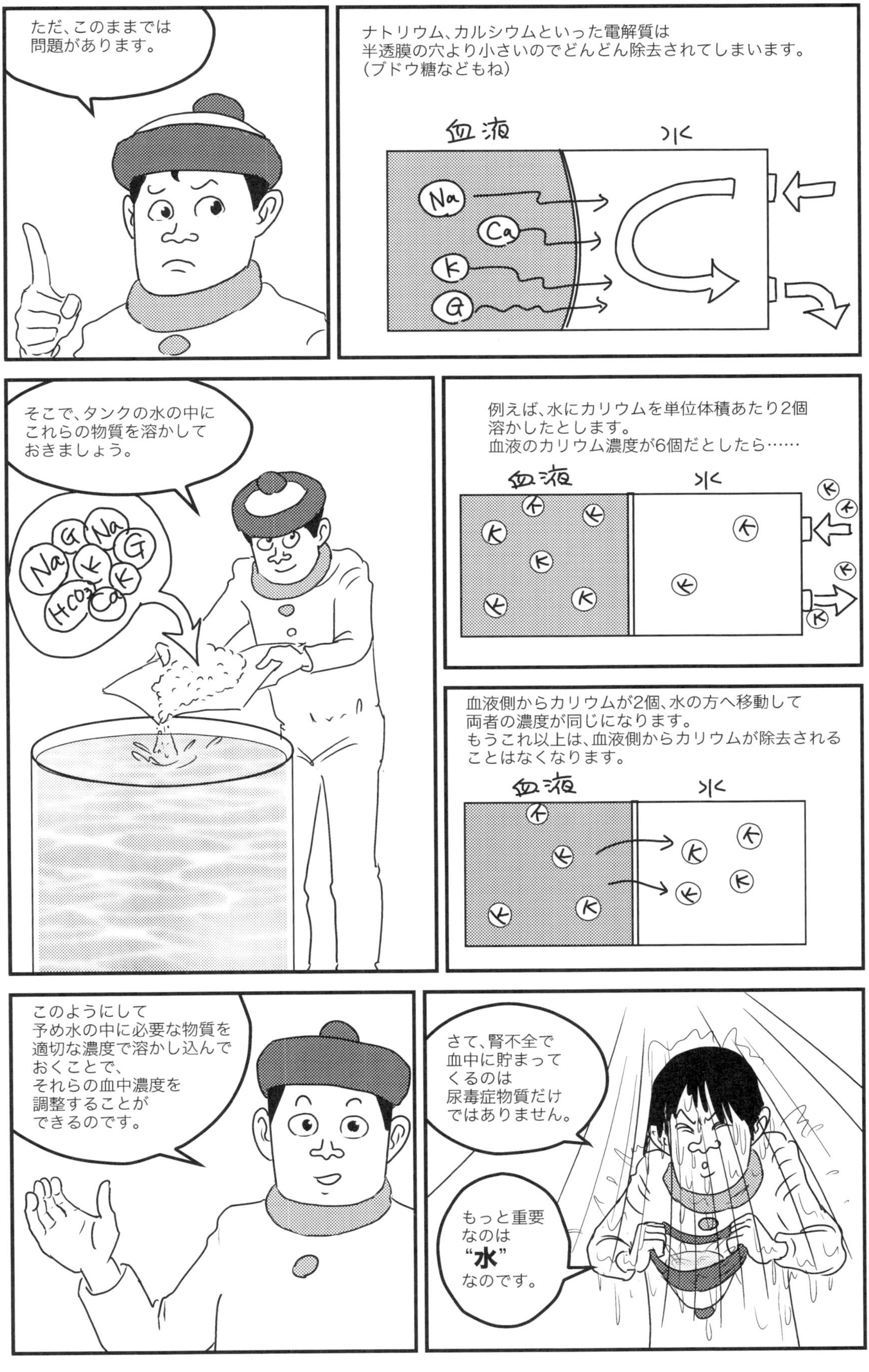
ただ、このままでは
問題があります。
ナトリウム、カルシウムといった電解質は
半透膜の穴より小さいのでどんどん除去されてしまいます。
（ブドウ糖などもね）
血液
水
Na
Ca
K
G
そこで、タンクの水の中に
これらの物質を溶かして
おきましょう。
Na G Na G K K HCO3 Ca
例えば、水にカリウムを単位体積あたり2個
溶かしたとします。
血液のカリウム濃度が6個だとしたら……
血液
水
血液側からカリウムが2個、水の方へ移動して
両者の濃度が同じになります。
もうこれ以上は、血液側からカリウムが除去される
ことはなくなります。
血液
水
このようにして
予め水の中に必要な物質を
適切な濃度で溶かし込んで
おくことで、
それらの血中濃度を
調整することが
できるのです。
さて、腎不全で
血中に貯まって
くるのは
尿毒症物質だけ
ではありません。
もっと重要
なのは
“水”
なのです。

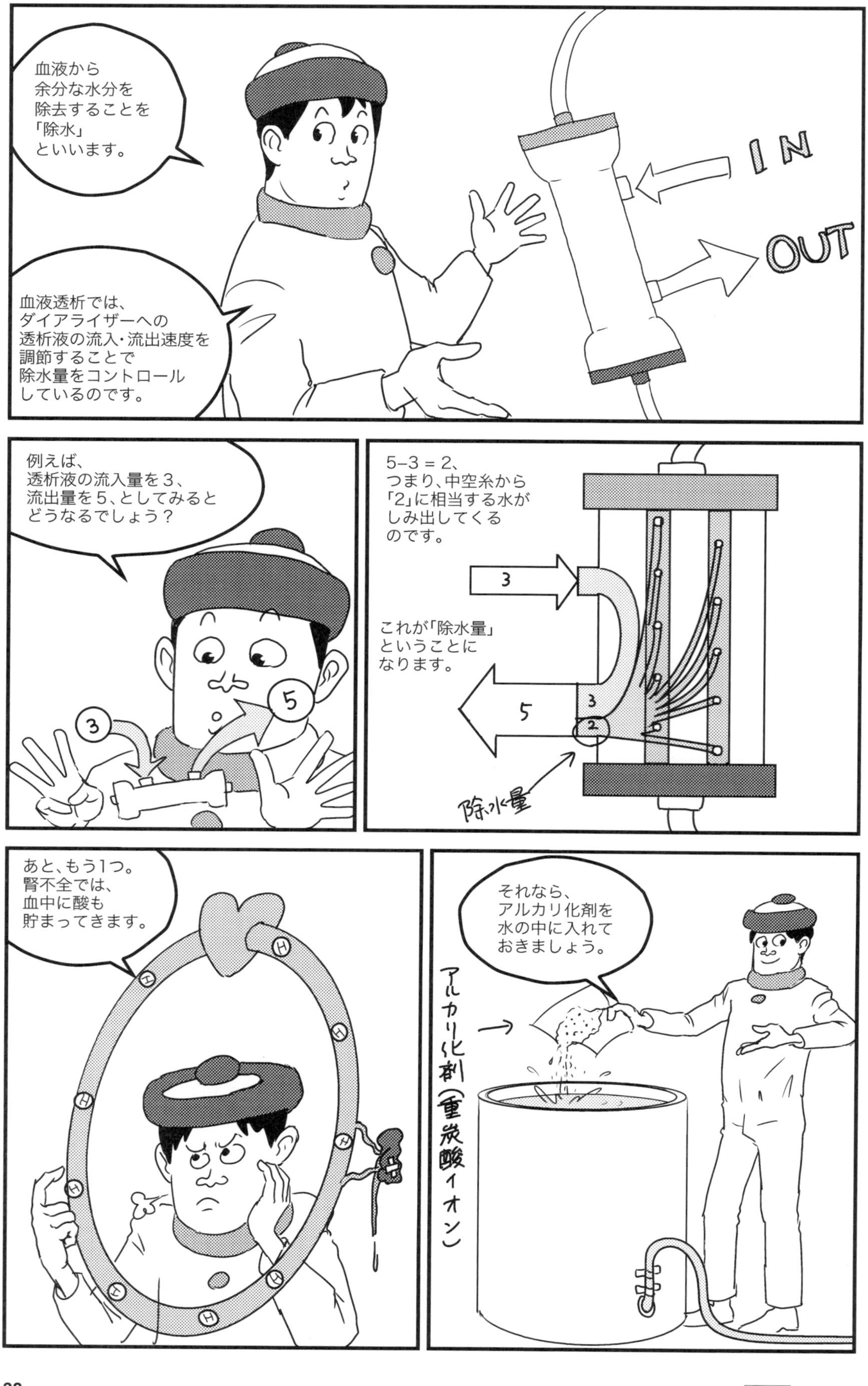

血液から余分な水分を除去することを「除水」といいます。
IN
OUT
血液透析では、ダイアライザーへの透析液の流入・流出速度を調節することで除水量をコントロールしているのです。
例えば、透析液の流入量を3、流出量を5、としてみるとどうなるでしょう？
3
5
5−3＝2、つまり、中空糸から「2」に相当する水がしみ出してくるのです。
3
これが「除水量」ということになります。
5
3
2
除水量
あと、もう1つ。腎不全では、血中に酸も貯まってきます。
それなら、アルカリ化剤を水の中に入れておきましょう。
アルカリ化剤（重炭酸イオン）

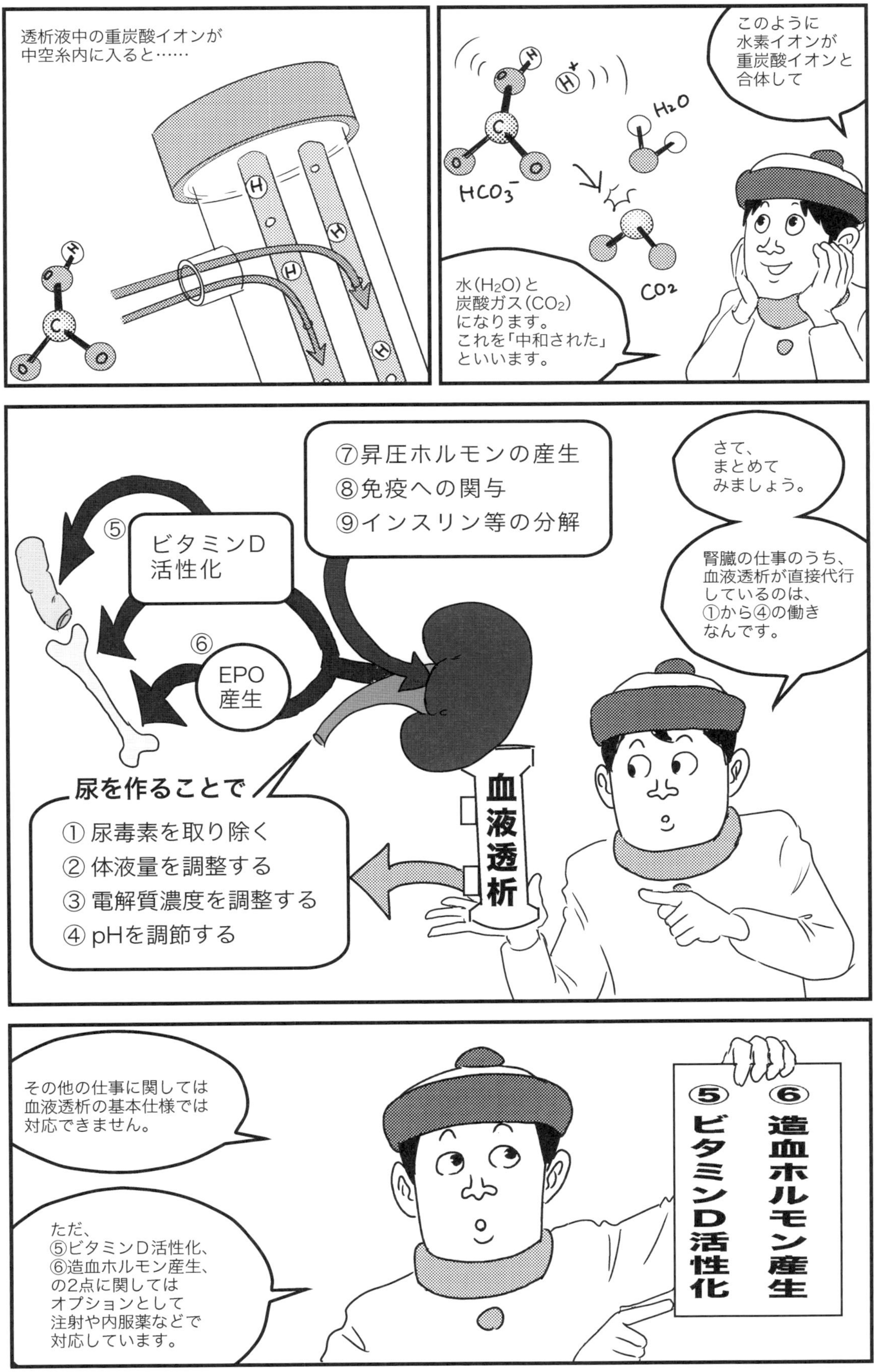
透析液中の重炭酸イオンが
中空糸内に入ると……
H
C
このように
水素イオンが
重炭酸イオンと
合体して
HCO_3^-
H^+
H_2O
CO_2
水(H_2O)と
炭酸ガス(CO_2)
になります。
これを「中和された」
といいます。
⑦昇圧ホルモンの産生
⑧免疫への関与
⑨インスリン等の分解
⑤
ビタミンD
活性化
⑥
EPO
産生
さて、
まとめて
みましょう。
腎臓の仕事のうち、
血液透析が直接代行
しているのは、
①から④の働き
なんです。
尿を作ることで
① 尿毒素を取り除く
② 体液量を調整する
③ 電解質濃度を調整する
④ pHを調節する
血液透析
その他の仕事に関しては
血液透析の基本仕様では
対応できません。
ただ、
⑤ビタミンD活性化、
⑥造血ホルモン産生、
の2点に関しては
オプションとして
注射や内服薬などで
対応しています。
⑥造血ホルモン産生
⑤ビタミンD活性化

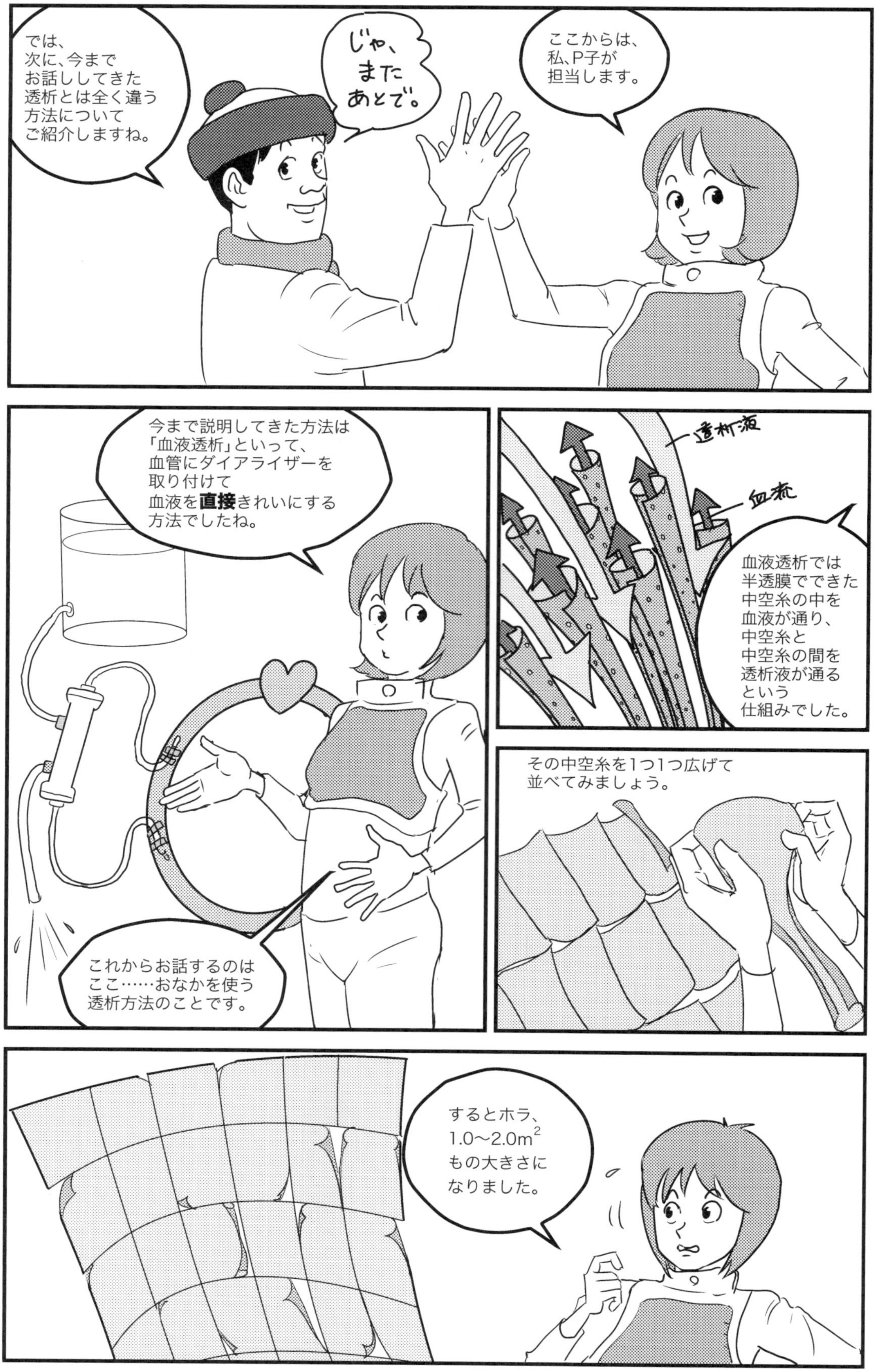

では、次に、今までお話ししてきた透析とは全く違う方法についてご紹介しますね。
じゃ、またあとで。
ここからは、私、P子が担当します。
今まで説明してきた方法は「血液透析」といって、血管にダイアライザーを取り付けて血液を**直接**きれいにする方法でしたね。
これからお話するのはここ……おなかを使う透析方法のことです。
透析液
血流
血液透析では半透膜でできた中空糸の中を血液が通り、中空糸と中空糸の間を透析液が通るという仕組みでした。
その中空糸を1つ1つ広げて並べてみましょう。
するとホラ、1.0〜2.0m^{2}もの大きさになりました。

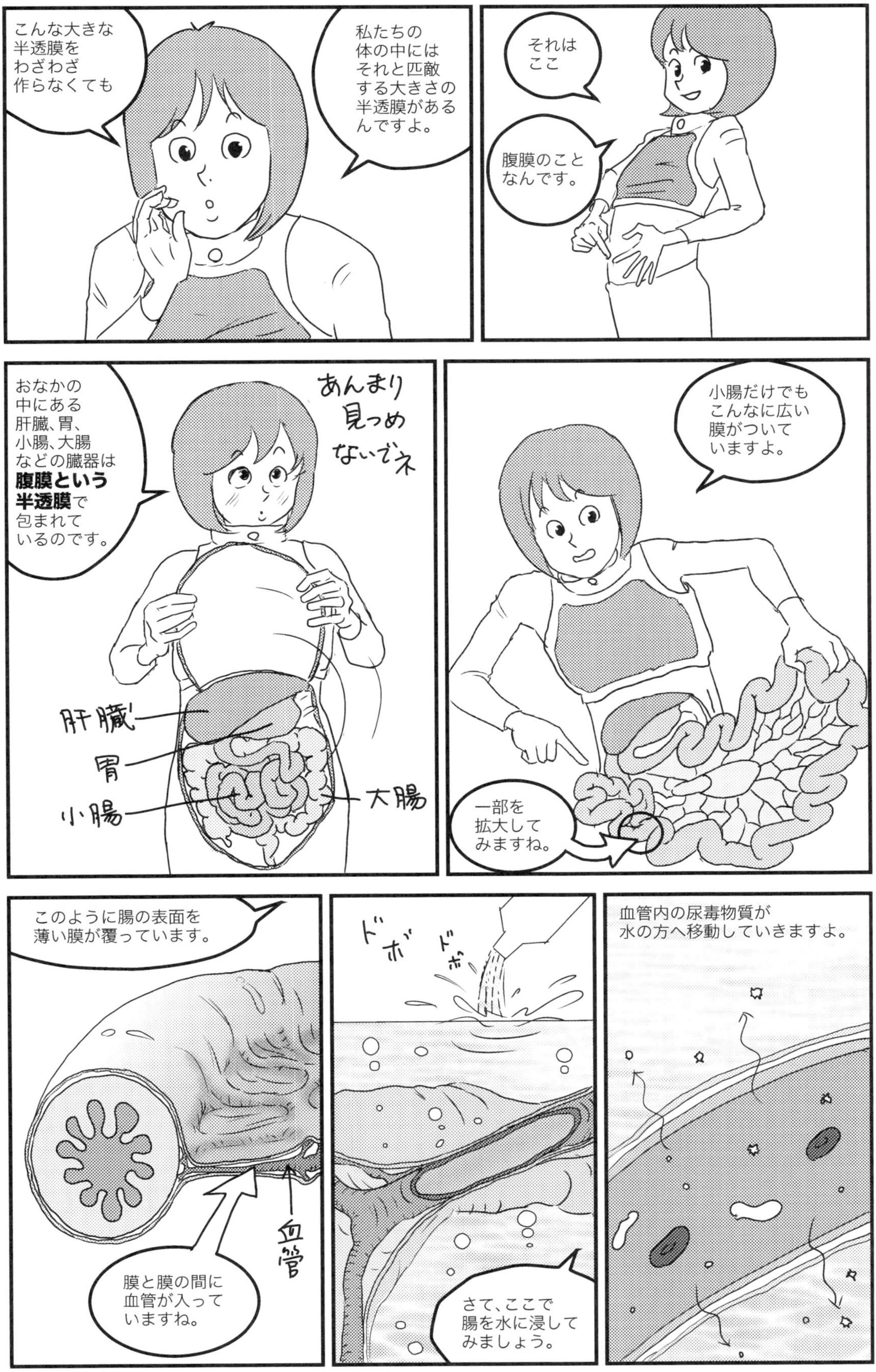
こんな大きな半透膜をわざわざ作らなくても
私たちの体の中にはそれと匹敵する大きさの半透膜があるんですよ。
それはここ
腹膜のことなんです。
おなかの中にある肝臓、胃、小腸、大腸などの臓器は**腹膜という半透膜**で包まれているのです。
あんまり見つめないでネ
肝臓
胃
小腸
大腸
小腸だけでもこんなに広い膜がついていますよ。
一部を拡大してみますね。
このように腸の表面を薄い膜が覆っています。
血管
膜と膜の間に血管が入っていますね。
ドボドボ
さて、ここで腸を水に浸してみましょう。
血管内の尿毒物質が水の方へ移動していきますよ。

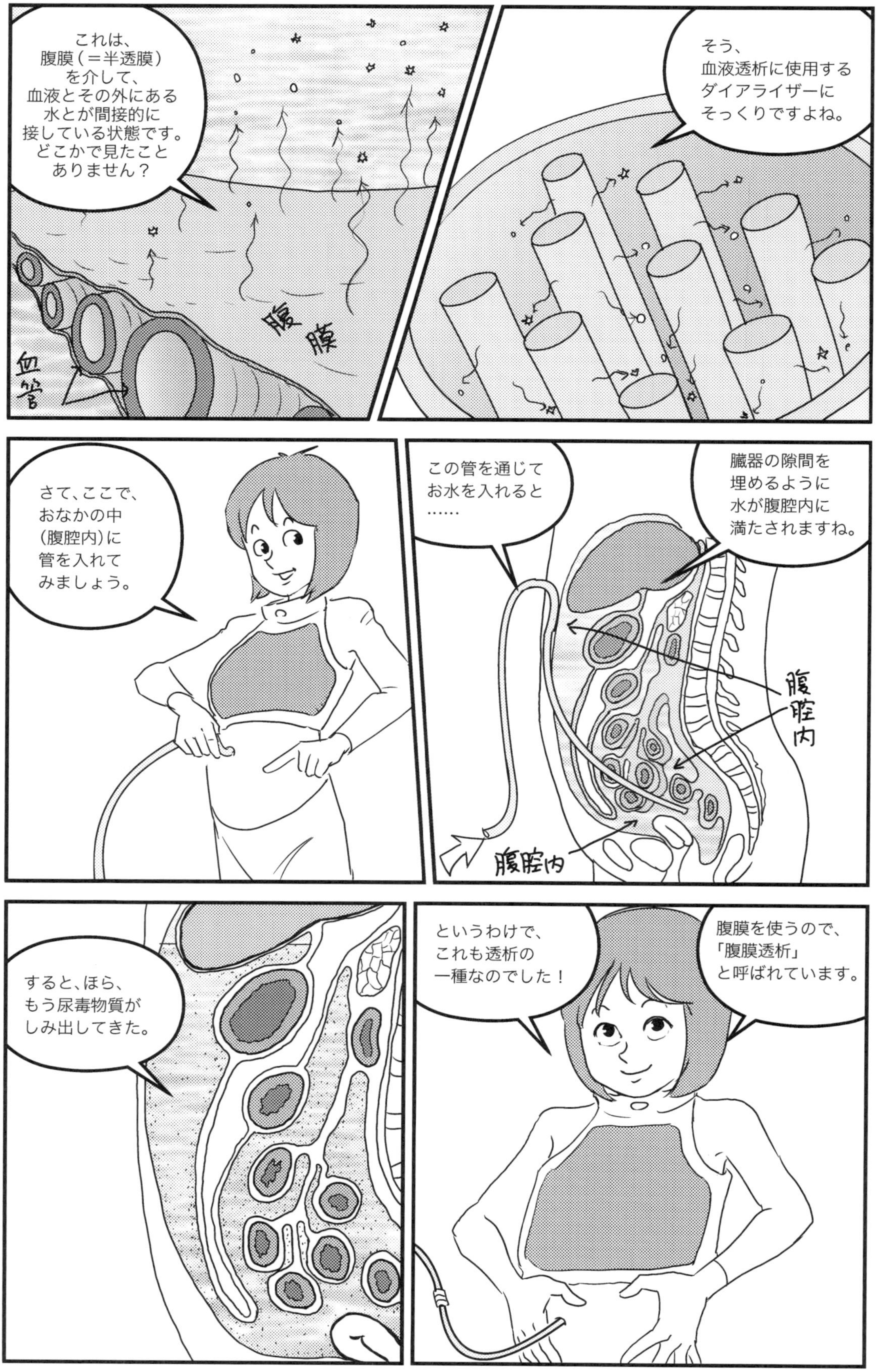

これは、
腹膜（＝半透膜）
を介して、
血液とその外にある
水とが間接的に
接している状態です。
どこかで見たこと
ありません？
腹膜
血管
そう、
血液透析に使用する
ダイアライザーに
そっくりですよね。
さて、ここで、
おなかの中
（腹腔内）に
管を入れて
みましょう。
この管を通じて
お水を入れると
……
臓器の隙間を
埋めるように
水が腹腔内に
満たされますね。
腹腔内
腹腔内
すると、ほら、
もう尿毒物質が
しみ出してきた。
腹膜を使うので、
「腹膜透析」
と呼ばれています。
というわけで、
これも透析の
一種なのでした！

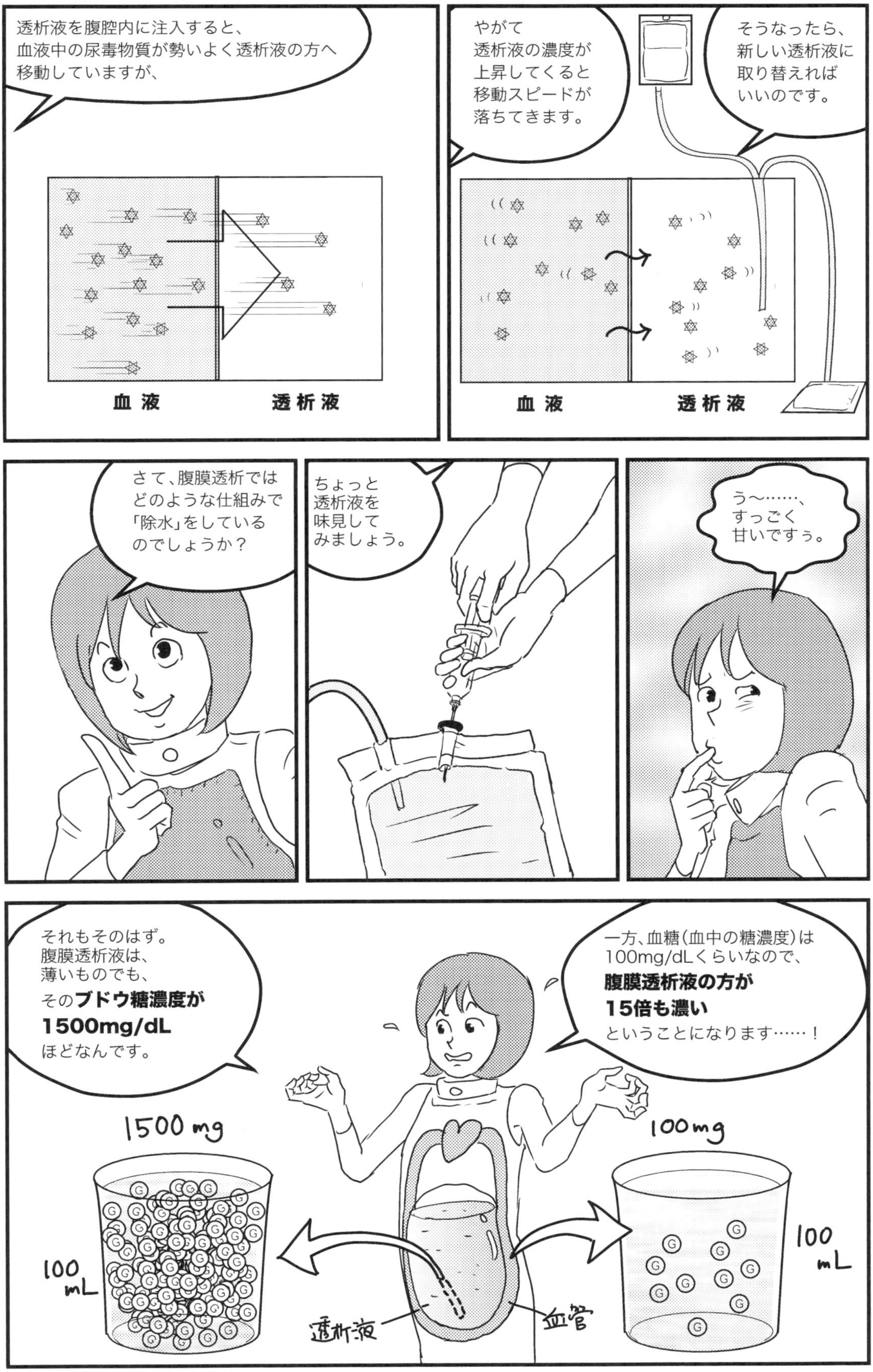
透析液を腹腔内に注入すると、
血液中の尿毒物質が勢いよく透析液の方へ
移動していますが、
血液
透析液
やがて
透析液の濃度が
上昇してくると
移動スピードが
落ちてきます。
そうなったら、
新しい透析液に
取り替えれば
いいのです。
血液
透析液
さて、腹膜透析では
どのような仕組みで
「除水」をしている
のでしょうか？
ちょっと
透析液を
味見して
みましょう。
う〜……、
すっごく
甘いですぅ。
それもそのはず。
腹膜透析液は、
薄いものでも、
その**ブドウ糖濃度が**
1500mg/dL
ほどなんです。
一方、血糖（血中の糖濃度）は
100mg/dLくらいなので、
腹膜透析液の方が
15倍も濃い
ということになります……！
1500 mg
100 mL
100 mg
100 mL
透析液
血管

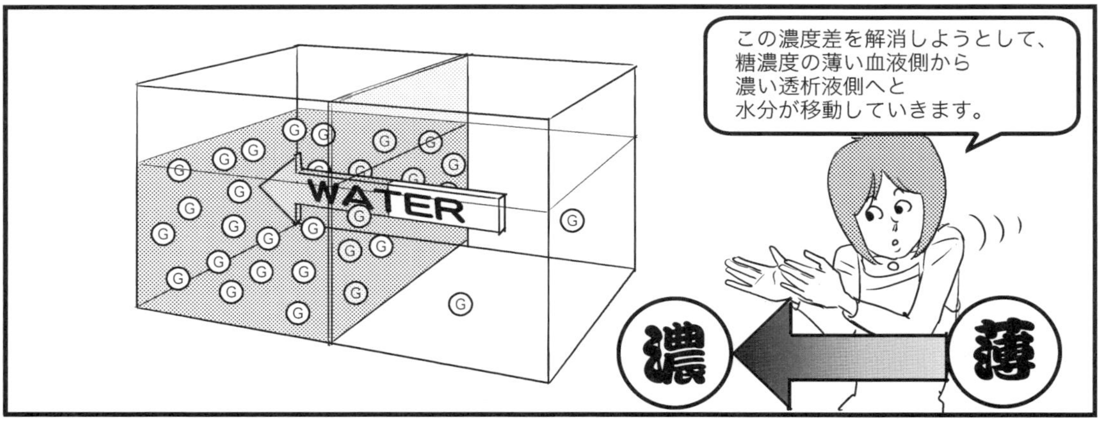
この濃度差を解消しようとして、
糖濃度の薄い血液側から
濃い透析液側へと
水分が移動していきます。
WATER
濃
薄

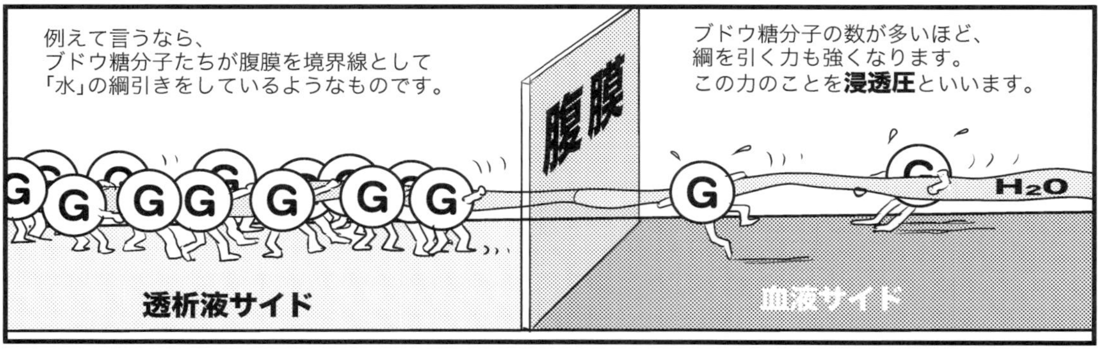
例えて言うなら、
ブドウ糖分子たちが腹膜を境界線として
「水」の綱引きをしているようなものです。
腹膜
ブドウ糖分子の数が多いほど、
綱を引く力も強くなります。
この力のことを**浸透圧**といいます。
H_2O
透析液サイド
血液サイド

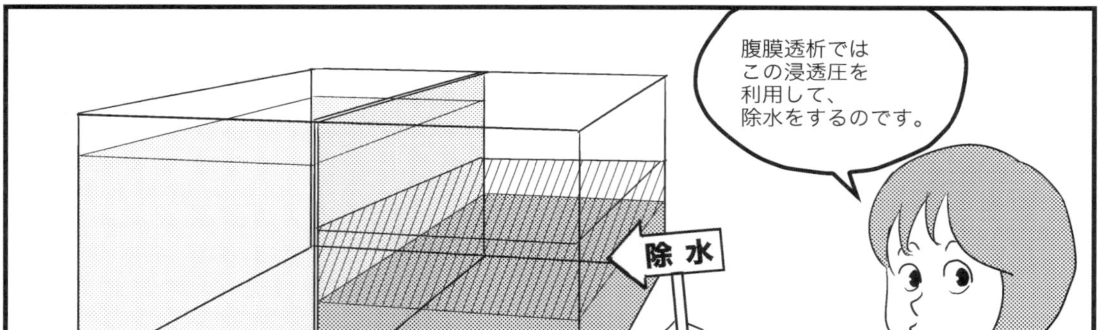
腹膜透析では
この浸透圧を
利用して、
除水をするのです。
除水
透析液サイド
血液サイド

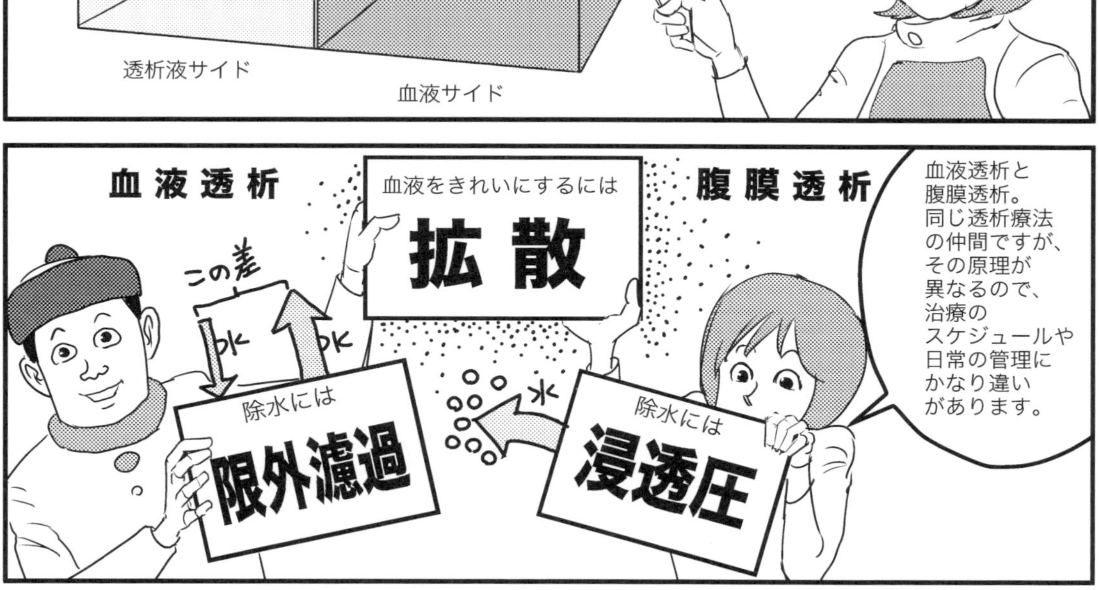
血液透析
血液をきれいにするには
拡散
腹膜透析
この差
水
水
除水には
限外濾過
水
除水には
浸透圧
血液透析と
腹膜透析。
同じ透析療法
の仲間ですが、
その原理が
異なるので、
治療の
スケジュールや
日常の管理に
かなり違い
があります。

第5章　バスキュラーアクセスって何？

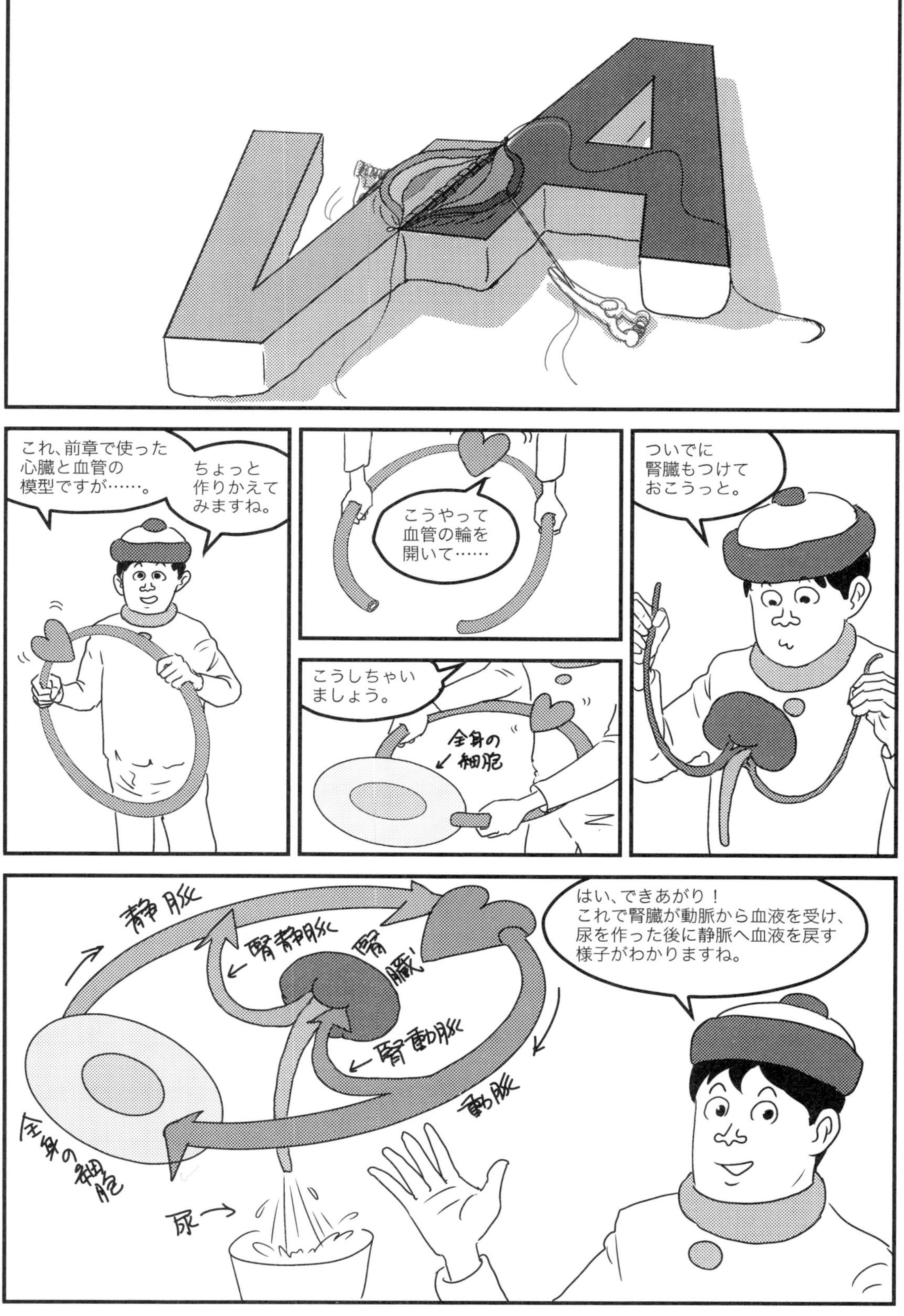

これ、前章で使った心臓と血管の模型ですが……。
ちょっと作りかえてみますね。
こうやって血管の輪を開いて……
こうしちゃいましょう。
全身の細胞
ついでに腎臓もつけておこうっと。
はい、できあがり！
これで腎臓が動脈から血液を受け、尿を作った後に静脈へ血液を戻す様子がわかりますね。
静脈
腎静脈
腎臓！
腎動脈
動脈
全身の細胞
尿

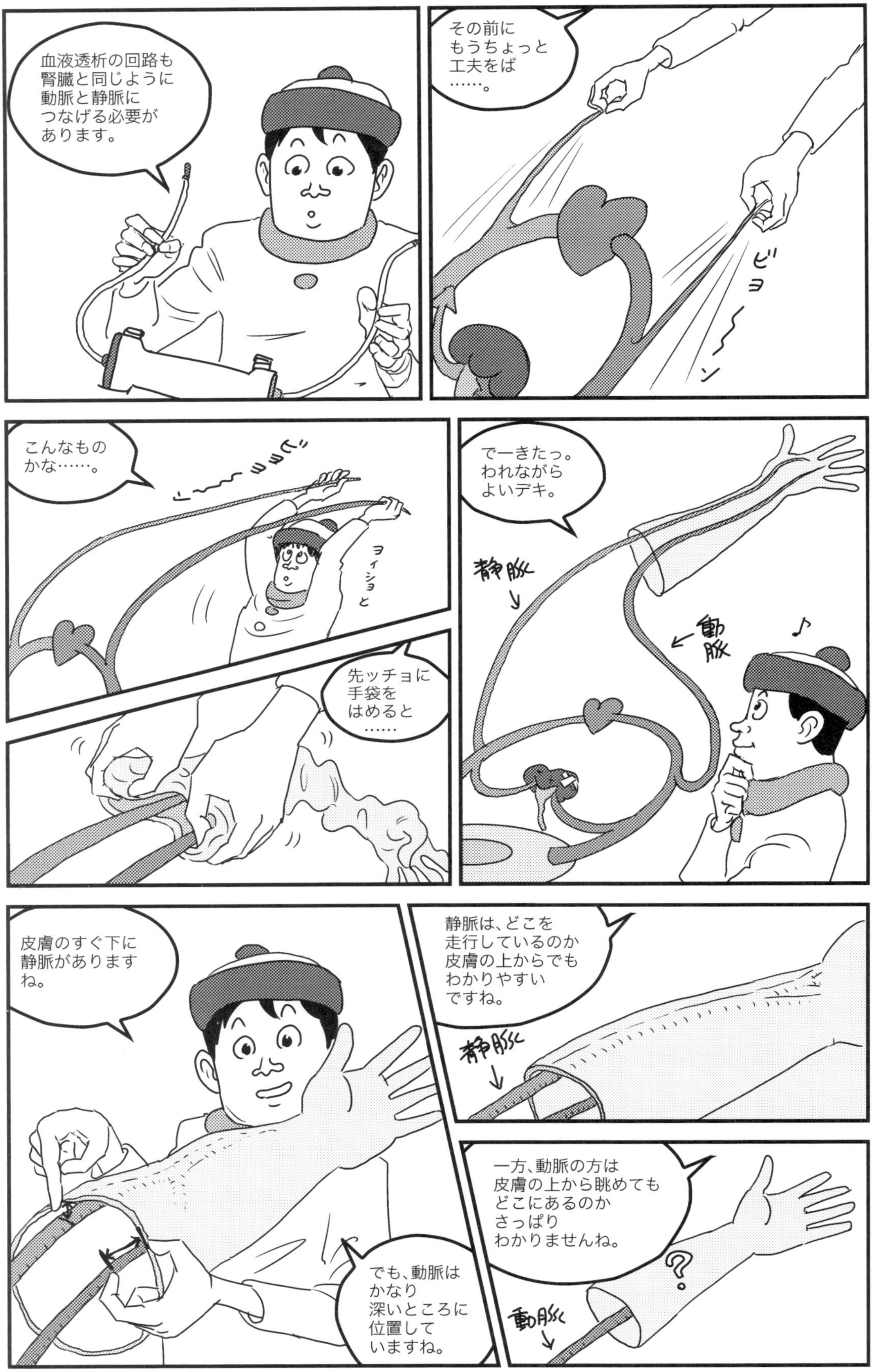
血液透析の回路も腎臓と同じように動脈と静脈につなげる必要があります。
その前にもうちょっと工夫をば……。
ビョ〜〜ン
こんなものかな……。
ヨイショと
先ッチョに手袋をはめると……
でーきたっ。われながらよいデキ。
静脈
動脈
皮膚のすぐ下に静脈がありますね。
でも、動脈はかなり深いところに位置していますね。
静脈は、どこを走行しているのか皮膚の上からでもわかりやすいですね。
静脈
一方、動脈の方は皮膚の上から眺めてもどこにあるのかさっぱりわかりませんね。
動脈

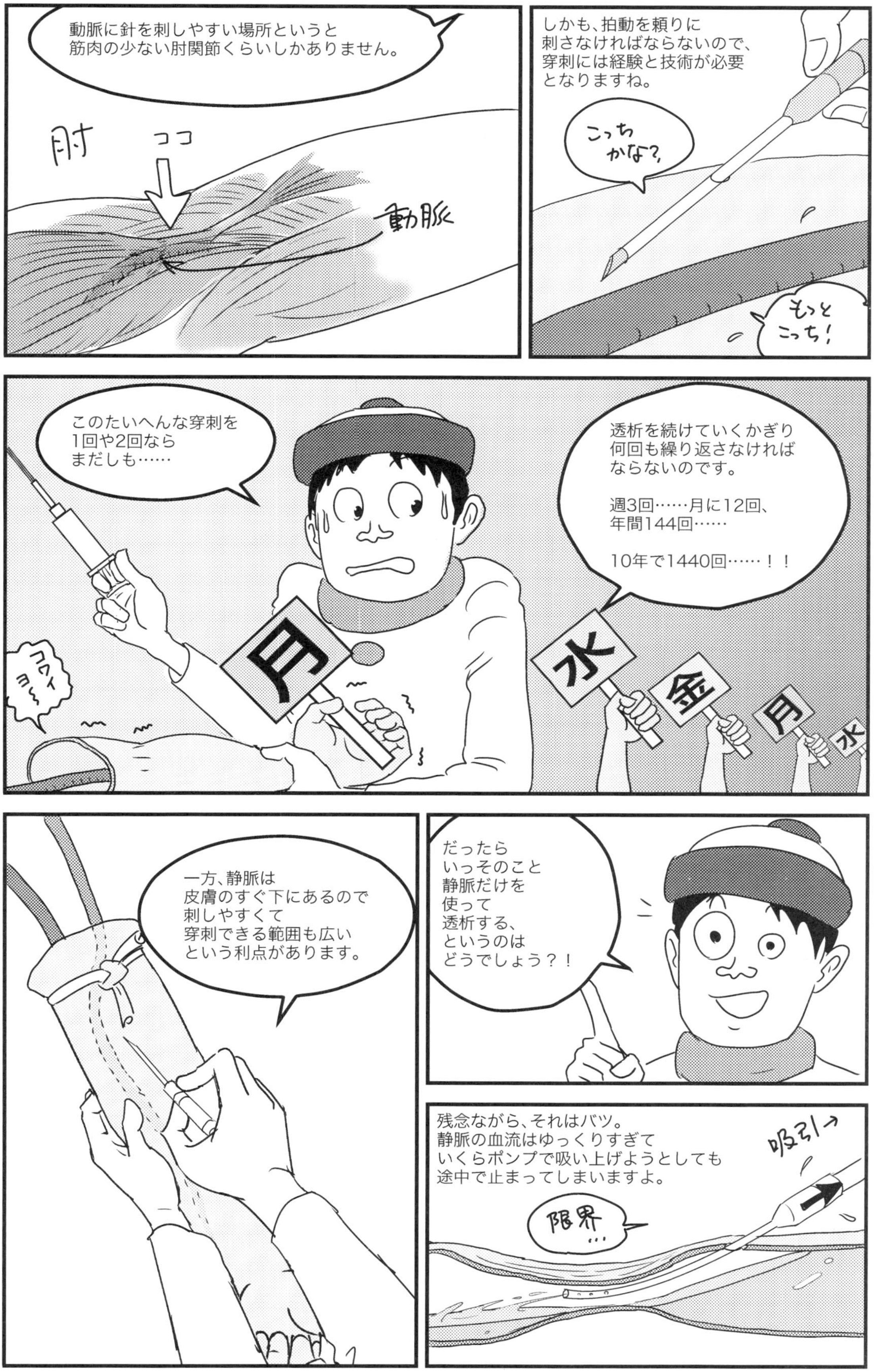
動脈に針を刺しやすい場所というと
筋肉の少ない肘関節くらいしかありません。
肘
ココ
動脈
しかも、拍動を頼りに
刺さなければならないので、
穿刺には経験と技術が必要
となりますね。
こっちかな?
もっとこっち!
このたいへんな穿刺を
1回や2回なら
まだしも……
透析を続けていくかぎり
何回も繰り返さなければ
ならないのです。
週3回……月に12回、
年間144回……
10年で1440回……!!
コワイヨ～
月
水
金
月
水
一方、静脈は
皮膚のすぐ下にあるので
刺しやすくて
穿刺できる範囲も広い
という利点があります。
だったら
いっそのこと
静脈だけを
使って
透析する、
というのは
どうでしょう?!
残念ながら、それはバツ。
静脈の血流はゆっくりすぎて
いくらポンプで吸い上げようとしても
途中で止まってしまいますよ。
吸引
限界…

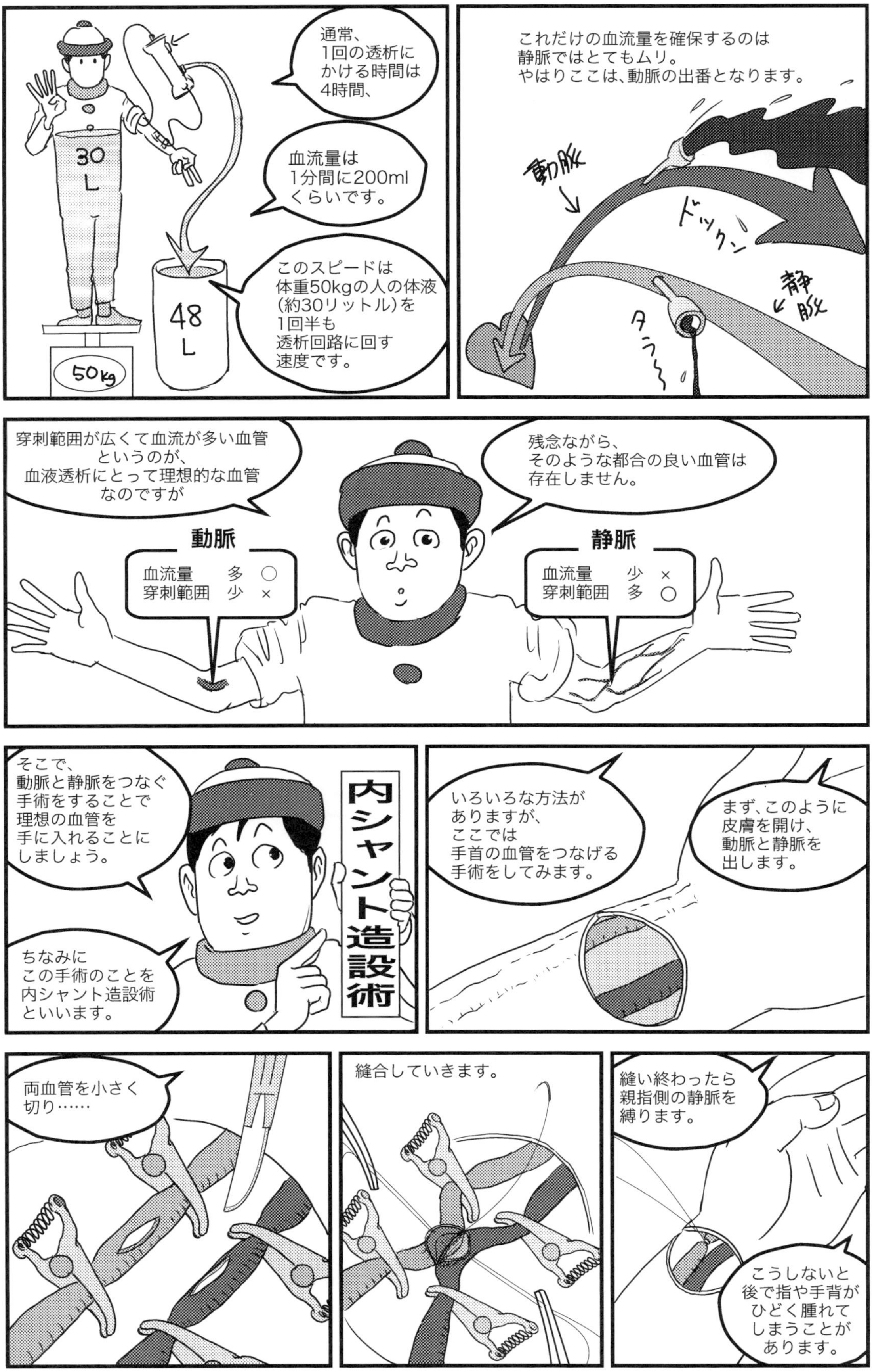
30 L
50kg
通常、
1回の透析に
かける時間は
4時間、
血流量は
1分間に200ml
くらいです。
48 L
このスピードは
体重50kgの人の体液
(約30リットル)を
1回半も
透析回路に回す
速度です。
これだけの血流量を確保するのは
静脈ではとてもムリ。
やはりここは、動脈の出番となります。
動脈
ドックン
静脈
タラ~
穿刺範囲が広くて血流が多い血管
というのが、
血液透析にとって理想的な血管
なのですが
残念ながら、
そのような都合の良い血管は
存在しません。
動脈
血流量　多　○
穿刺範囲　少　×
静脈
血流量　少　×
穿刺範囲　多　○
そこで、
動脈と静脈をつなぐ
手術をすることで
理想の血管を
手に入れることに
しましょう。
内シャント造設術
ちなみに
この手術のことを
内シャント造設術
といいます。
いろいろな方法が
ありますが、
ここでは
手首の血管をつなげる
手術をしてみます。
まず、このように
皮膚を開け、
動脈と静脈を
出します。
両血管を小さく
切り……
縫合していきます。
縫い終わったら
親指側の静脈を
縛ります。
こうしないと
後で指や手背が
ひどく腫れて
しまうことが
あります。

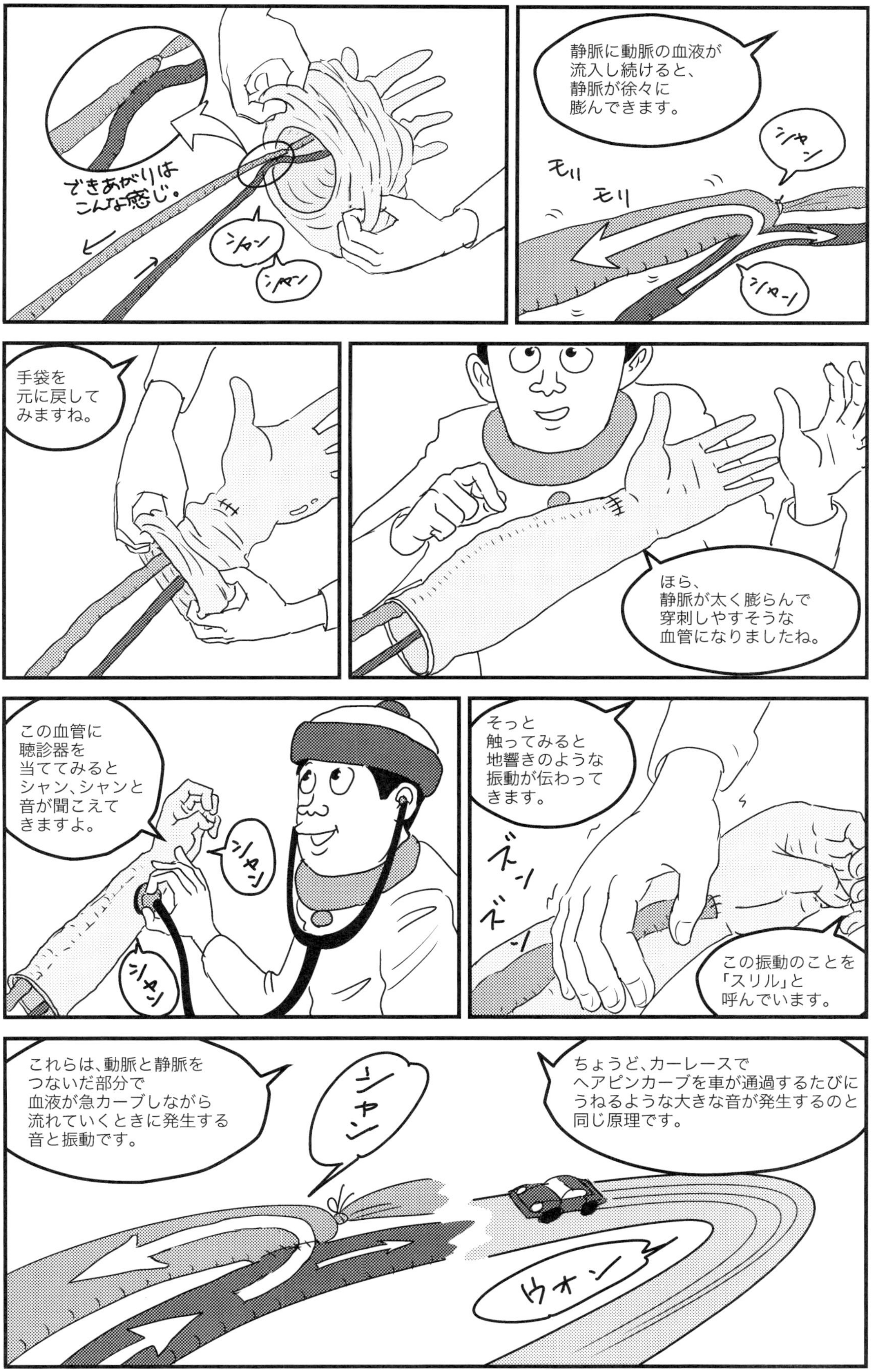
できあがりは
こんな感じ。
シャン
シャン
静脈に動脈の血液が流入し続けると、静脈が徐々に膨んできます。
モリ
モリ
シャン
シャーン
手袋を元に戻してみますね。
ほら、静脈が太く膨らんで穿刺しやすそうな血管になりましたね。
この血管に聴診器を当ててみるとシャン、シャンと音が聞こえてきますよ。
シャン
シャン
そっと触ってみると地響きのような振動が伝わってきます。
ズーン
ズーン
この振動のことを「スリル」と呼んでいます。
これらは、動脈と静脈をつないだ部分で血液が急カーブしながら流れていくときに発生する音と振動です。
シャン
ちょうど、カーレースでヘアピンカーブを車が通過するたびにうねるような大きな音が発生するのと同じ原理です。
ウォン

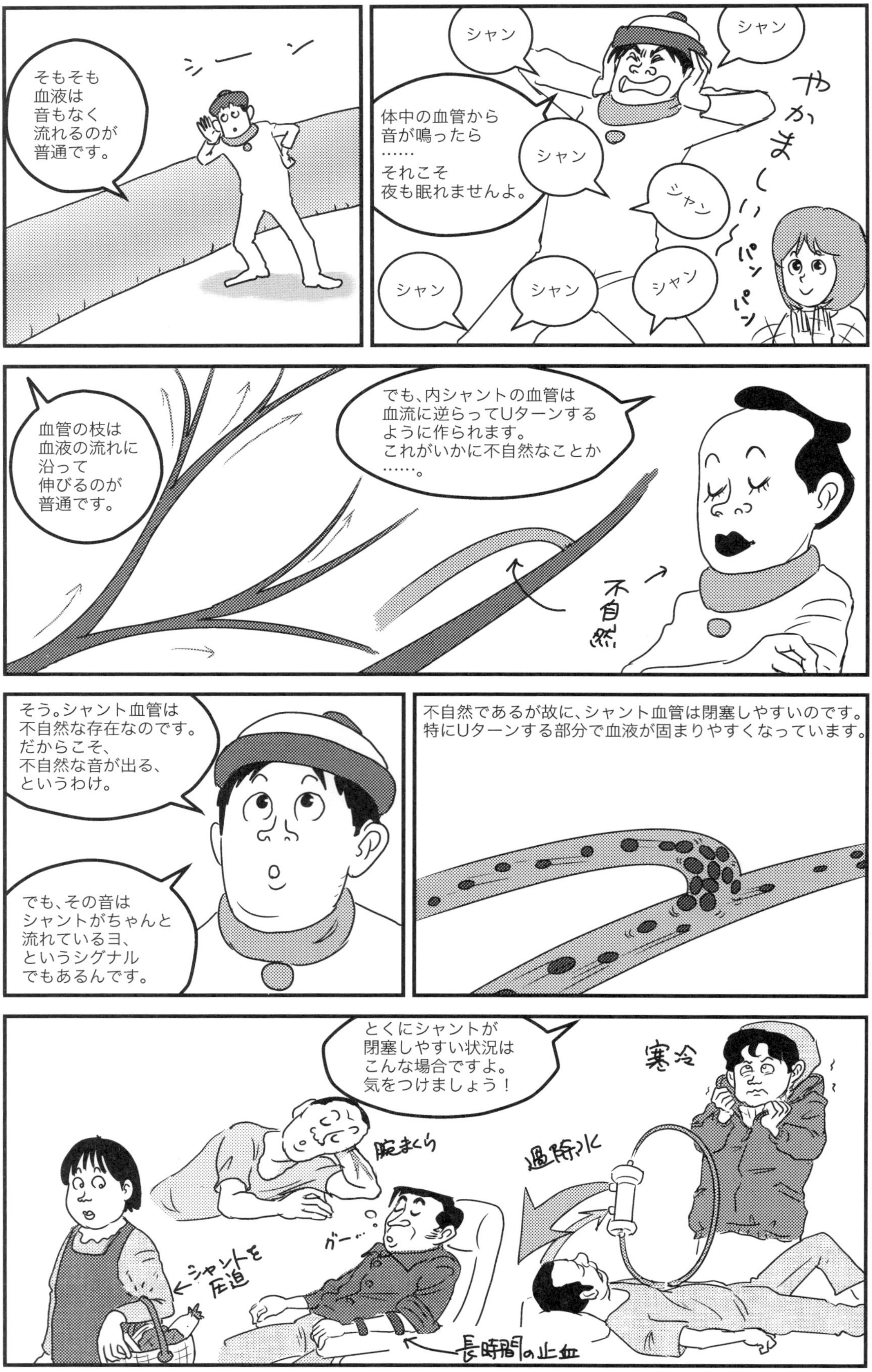
シーーン
そもそも
血液は
音もなく
流れるのが
普通です。
シャン
シャン
体中の血管から
音が鳴ったら
……
それこそ
夜も眠れませんよ。
シャン
シャン
シャン
シャン
シャン
やかましい
パンパン
血管の枝は
血液の流れに
沿って
伸びるのが
普通です。
でも、内シャントの血管は
血流に逆らってUターンする
ように作られます。
これがいかに不自然なことか
……。
不自然
そう。シャント血管は
不自然な存在なのです。
だからこそ、
不自然な音が出る、
というわけ。
でも、その音は
シャントがちゃんと
流れているヨ、
というシグナル
でもあるんです。
不自然であるが故に、シャント血管は閉塞しやすいのです。
特にUターンする部分で血液が固まりやすくなっています。
とくにシャントが
閉塞しやすい状況は
こんな場合ですよ。
気をつけましょう！
寒冷
腕まくら
過除水
シャントを
圧迫
グー…
長時間の止血

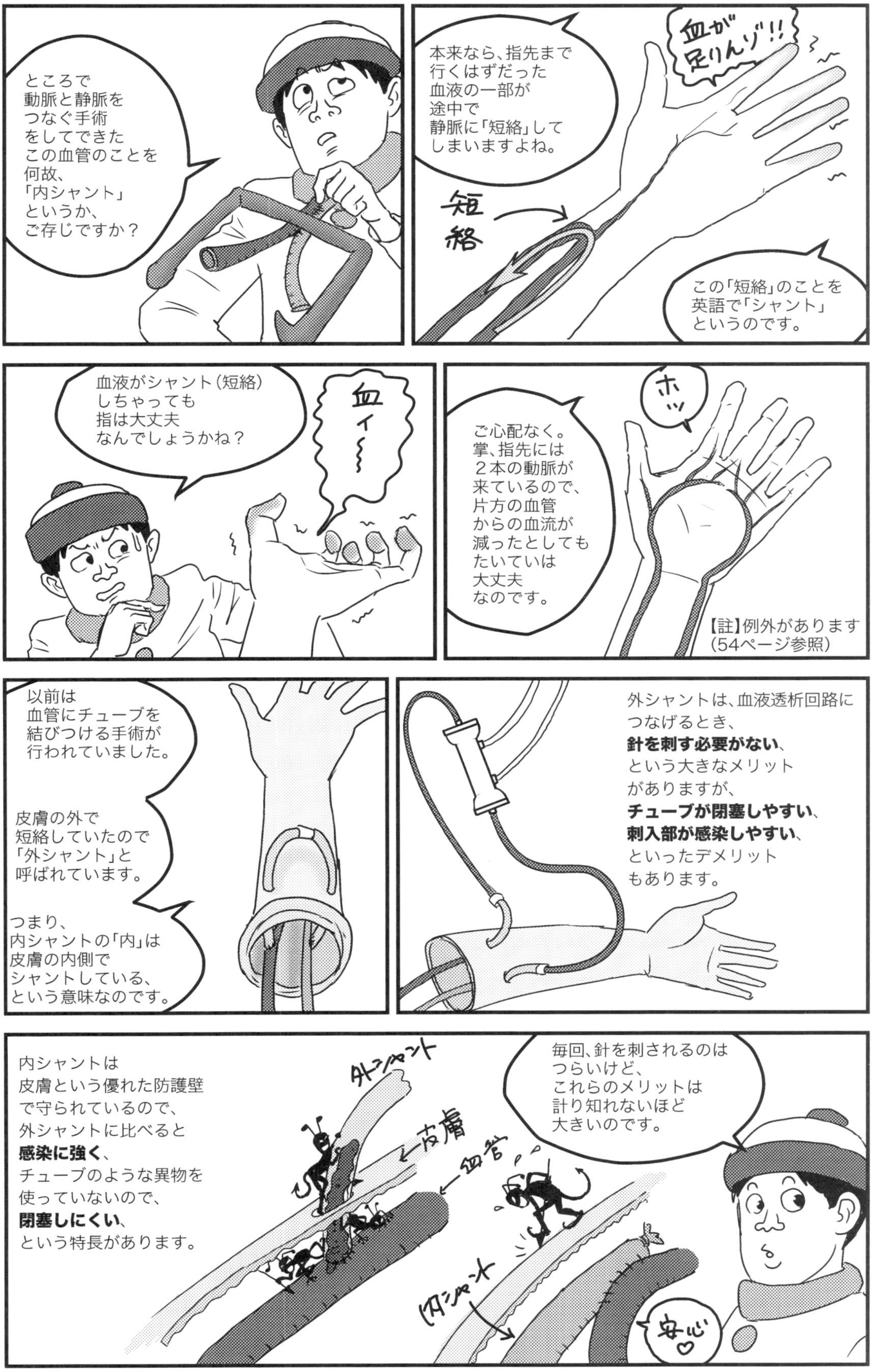

ところで動脈と静脈をつなぐ手術をしてできたこの血管のことを何故、「内シャント」というか、ご存じですか？
本来なら、指先まで行くはずだった血液の一部が途中で静脈に「短絡」してしまいますよね。
血が足りんゾ!!
短絡
この「短絡」のことを英語で「シャント」というのです。
血液がシャント（短絡）しちゃっても指は大丈夫なんでしょうかね？
血イ〜
ホッ
ご心配なく。掌、指先には２本の動脈が来ているので、片方の血管からの血流が減ったとしてもたいていは大丈夫なのです。
【註】例外があります（54ページ参照）
以前は血管にチューブを結びつける手術が行われていました。
皮膚の外で短絡していたので「外シャント」と呼ばれています。
つまり、内シャントの「内」は皮膚の内側でシャントしている、という意味なのです。
外シャントは、血液透析回路につなげるとき、**針を刺す必要がない**、という大きなメリットがありますが、**チューブが閉塞しやすい**、**刺入部が感染しやすい**、といったデメリットもあります。
内シャントは皮膚という優れた防護壁で守られているので、外シャントに比べると**感染に強く**、チューブのような異物を使っていないので、**閉塞しにくい**、という特長があります。
外シャント
皮膚
血管
内シャント
毎回、針を刺されるのはつらいけど、これらのメリットは計り知れないほど大きいのです。
安心

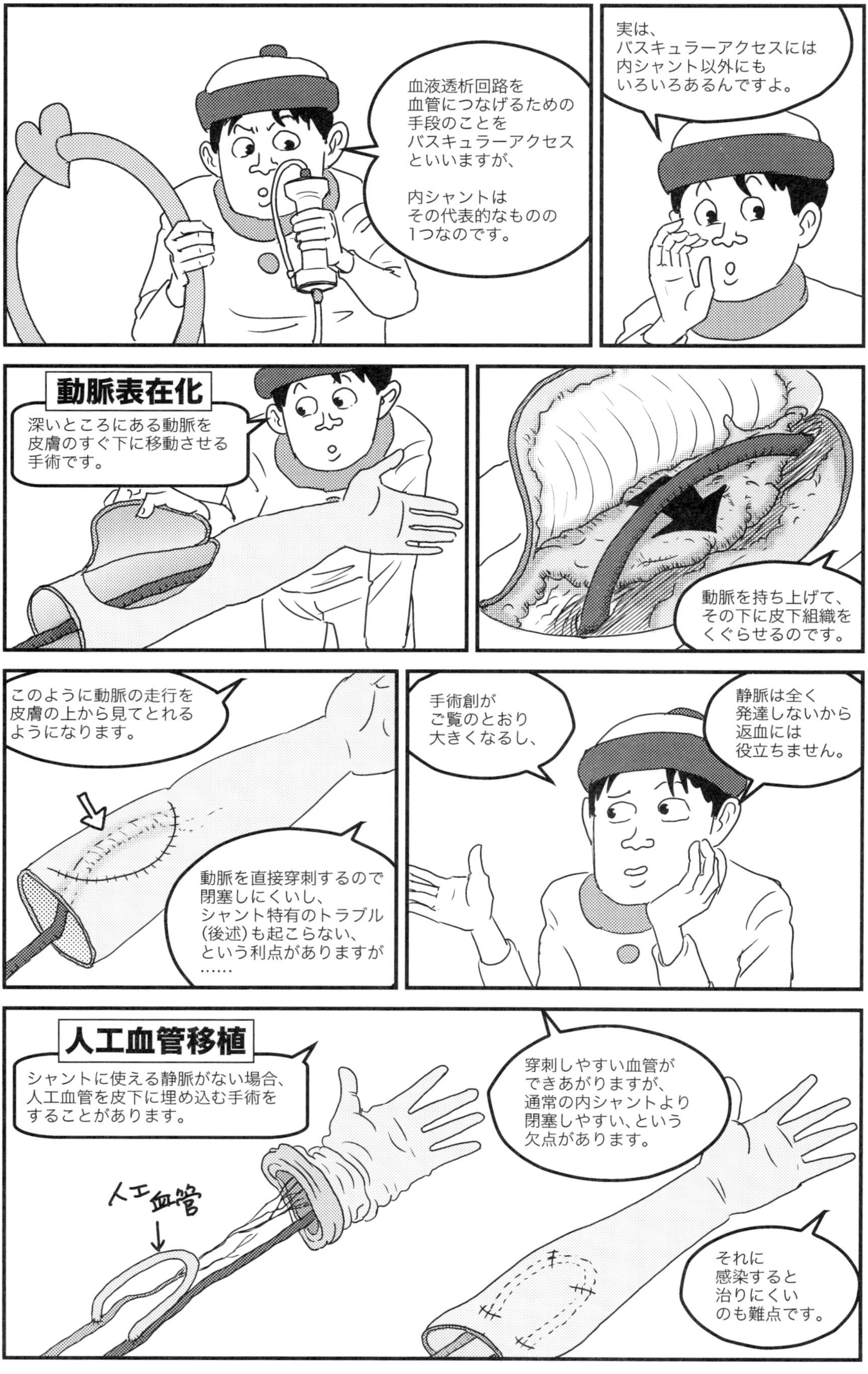
血液透析回路を
血管につなげるための
手段のことを
バスキュラーアクセス
といいますが、
内シャントは
その代表的なものの
1つなのです。
実は、
バスキュラーアクセスには
内シャント以外にも
いろいろあるんですよ。
動脈表在化
深いところにある動脈を
皮膚のすぐ下に移動させる
手術です。
動脈を持ち上げて、
その下に皮下組織を
くぐらせるのです。
このように動脈の走行を
皮膚の上から見てとれる
ようになります。
動脈を直接穿刺するので
閉塞しにくいし、
シャント特有のトラブル
(後述)も起こらない、
という利点がありますが
……
手術創が
ご覧のとおり
大きくなるし、
静脈は全く
発達しないから
返血には
役立ちません。
人工血管移植
シャントに使える静脈がない場合、
人工血管を皮下に埋め込む手術を
することがあります。
穿刺しやすい血管が
できあがりますが、
通常の内シャントより
閉塞しやすい、という
欠点があります。
人工血管
それに
感染すると
治りにくい
のも難点です。

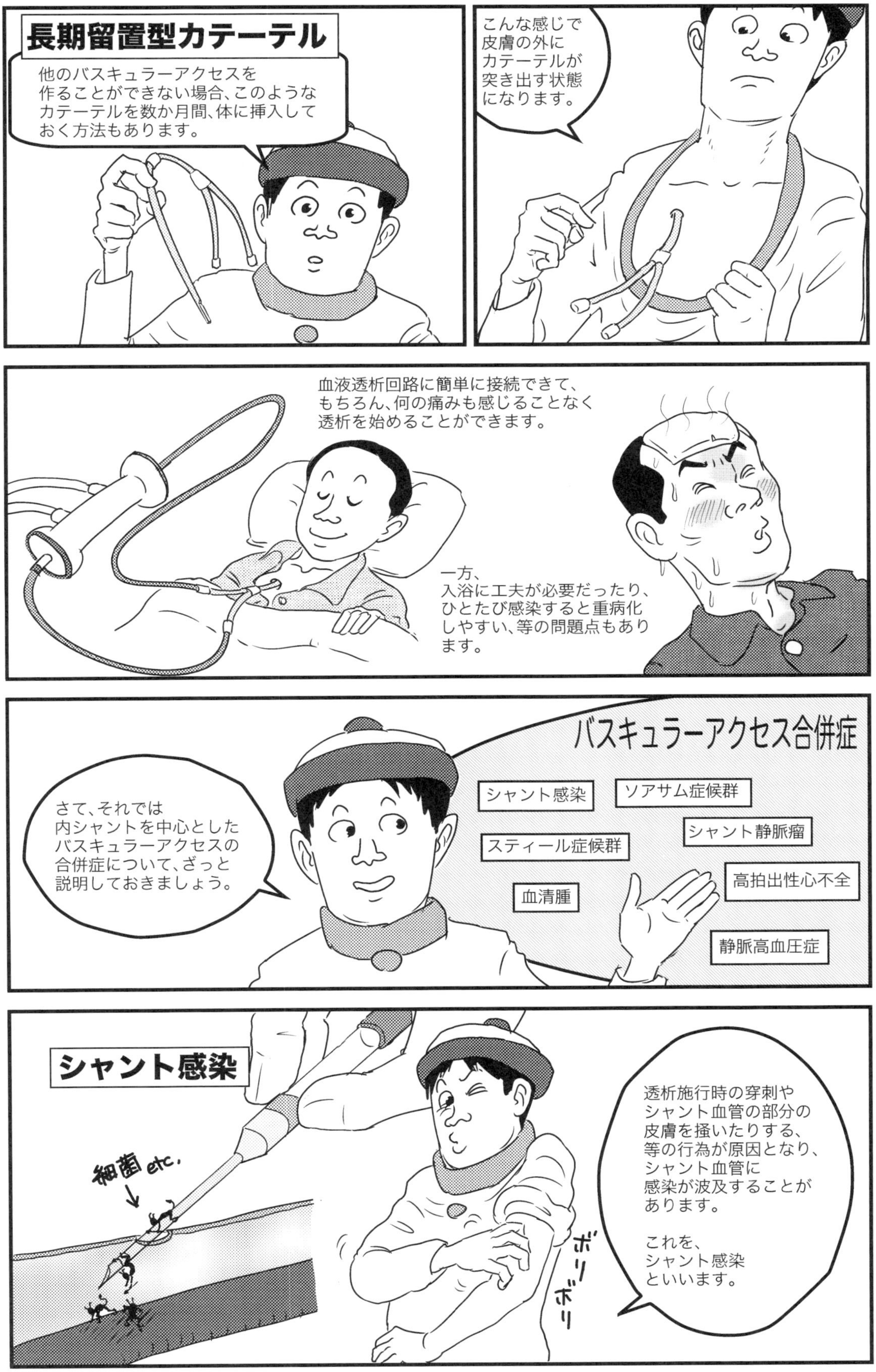
長期留置型カテーテル
他のバスキュラーアクセスを
作ることができない場合、このような
カテーテルを数か月間、体に挿入して
おく方法もあります。
こんな感じで
皮膚の外に
カテーテルが
突き出す状態
になります。
血液透析回路に簡単に接続できて、
もちろん、何の痛みも感じることなく
透析を始めることができます。
一方、
入浴に工夫が必要だったり、
ひとたび感染すると重病化
しやすい、等の問題点もあり
ます。
バスキュラーアクセス合併症
さて、それでは
内シャントを中心とした
バスキュラーアクセスの
合併症について、ざっと
説明しておきましょう。
シャント感染
ソアサム症候群
シャント静脈瘤
スティール症候群
高拍出性心不全
血清腫
静脈高血圧症
シャント感染
細菌 etc.
透析施行時の穿刺や
シャント血管の部分の
皮膚を掻いたりする、
等の行為が原因となり、
シャント血管に
感染が波及することが
あります。
これを、
シャント感染
といいます。
ボリボリ

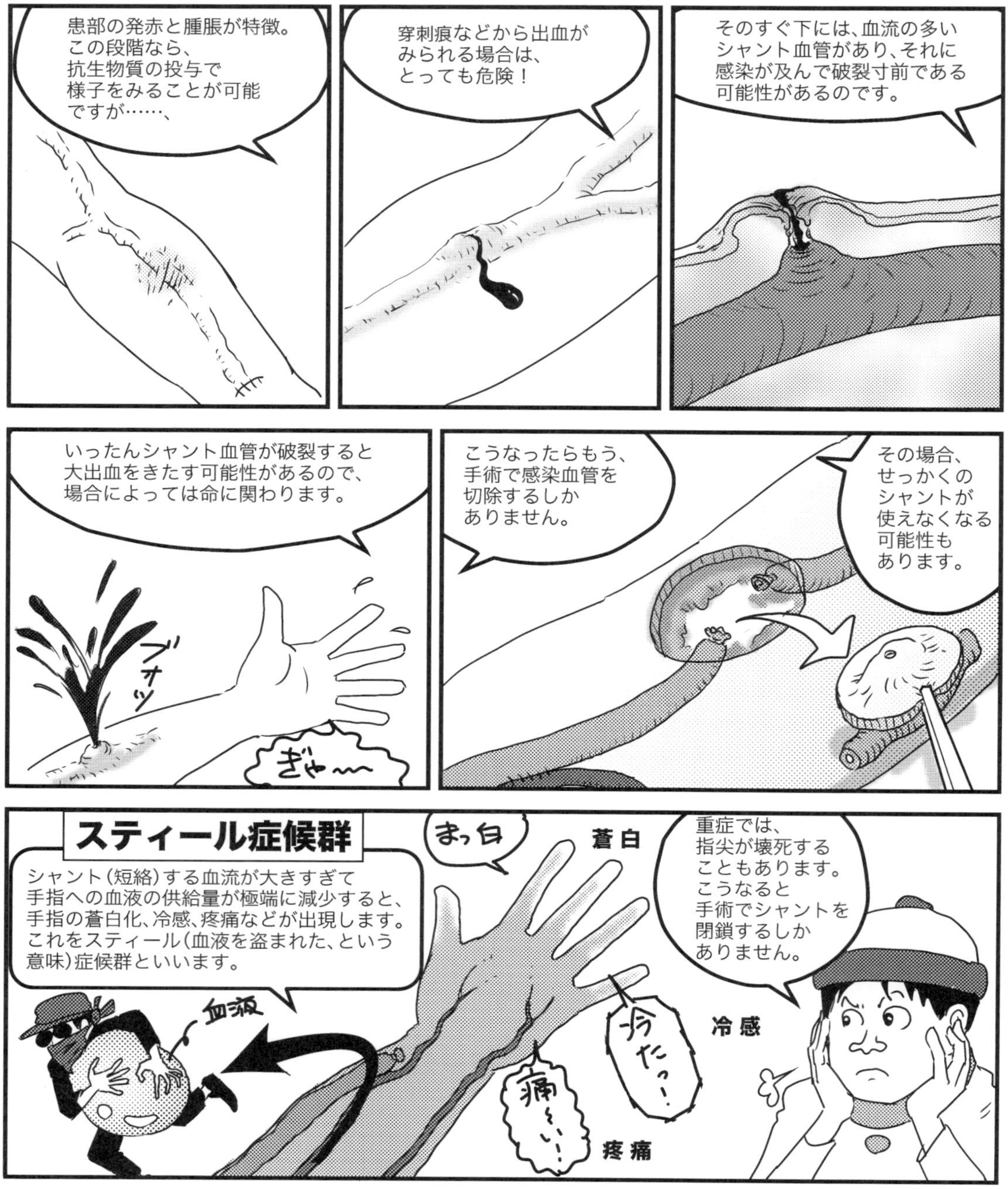
患部の発赤と腫脹が特徴。
この段階なら、
抗生物質の投与で
様子をみることが可能
ですが……、
穿刺痕などから出血が
みられる場合は、
とっても危険！
そのすぐ下には、血流の多い
シャント血管があり、それに
感染が及んで破裂寸前である
可能性があるのです。
いったんシャント血管が破裂すると
大出血をきたす可能性があるので、
場合によっては命に関わります。
ブオッ
ぎゃ～～
こうなったらもう、
手術で感染血管を
切除するしか
ありません。
その場合、
せっかくの
シャントが
使えなくなる
可能性も
あります。
スティール症候群
シャント（短絡）する血流が大きすぎて
手指への血液の供給量が極端に減少すると、
手指の蒼白化、冷感、疼痛などが出現します。
これをスティール（血液を盗まれた、という
意味）症候群といいます。
まっ白
蒼白
血液
冷たっ！
冷感
痛～い！
疼痛
重症では、
指尖が壊死する
こともあります。
こうなると
手術でシャントを
閉鎖するしか
ありません。
ソアサム症候群
指や手背が
暗赤色調に
腫れ上がり、
ときに疼痛
まで伴うこと
があります。
Sore（痛み）＋Thumb（親指）症候群の
名のとおり、親指の腫れと痛みが出現
します。

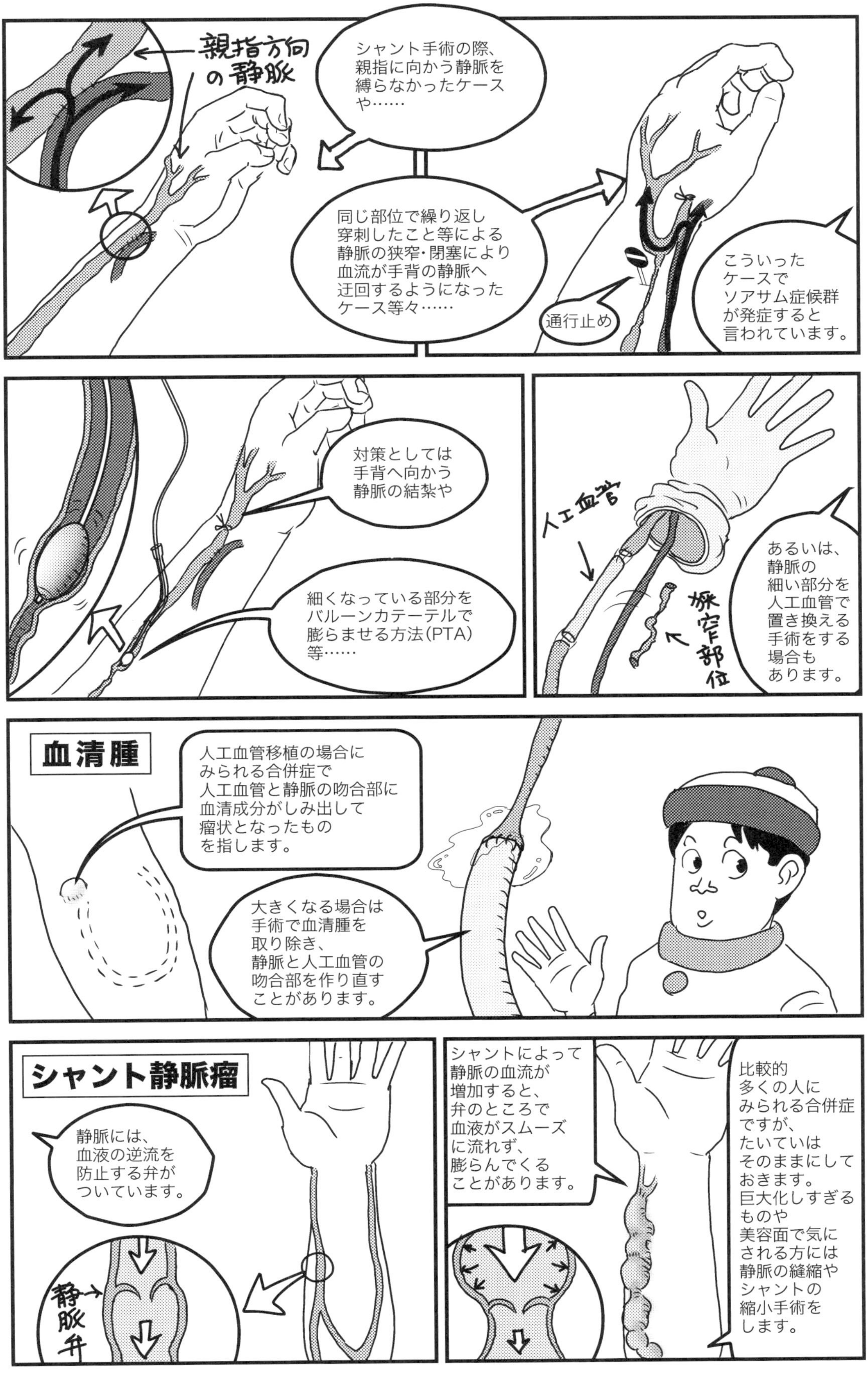

親指方向の静脈
シャント手術の際、親指に向かう静脈を縛らなかったケースや……
同じ部位で繰り返し穿刺したこと等による静脈の狭窄・閉塞により血流が手背の静脈へ迂回するようになったケース等々……
通行止め
こういったケースでソアサム症候群が発症すると言われています。
対策としては手背へ向かう静脈の結紮や
細くなっている部分をバルーンカテーテルで膨らませる方法(PTA)等……
人工血管
狭窄部位
あるいは、静脈の細い部分を人工血管で置き換える手術をする場合もあります。
血清腫
人工血管移植の場合にみられる合併症で人工血管と静脈の吻合部に血清成分がしみ出して瘤状となったものを指します。
大きくなる場合は手術で血清腫を取り除き、静脈と人工血管の吻合部を作り直すことがあります。
シャント静脈瘤
静脈には、血液の逆流を防止する弁がついています。
静脈弁
シャントによって静脈の血流が増加すると、弁のところで血液がスムーズに流れず、膨らんでくることがあります。
比較的多くの人にみられる合併症ですが、たいていはそのままにしておきます。巨大化しすぎるものや美容面で気にされる方には静脈の縫縮やシャントの縮小手術をします。

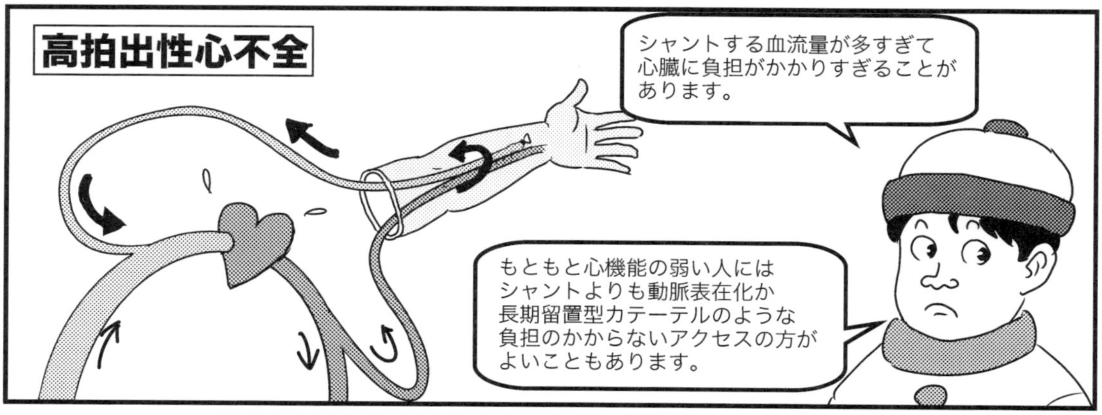
高拍出性心不全
シャントする血流量が多すぎて心臓に負担がかかりすぎることがあります。
もともと心機能の弱い人にはシャントよりも動脈表在化か長期留置型カテーテルのような負担のかからないアクセスの方がよいこともあります。

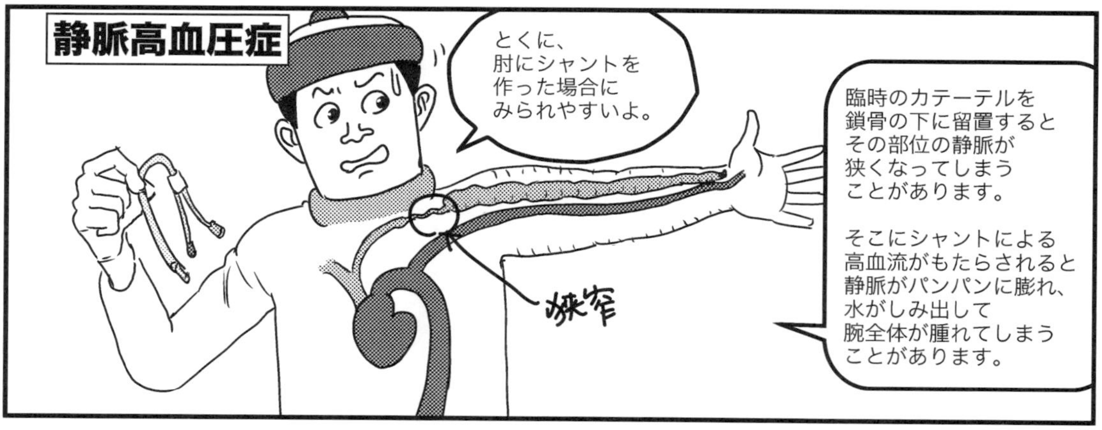
静脈高血圧症
とくに、肘にシャントを作った場合にみられやすいよ。
臨時のカテーテルを鎖骨の下に留置するとその部位の静脈が狭くなってしまうことがあります。
そこにシャントによる高血流がもたらされると静脈がパンパンに膨れ、水がしみ出して腕全体が腫れてしまうことがあります。
狭窄

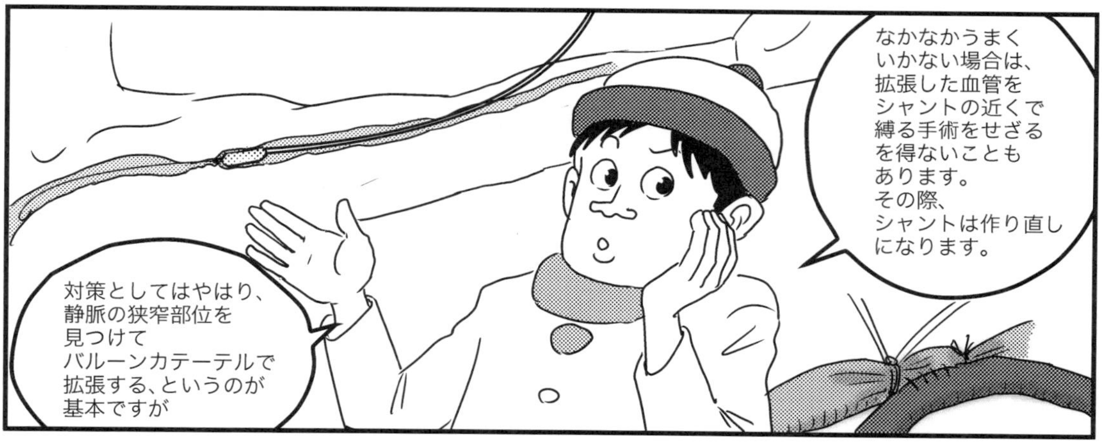
対策としてはやはり、静脈の狭窄部位を見つけてバルーンカテーテルで拡張する、というのが基本ですが
なかなかうまくいかない場合は、拡張した血管をシャントの近くで縛る手術をせざるを得ないこともあります。その際、シャントは作り直しになります。

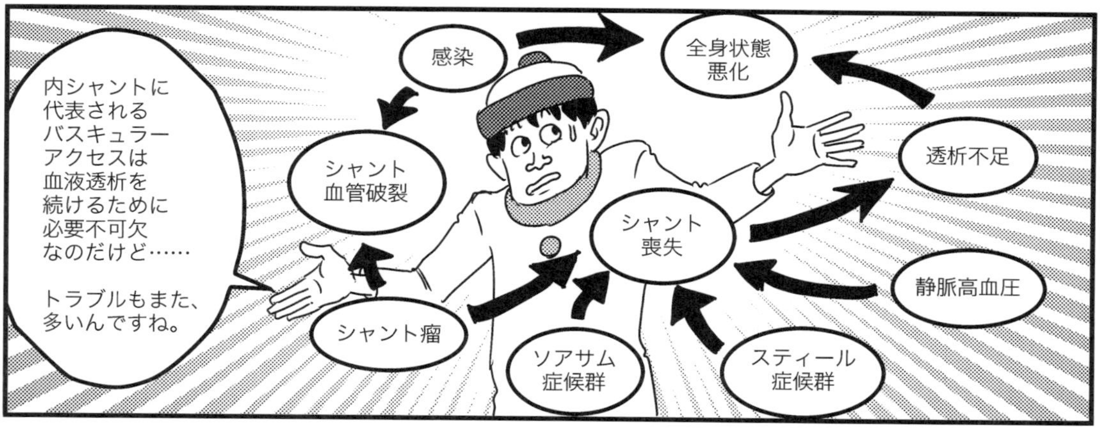
内シャントに代表されるバスキュラーアクセスは血液透析を続けるために必要不可欠なのだけど……
トラブルもまた、多いんですね。
感染
全身状態悪化
透析不足
シャント血管破裂
シャント喪失
静脈高血圧
シャント瘤
ソアサム症候群
スティール症候群

第6章　PDカテーテル

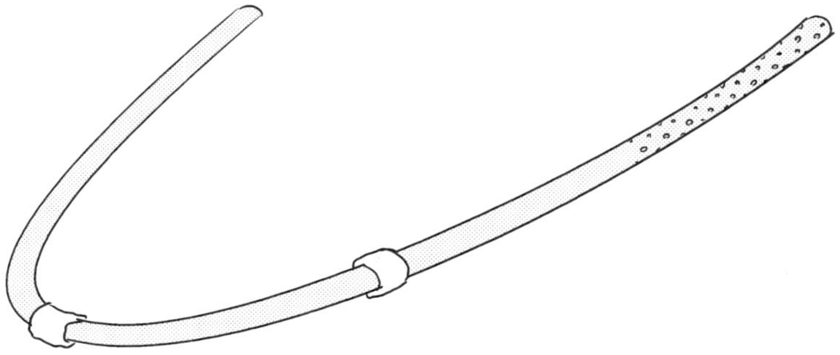

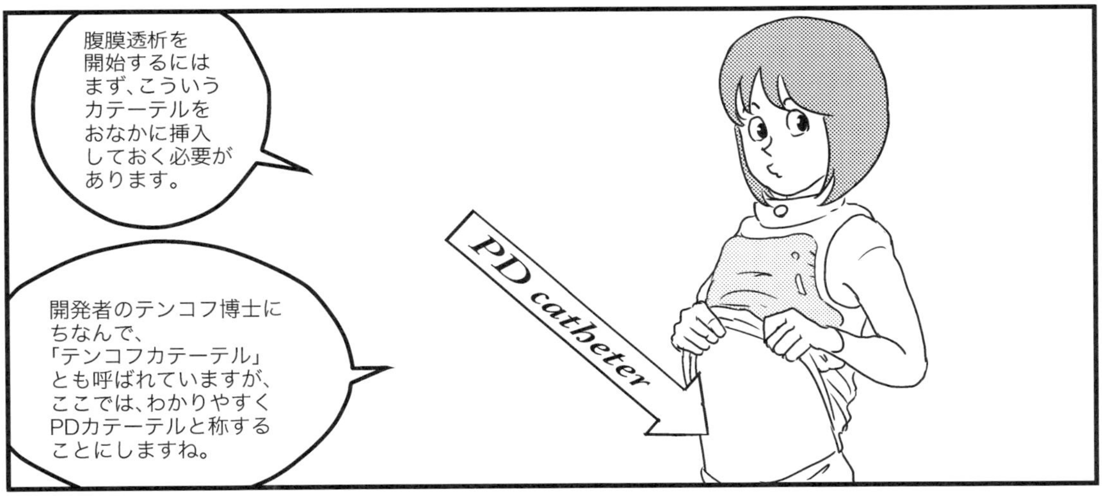

腹膜透析を開始するにはまず、こういうカテーテルをおなかに挿入しておく必要があります。
開発者のテンコフ博士にちなんで、「テンコフカテーテル」とも呼ばれていますが、ここでは、わかりやすくPDカテーテルと称することにしますね。
PD catheter

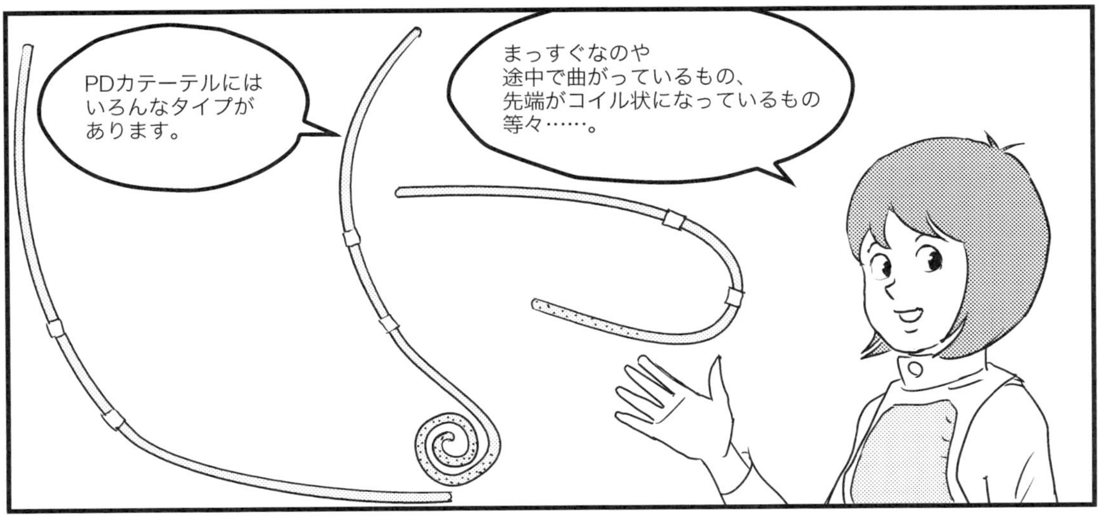

PDカテーテルにはいろんなタイプがあります。
まっすぐなのや途中で曲がっているもの、先端がコイル状になっているもの等々……。

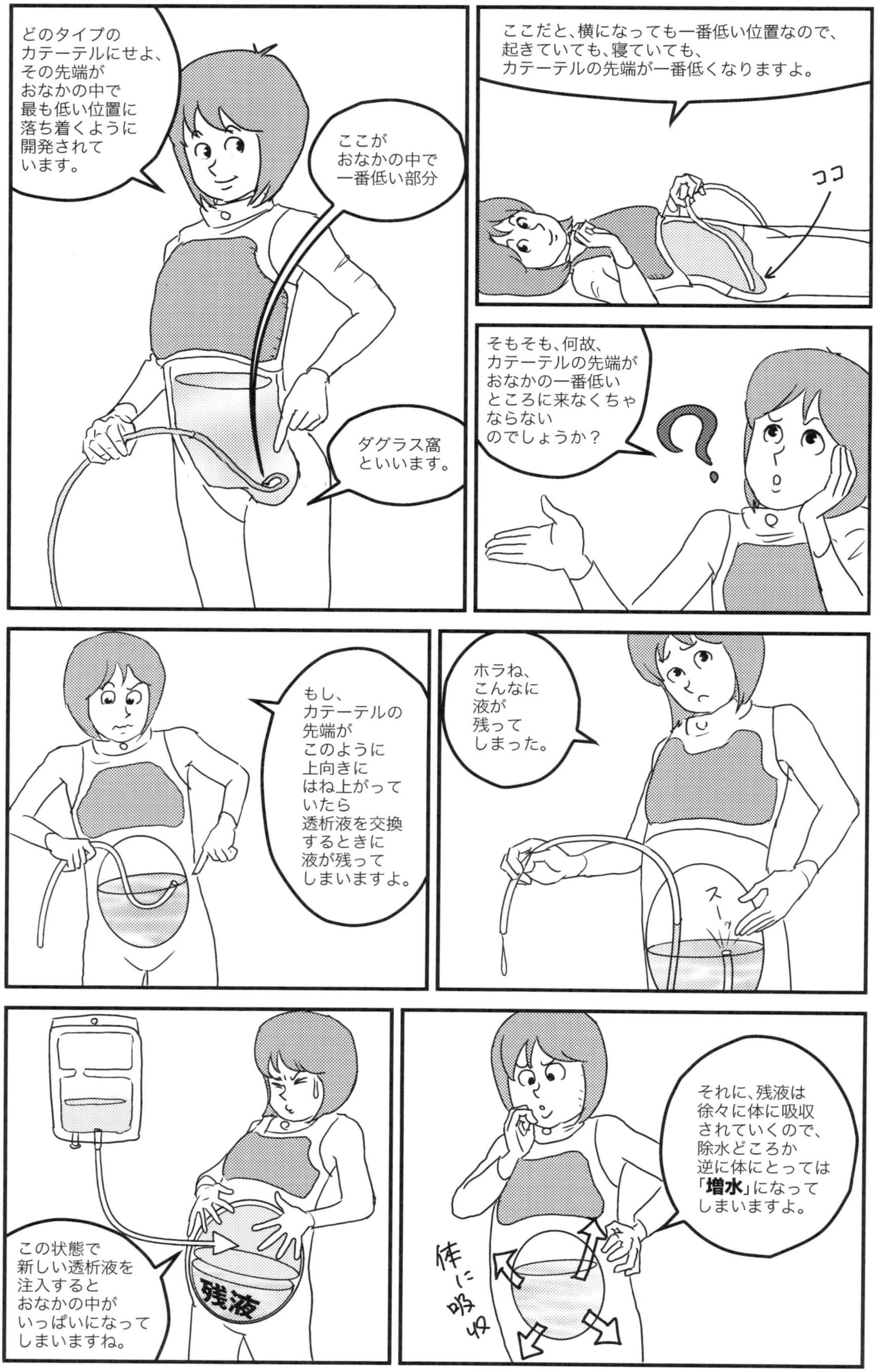
どのタイプの
カテーテルにせよ、
その先端が
おなかの中で
最も低い位置に
落ち着くように
開発されて
います。
ここが
おなかの中で
一番低い部分
ダグラス窩
といいます。
ここだと、横になっても一番低い位置なので、
起きていても、寝ていても、
カテーテルの先端が一番低くなりますよ。
ココ
そもそも、何故、
カテーテルの先端が
おなかの一番低い
ところに来なくちゃ
ならない
のでしょうか？
もし、
カテーテルの
先端が
このように
上向きに
はね上がって
いたら
透析液を交換
するときに
液が残って
しまいますよ。
ホラね、
こんなに
液が
残って
しまった。
スーッ
この状態で
新しい透析液を
注入すると
おなかの中が
いっぱいになって
しまいますね。
残液
それに、残液は
徐々に体に吸収
されていくので、
除水どころか
逆に体にとっては
「**増水**」になって
しまいますよ。
体に吸収

JCOPY 498-22406

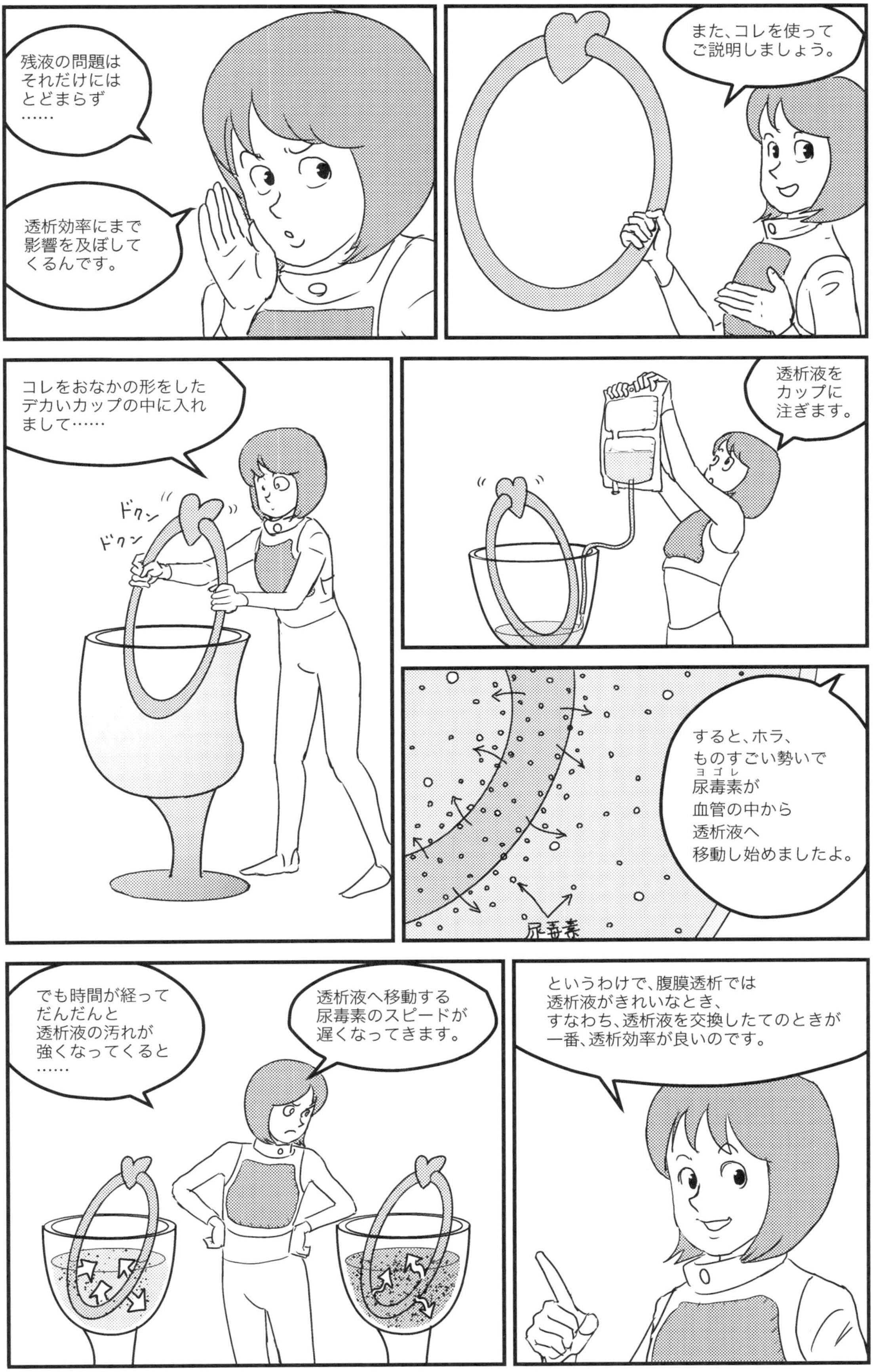
残液の問題は
それだけには
とどまらず
……
透析効率にまで
影響を及ぼして
くるんです。
また、コレを使って
ご説明しましょう。
コレをおなかの形をした
デカいカップの中に入れ
まして……
ドクン
ドクン
透析液を
カップに
注ぎます。
すると、ホラ、
ものすごい勢いで
尿毒素（ヨゴレ）が
血管の中から
透析液へ
移動し始めましたよ。
尿毒素
でも時間が経って
だんだんと
透析液の汚れが
強くなってくると
……
透析液へ移動する
尿毒素のスピードが
遅くなってきます。
というわけで、腹膜透析では
透析液がきれいなとき、
すなわち、透析液を交換したてのときが
一番、透析効率が良いのです。

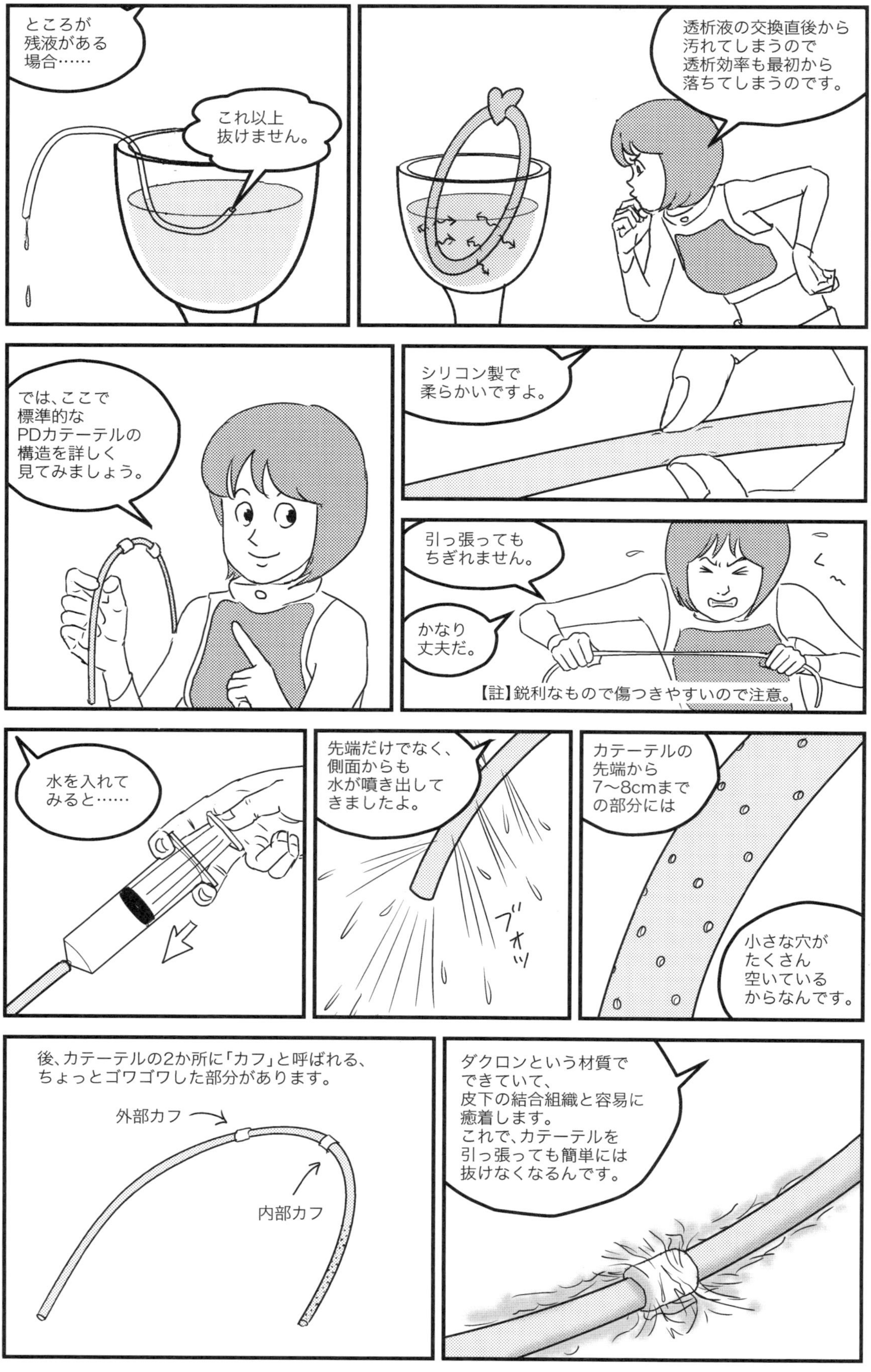
ところが
残液がある
場合……
これ以上
抜けません。
透析液の交換直後から
汚れてしまうので
透析効率も最初から
落ちてしまうのです。
では、ここで
標準的な
PDカテーテルの
構造を詳しく
見てみましょう。
シリコン製で
柔らかいですよ。
引っ張っても
ちぎれません。
かなり
丈夫だ。
【註】鋭利なもので傷つきやすいので注意。
水を入れて
みると……
先端だけでなく、
側面からも
水が噴き出して
きましたよ。
ブォッ
カテーテルの
先端から
7〜8cmまで
の部分には
小さな穴が
たくさん
空いている
からなんです。
後、カテーテルの2か所に「カフ」と呼ばれる、
ちょっとゴワゴワした部分があります。
外部カフ
内部カフ
ダクロンという材質で
できていて、
皮下の結合組織と容易に
癒着します。
これで、カテーテルを
引っ張っても簡単には
抜けなくなるんです。

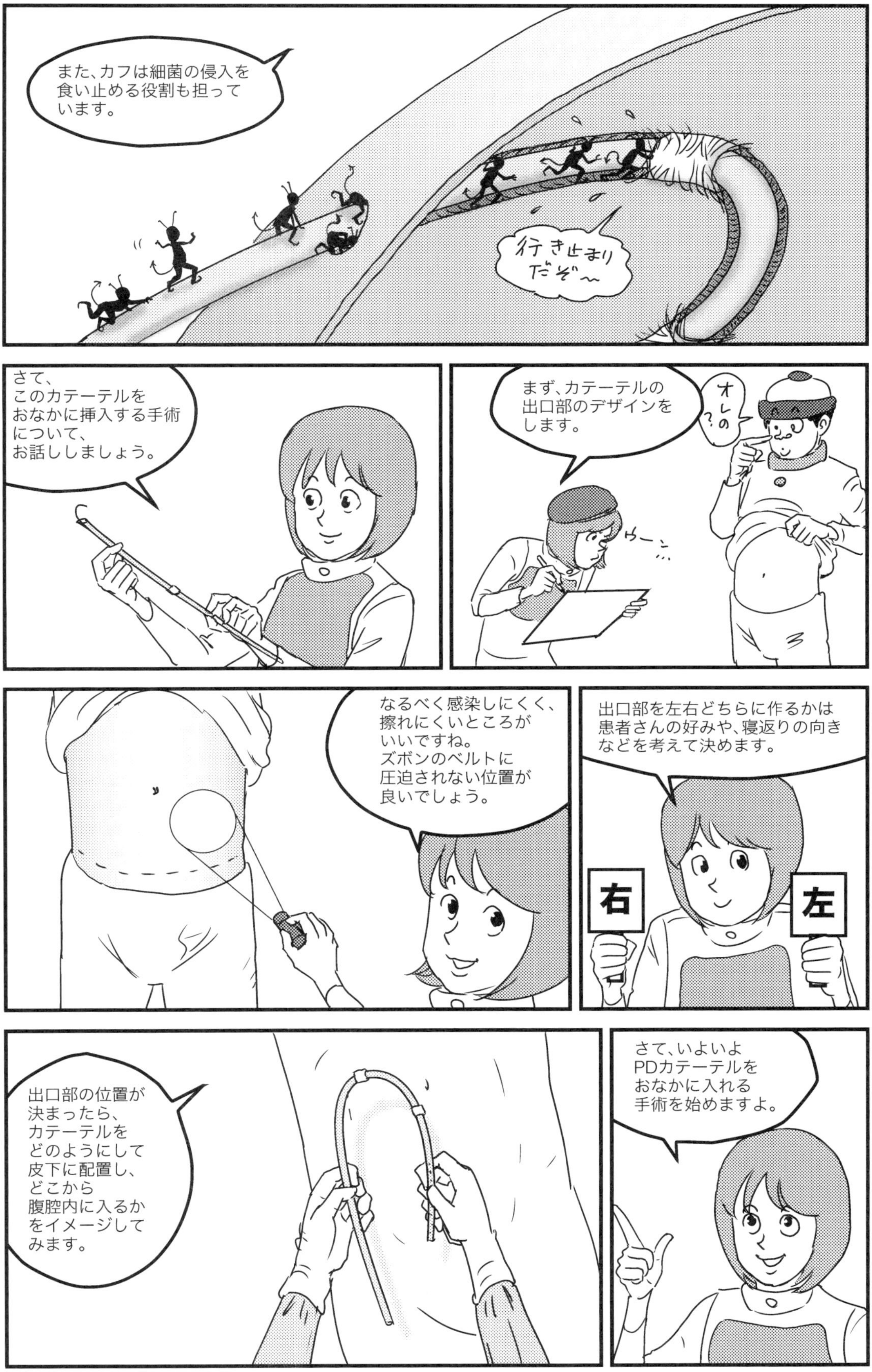
また、カフは細菌の侵入を食い止める役割も担っています。
行き止まりだぞ〜
さて、このカテーテルをおなかに挿入する手術について、お話ししましょう。
まず、カテーテルの出口部のデザインをします。
オレの？
なるべく感染しにくく、擦れにくいところがいいですね。ズボンのベルトに圧迫されない位置が良いでしょう。
出口部を左右どちらに作るかは患者さんの好みや、寝返りの向きなどを考えて決めます。
右
左
出口部の位置が決まったら、カテーテルをどのようにして皮下に配置し、どこから腹腔内に入るかをイメージしてみます。
さて、いよいよPDカテーテルをおなかに入れる手術を始めますよ。

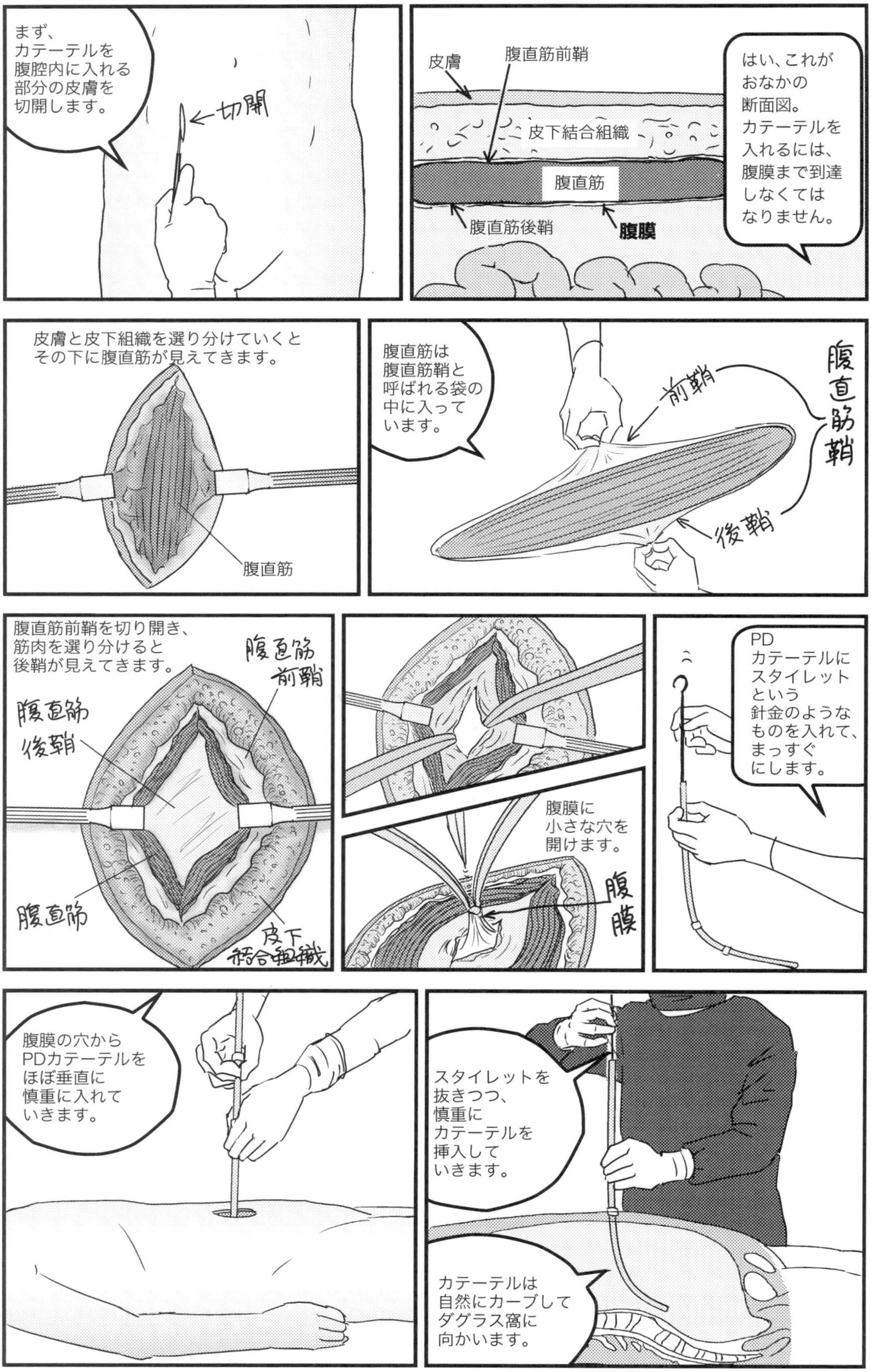
まず、
カテーテルを
腹腔内に入れる
部分の皮膚を
切開します。
切開
皮膚
腹直筋前鞘
皮下結合組織
腹直筋
腹直筋後鞘
腹膜
はい、これが
おなかの
断面図。
カテーテルを
入れるには、
腹膜まで到達
しなくては
なりません。
皮膚と皮下組織を選り分けていくと
その下に腹直筋が見えてきます。
腹直筋
腹直筋は
腹直筋鞘と
呼ばれる袋の
中に入って
います。
前鞘
腹直筋鞘
後鞘
腹直筋前鞘を切り開き、
筋肉を選り分けると
後鞘が見えてきます。
腹直筋
前鞘
腹直筋
後鞘
腹直筋
皮下
結合組織
腹膜に
小さな穴を
開けます。
腹膜
PD
カテーテルに
スタイレット
という
針金のような
ものを入れて、
まっすぐ
にします。
腹膜の穴から
PDカテーテルを
ほぼ垂直に
慎重に入れて
いきます。
スタイレットを
抜きつつ、
慎重に
カテーテルを
挿入して
いきます。
カテーテルは
自然にカーブして
ダグラス窩に
向かいます。

JCOPY 498-22406

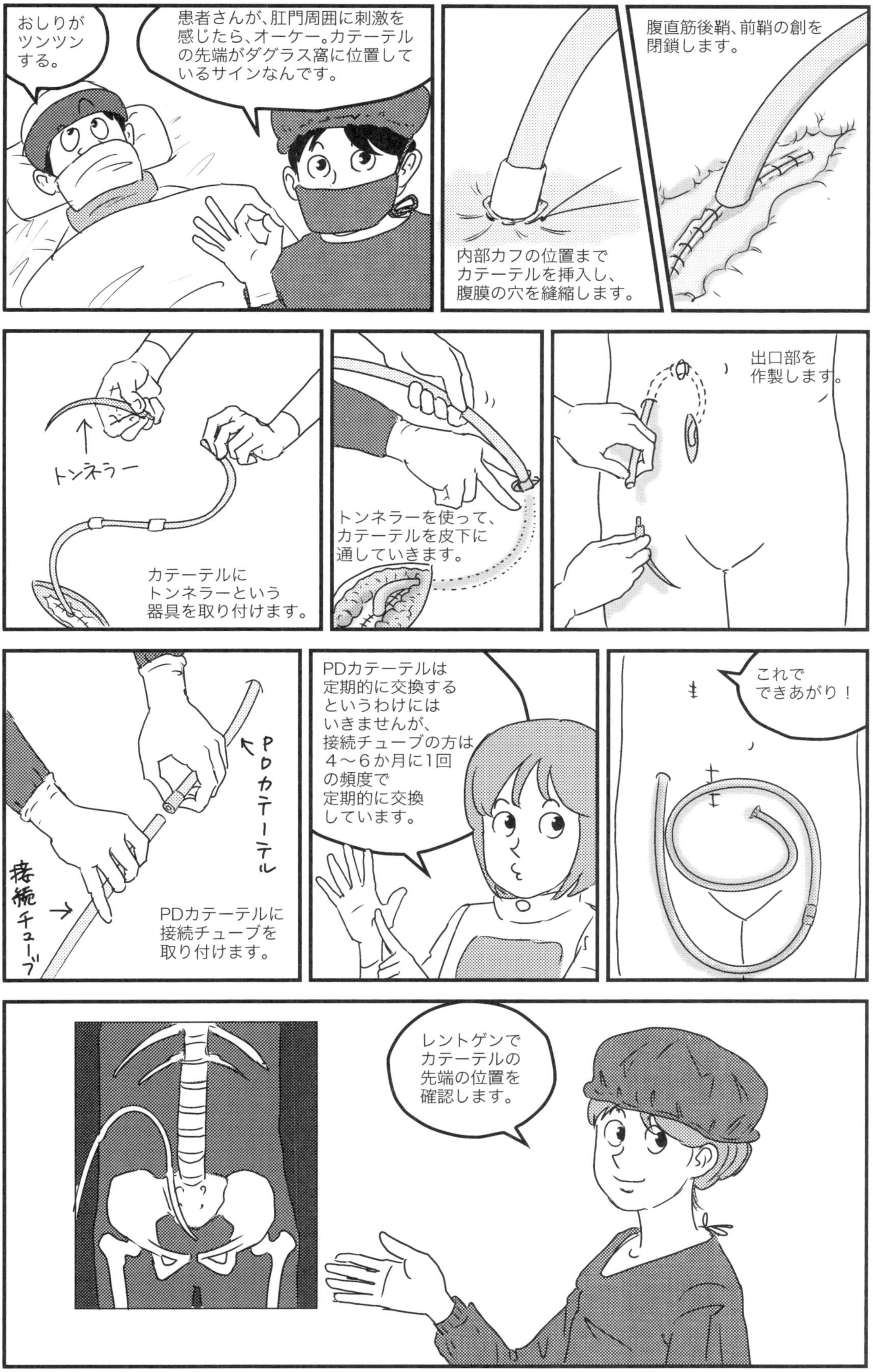
おしりがツンツンする。
患者さんが、肛門周囲に刺激を感じたら、オーケー。カテーテルの先端がダグラス窩に位置しているサインなんです。
内部カフの位置までカテーテルを挿入し、腹膜の穴を縫縮します。
腹直筋後鞘、前鞘の創を閉鎖します。
トンネラー
カテーテルにトンネラーという器具を取り付けます。
トンネラーを使って、カテーテルを皮下に通していきます。
出口部を作製します。
PDカテーテル
接続チューブ
PDカテーテルに接続チューブを取り付けます。
PDカテーテルは定期的に交換するというわけにはいきませんが、接続チューブの方は４～６か月に1回の頻度で定期的に交換しています。
これでできあがり！
レントゲンでカテーテルの先端の位置を確認します。

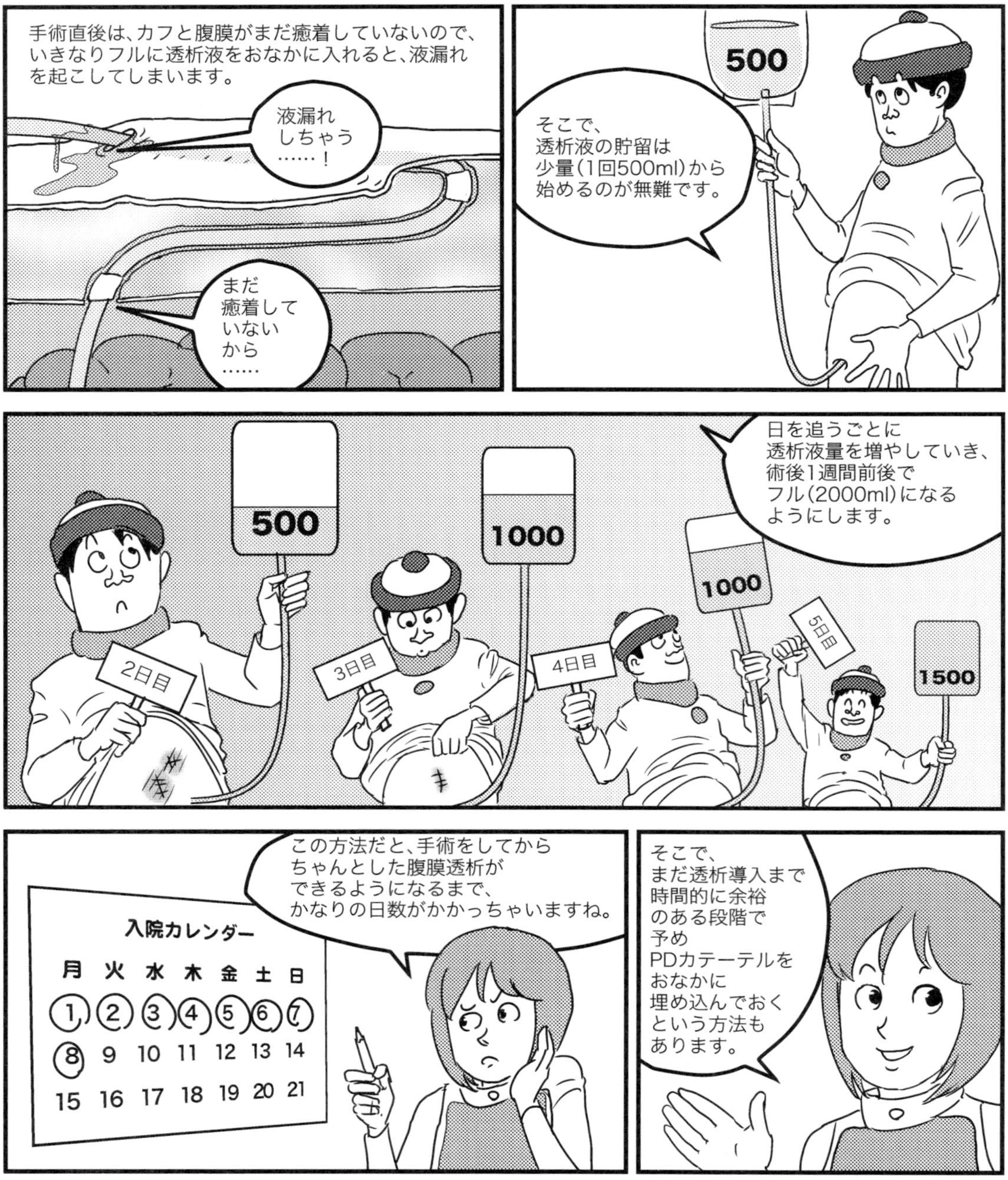
手術直後は、カフと腹膜がまだ癒着していないので、いきなりフルに透析液をおなかに入れると、液漏れを起こしてしまいます。
液漏れしちゃう……！
まだ癒着していないから……
500
そこで、透析液の貯留は少量（1回500ml）から始めるのが無難です。
日を追うごとに透析液量を増やしていき、術後1週間前後でフル（2000ml）になるようにします。
2日目
500
3日目
1000
4日目
1000
5日目
1500
入院カレンダー
月 火 水 木 金 土 日
1 2 3 4 5 6 7
8 9 10 11 12 13 14
15 16 17 18 19 20 21
この方法だと、手術をしてからちゃんとした腹膜透析ができるようになるまで、かなりの日数がかかっちゃいますね。
そこで、まだ透析導入まで時間的に余裕のある段階で予めPDカテーテルをおなかに埋め込んでおくという方法もあります。
出口
まだ腹膜透析を開始しない段階でPDカテーテルがあると、邪魔なだけですよね。
出口は後で作る
そこで、PDカテーテルを全部、皮下に埋め込んでしまうんです。

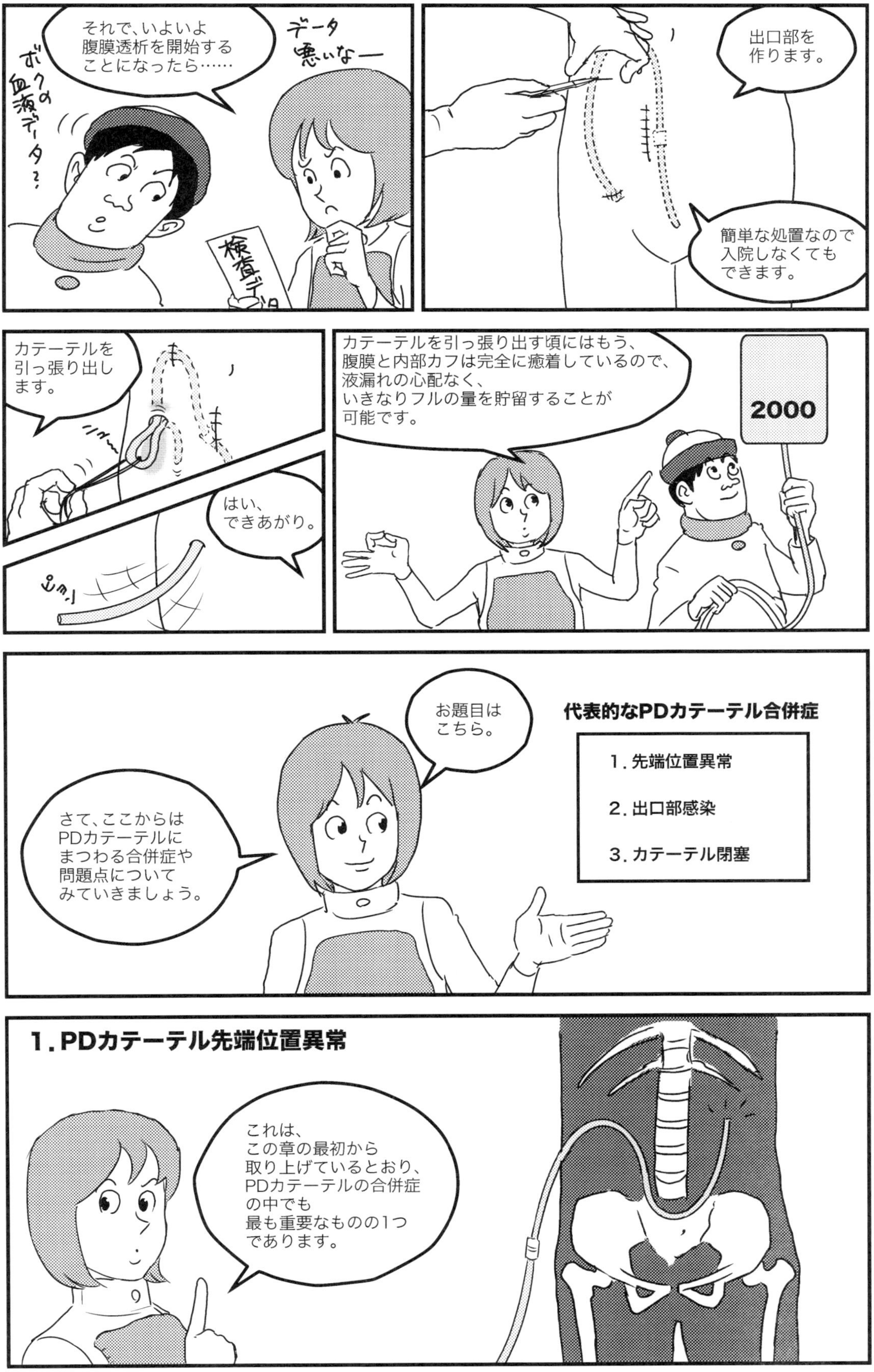

それで、いよいよ
腹膜透析を開始する
ことになったら……
ボクの血液データ？
データ悪いなー
検査データ
出口部を
作ります。
簡単な処置なので
入院しなくても
できます。
カテーテルを
引っ張り出し
ます。
はい、
できあがり。
カテーテルを引っ張り出す頃にはもう、
腹膜と内部カフは完全に癒着しているので、
液漏れの心配なく、
いきなりフルの量を貯留することが
可能です。
2000
お題目は
こちら。
さて、ここからは
PDカテーテルに
まつわる合併症や
問題点について
みていきましょう。
代表的なPDカテーテル合併症
1. 先端位置異常
2. 出口部感染
3. カテーテル閉塞
1. PDカテーテル先端位置異常
これは、
この章の最初から
取り上げているとおり、
PDカテーテルの合併症
の中でも
最も重要なものの1つ
であります。

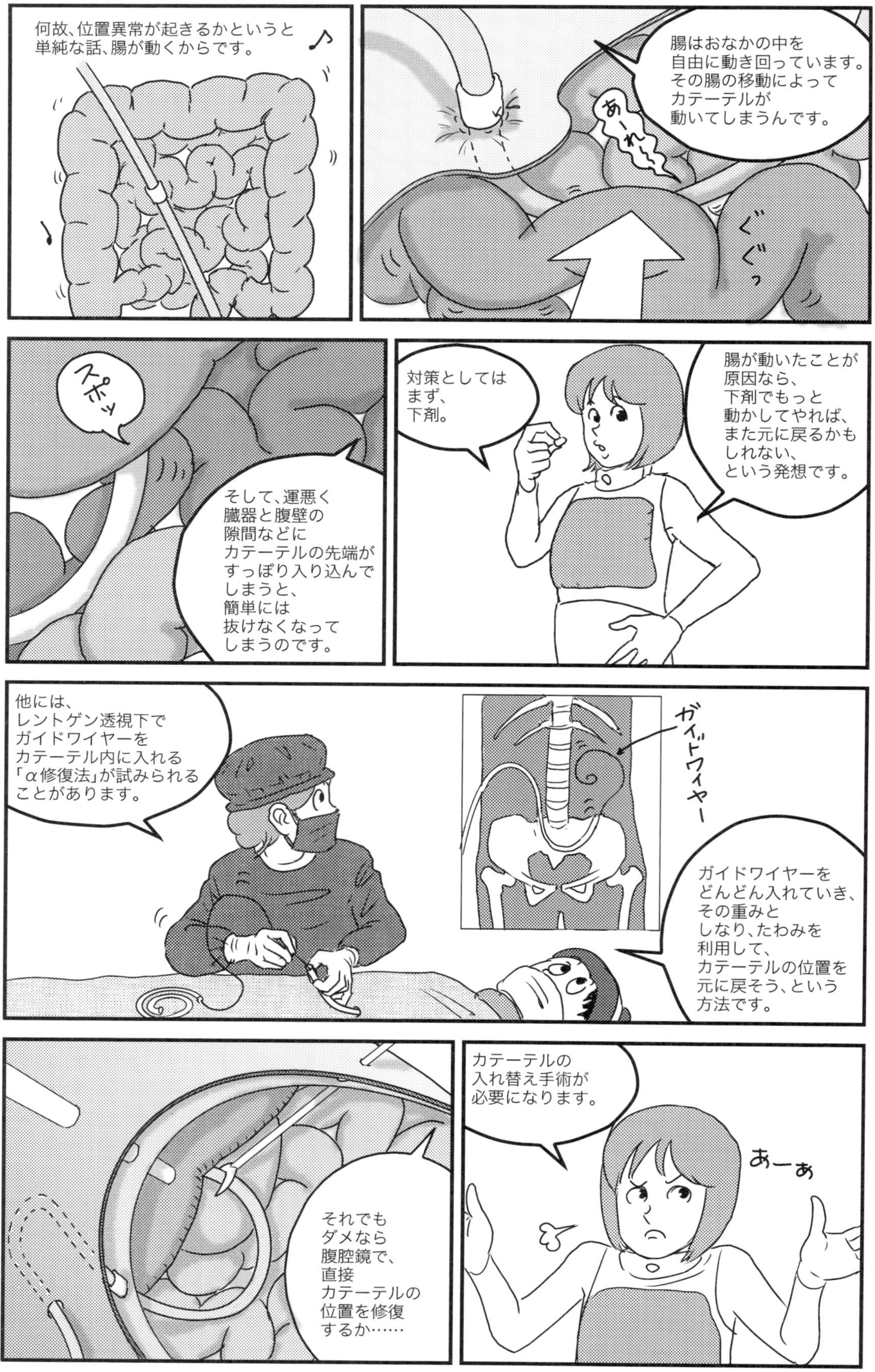
何故、位置異常が起きるかというと
単純な話、腸が動くからです。
腸はおなかの中を
自由に動き回っています。
その腸の移動によって
カテーテルが
動いてしまうんです。
あ〜れ〜〜
ぐぐっ
スポッ
そして、運悪く
臓器と腹壁の
隙間などに
カテーテルの先端が
すっぽり入り込んでしまうと、
簡単には
抜けなくなってしまうのです。
対策としては
まず、
下剤。
腸が動いたことが
原因なら、
下剤でもっと
動かしてやれば、
また元に戻るかも
しれない、
という発想です。
他には、
レントゲン透視下で
ガイドワイヤーを
カテーテル内に入れる
「α修復法」が試みられる
ことがあります。
ガイドワイヤー
ガイドワイヤーを
どんどん入れていき、
その重みと
しなり、たわみを
利用して、
カテーテルの位置を
元に戻そう、という
方法です。
それでも
ダメなら
腹腔鏡で、
直接
カテーテルの
位置を修復
するか……
カテーテルの
入れ替え手術が
必要になります。
あーあ

JCOPY 498-22406

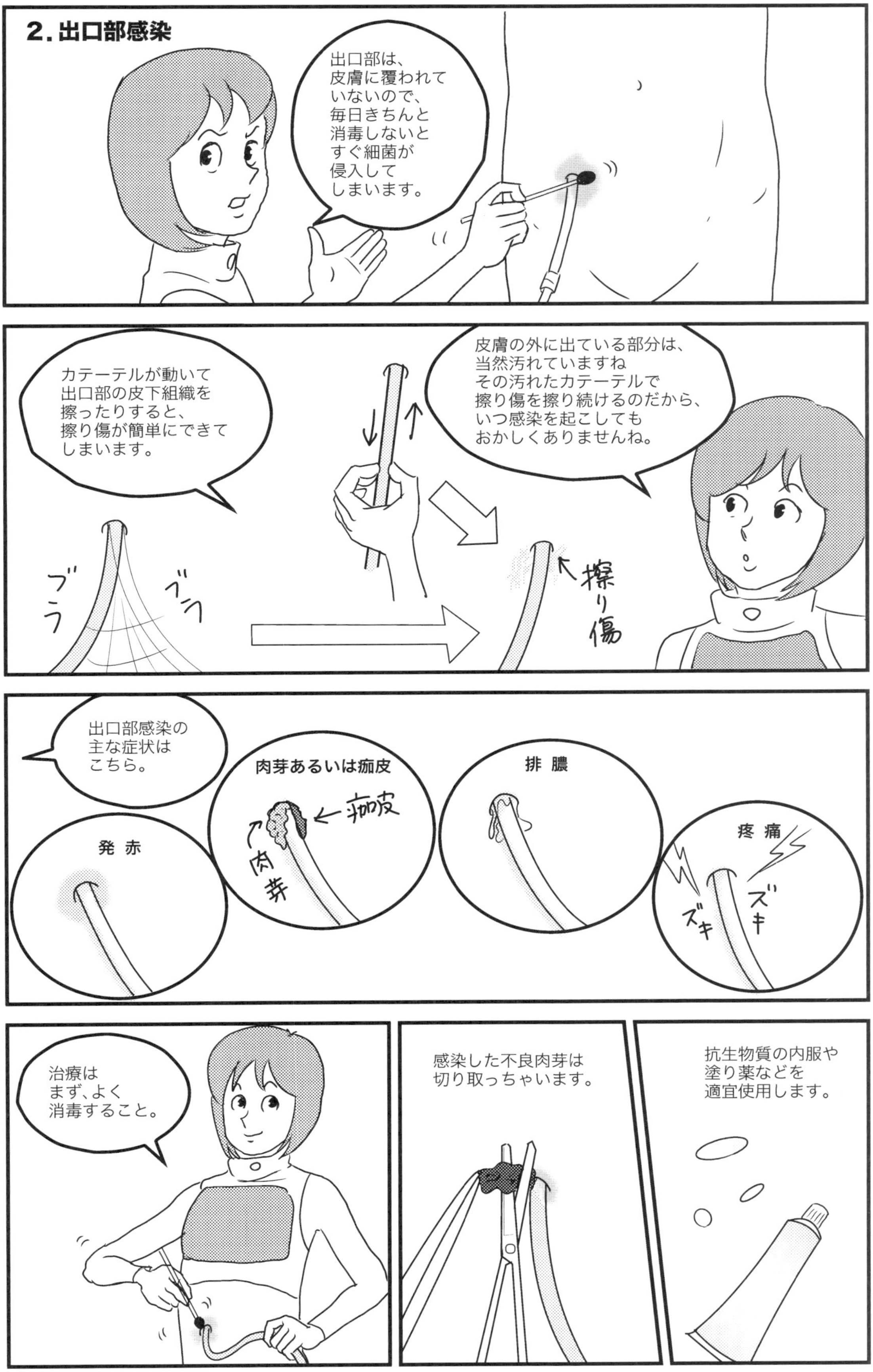
2. 出口部感染
出口部は、皮膚に覆われていないので、毎日きちんと消毒しないとすぐ細菌が侵入してしまいます。
カテーテルが動いて出口部の皮下組織を擦ったりすると、擦り傷が簡単にできてしまいます。
ブラ ブラ
擦り傷
皮膚の外に出ている部分は、当然汚れていますね その汚れたカテーテルで擦り傷を擦り続けるのだから、いつ感染を起こしてもおかしくありませんね。
出口部感染の主な症状はこちら。
発赤
肉芽あるいは痂皮
痂皮
肉芽
排膿
疼痛
ズキ ズキ
治療はまず、よく消毒すること。
感染した不良肉芽は切り取っちゃいます。
抗生物質の内服や塗り薬などを適宜使用します。

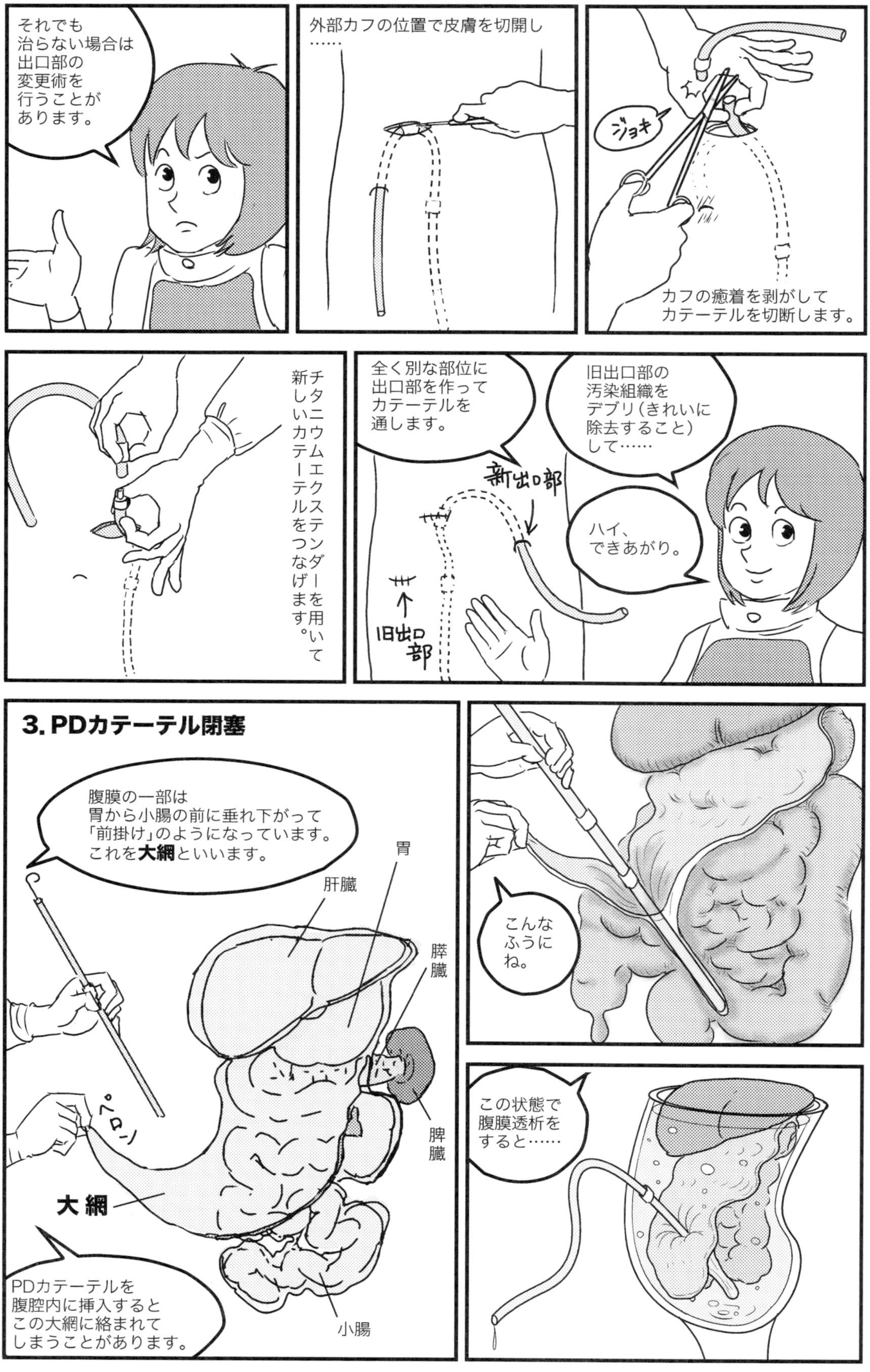
それでも
治らない場合は
出口部の
変更術を
行うことが
あります。
外部カフの位置で皮膚を切開し
……
ジョキ
カフの癒着を剥がして
カテーテルを切断します。
チタニウムエクステンダーを用いて
新しいカテーテルをつなげます。
全く別な部位に
出口部を作って
カテーテルを
通します。
旧出口部の
汚染組織を
デブリ(きれいに
除去すること)
して……
新出口部
旧出口部
ハイ、
できあがり。
3. PDカテーテル閉塞
腹膜の一部は
胃から小腸の前に垂れ下がって
「前掛け」のようになっています。
これを大網といいます。
胃
肝臓
膵臓
脾臓
ペロン
大網
小腸
PDカテーテルを
腹腔内に挿入すると
この大網に絡まれて
しまうことがあります。
こんな
ふうに
ね。
この状態で
腹膜透析を
すると……

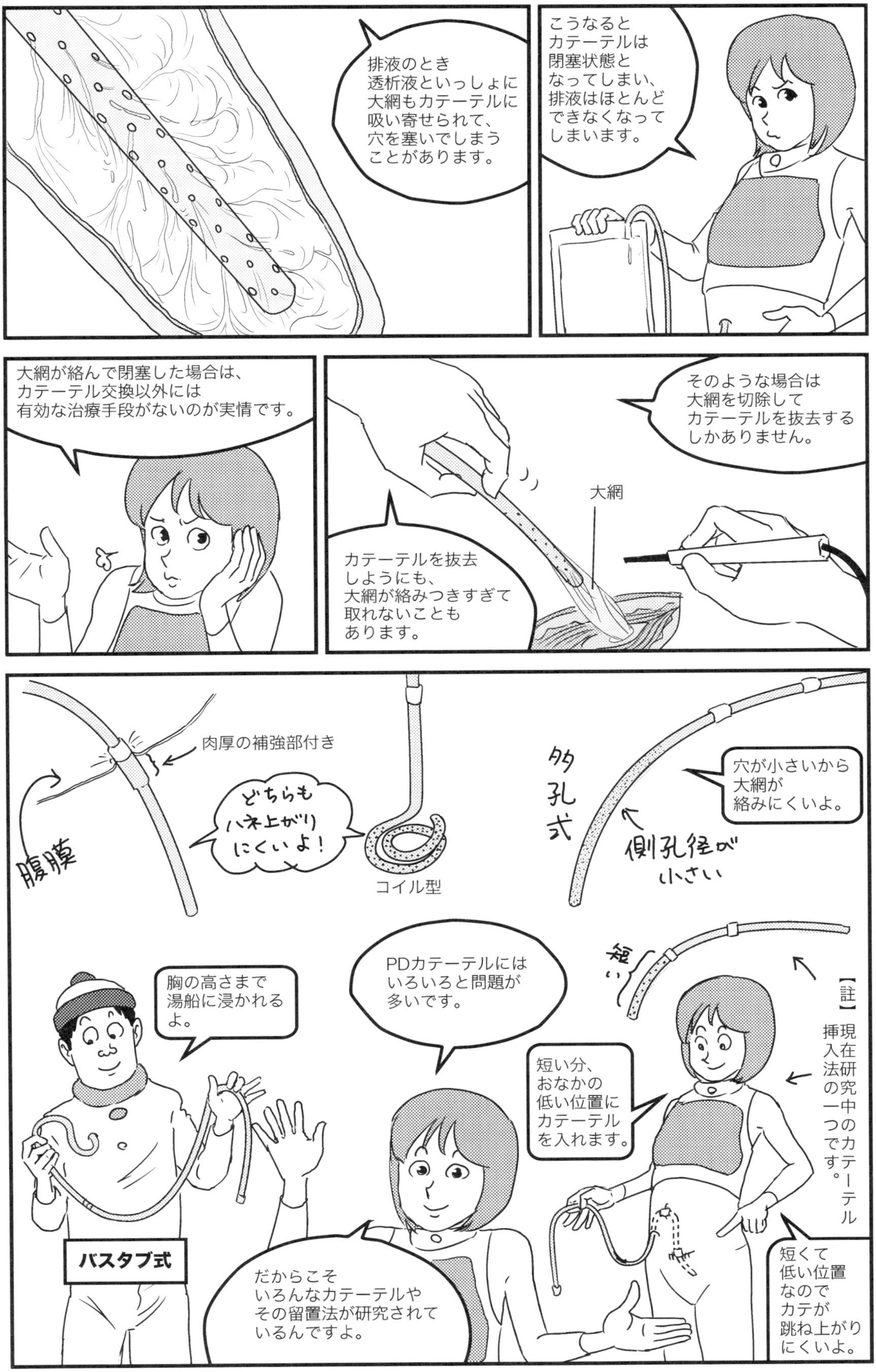

排液のとき透析液といっしょに大網もカテーテルに吸い寄せられて、穴を塞いでしまうことがあります。
こうなるとカテーテルは閉塞状態となってしまい、排液はほとんどできなくなってしまいます。
大網が絡んで閉塞した場合は、カテーテル交換以外には有効な治療手段がないのが実情です。
そのような場合は大網を切除してカテーテルを抜去するしかありません。
大網
カテーテルを抜去しようにも、大網が絡みつきすぎて取れないこともあります。
肉厚の補強部付き
腹膜
どちらもハネ上がりにくいよ！
コイル型
多孔式
側孔径が小さい
穴が小さいから大網が絡みにくいよ。
胸の高さまで湯船に浸かれるよ。
バスタブ式
PDカテーテルにはいろいろと問題が多いです。
だからこそいろんなカテーテルやその留置法が研究されているんですよ。
短い
短い分、おなかの低い位置にカテーテルを入れます。
【註】現在研究中のカテーテル挿入法の一つです。
短くて低い位置なのでカテが跳ね上がりにくいよ。

第7章　血液透析の実際

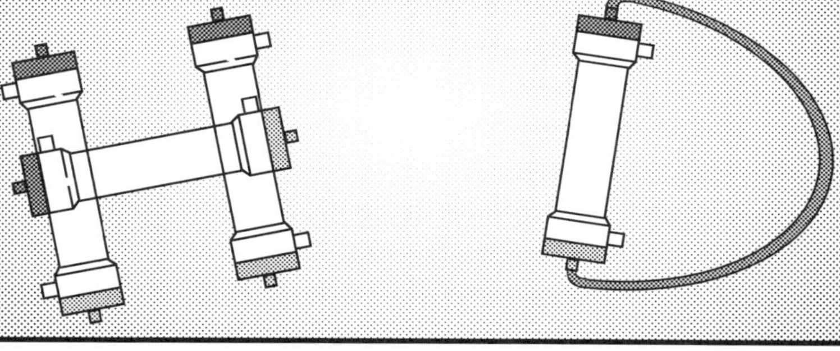

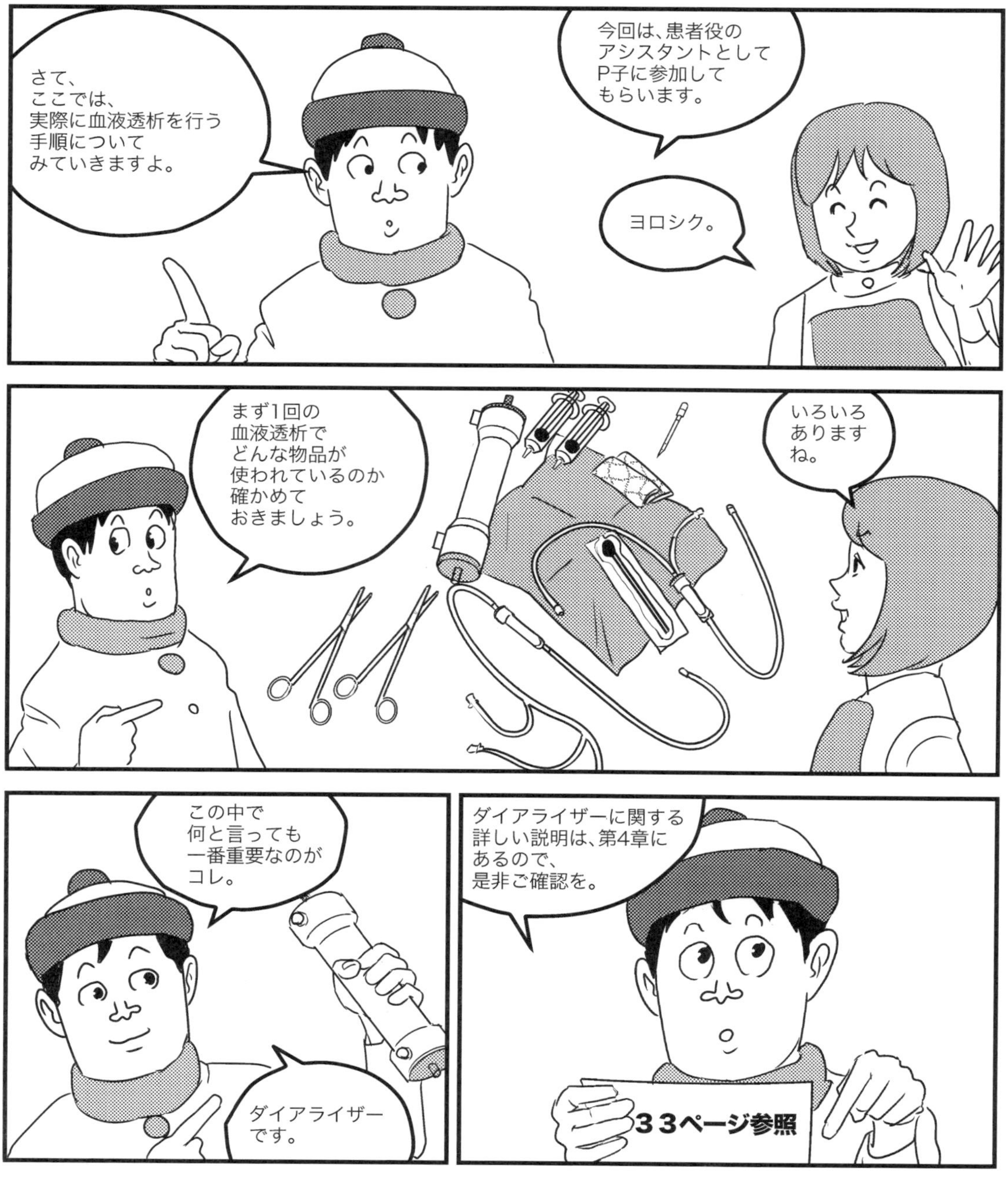

さて、
ここでは、
実際に血液透析を行う
手順について
みていきますよ。
今回は、患者役の
アシスタントとして
P子に参加して
もらいます。
ヨロシク。
まず1回の
血液透析で
どんな物品が
使われているのか
確かめて
おきましょう。
いろいろ
あります
ね。
この中で
何と言っても
一番重要なのが
コレ。
ダイアライザー
です。
ダイアライザーに関する
詳しい説明は、第4章に
あるので、
是非ご確認を。
33ページ参照

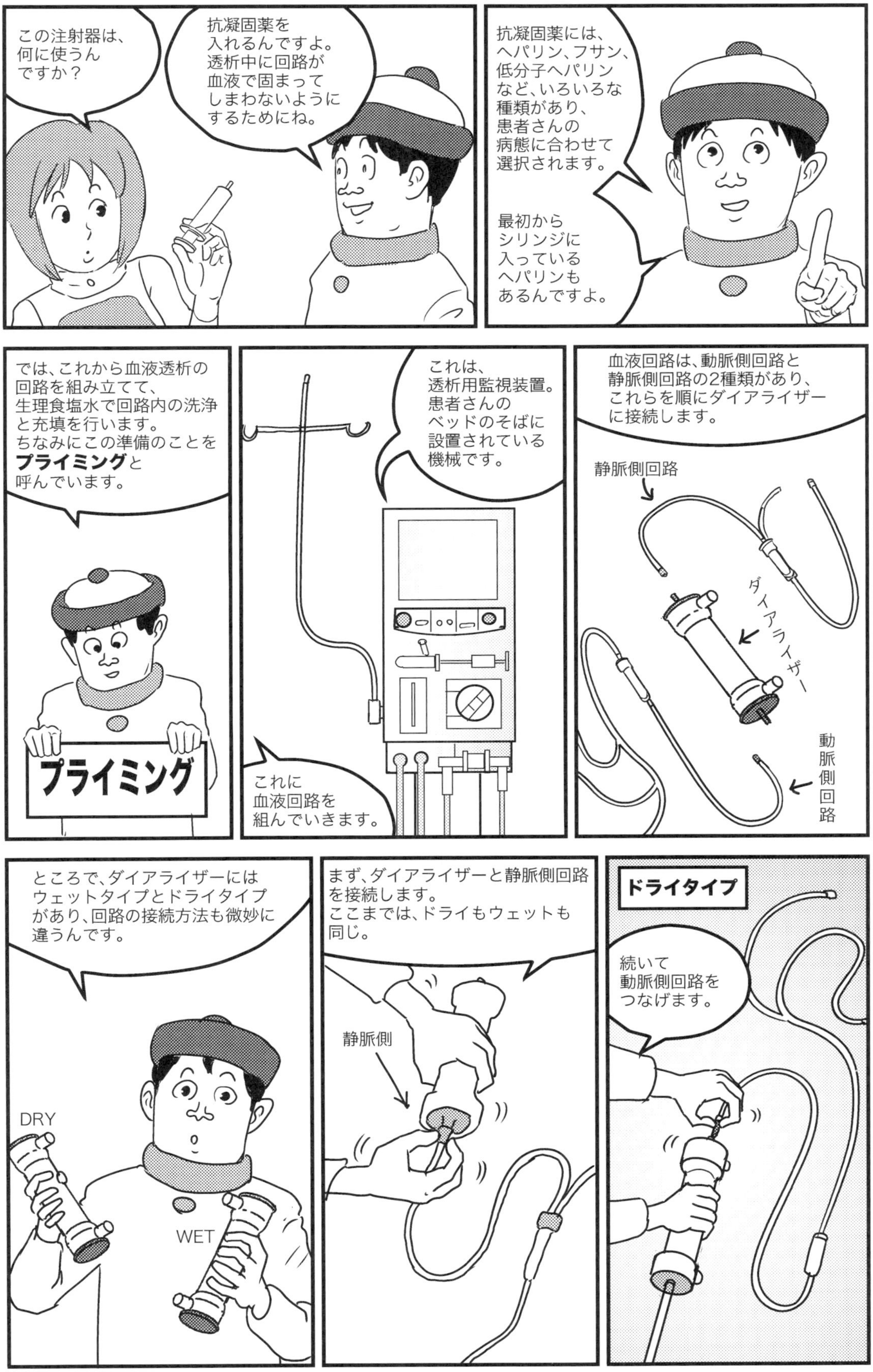
この注射器は、何に使うんですか？
抗凝固薬を入れるんですよ。透析中に回路が血液で固まってしまわないようにするためにね。
抗凝固薬には、ヘパリン、フサン、低分子ヘパリンなど、いろいろな種類があり、患者さんの病態に合わせて選択されます。
最初からシリンジに入っているヘパリンもあるんですよ。
では、これから血液透析の回路を組み立てて、生理食塩水で回路内の洗浄と充填を行います。ちなみにこの準備のことを**プライミング**と呼んでいます。
プライミング
これは、透析用監視装置。患者さんのベッドのそばに設置されている機械です。
これに血液回路を組んでいきます。
血液回路は、動脈側回路と静脈側回路の2種類があり、これらを順にダイアライザーに接続します。
静脈側回路
ダイアライザー
動脈側回路
ところで、ダイアライザーにはウェットタイプとドライタイプがあり、回路の接続方法も微妙に違うんです。
DRY
WET
まず、ダイアライザーと静脈側回路を接続します。ここまでは、ドライもウェットも同じ。
静脈側
ドライタイプ
続いて動脈側回路をつなげます。

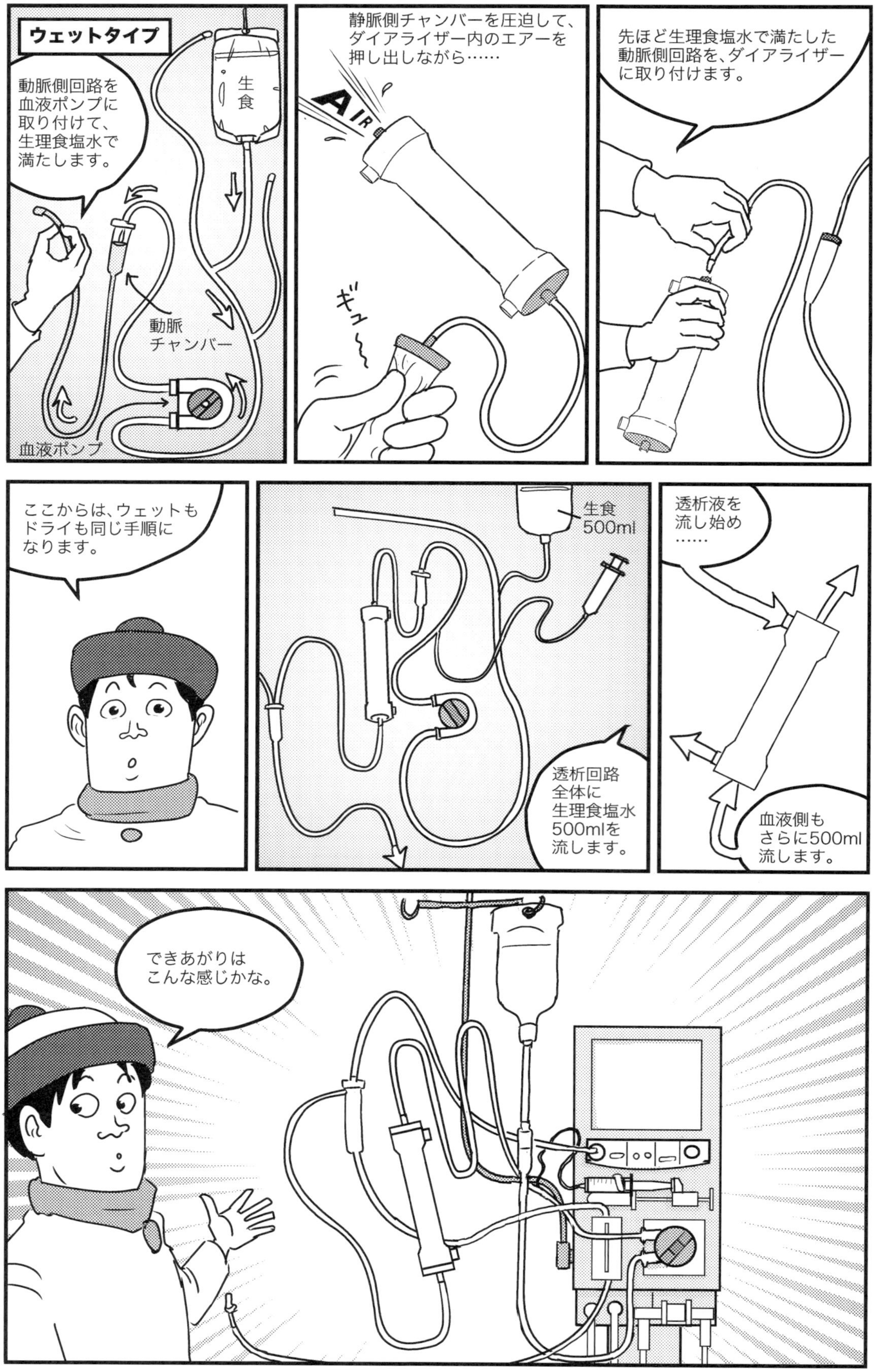

ウェットタイプ
動脈側回路を血液ポンプに取り付けて、生理食塩水で満たします。
生食
動脈チャンバー
血液ポンプ
静脈側チャンバーを圧迫して、ダイアライザー内のエアーを押し出しながら……
AIR
ギュ～
先ほど生理食塩水で満たした動脈側回路を、ダイアライザーに取り付けます。
ここからは、ウェットもドライも同じ手順になります。
生食500ml
透析回路全体に生理食塩水500mlを流します。
透析液を流し始め……
血液側もさらに500ml流します。
できあがりはこんな感じかな。

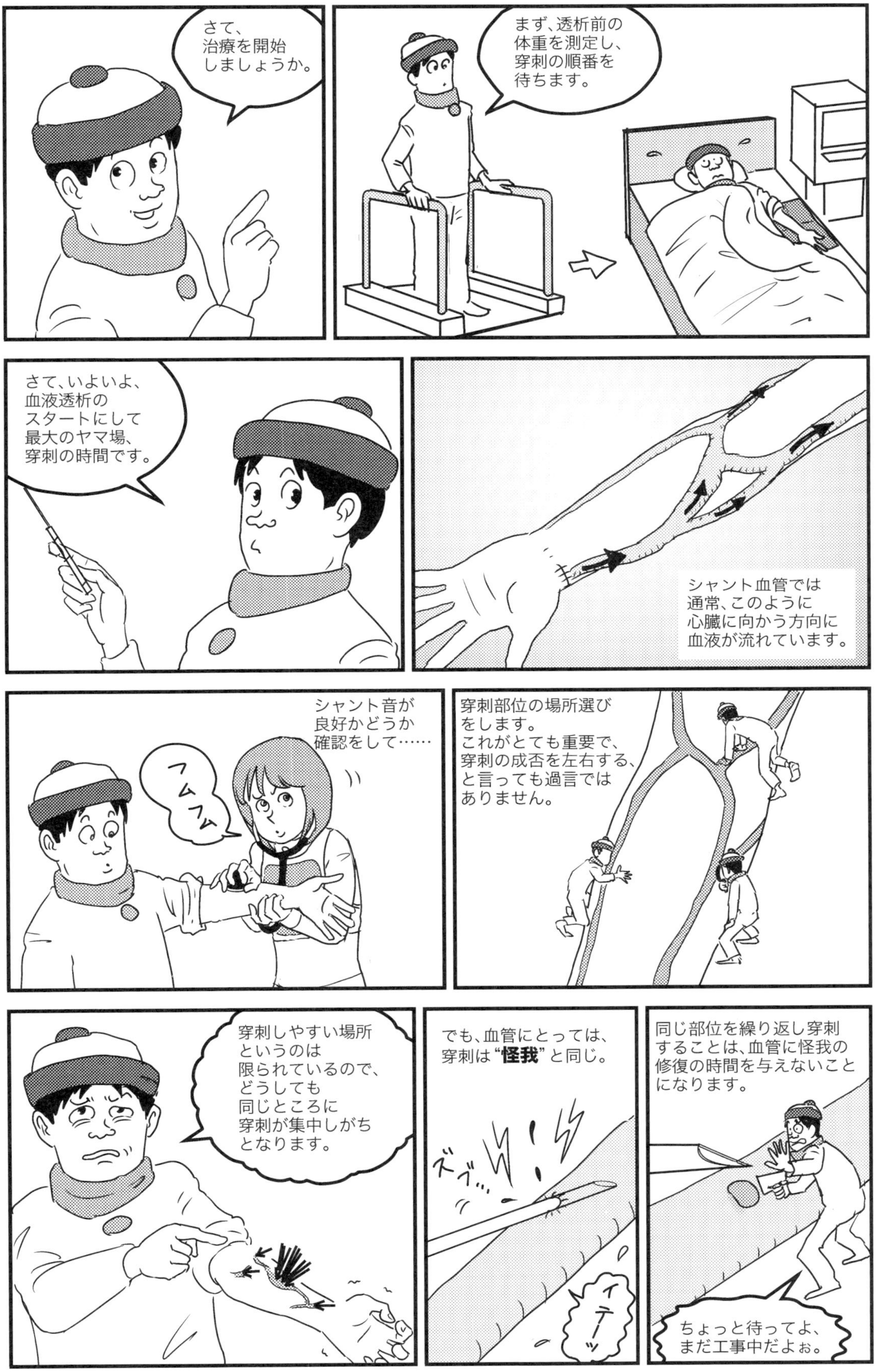
さて、
治療を開始
しましょうか。
まず、透析前の
体重を測定し、
穿刺の順番を
待ちます。
さて、いよいよ、
血液透析の
スタートにして
最大のヤマ場、
穿刺の時間です。
シャント血管では
通常、このように
心臓に向かう方向に
血液が流れています。
シャント音が
良好かどうか
確認をして……
フムフム
穿刺部位の場所選び
をします。
これがとても重要で、
穿刺の成否を左右する、
と言っても過言では
ありません。
穿刺しやすい場所
というのは
限られているので、
どうしても
同じところに
穿刺が集中しがち
となります。
でも、血管にとっては、
穿刺は“怪我”と同じ。
ズブ…
イテーッ
同じ部位を繰り返し穿刺
することは、血管に怪我の
修復の時間を与えないこと
になります。
ちょっと待ってよ、
まだ工事中だよぉ。

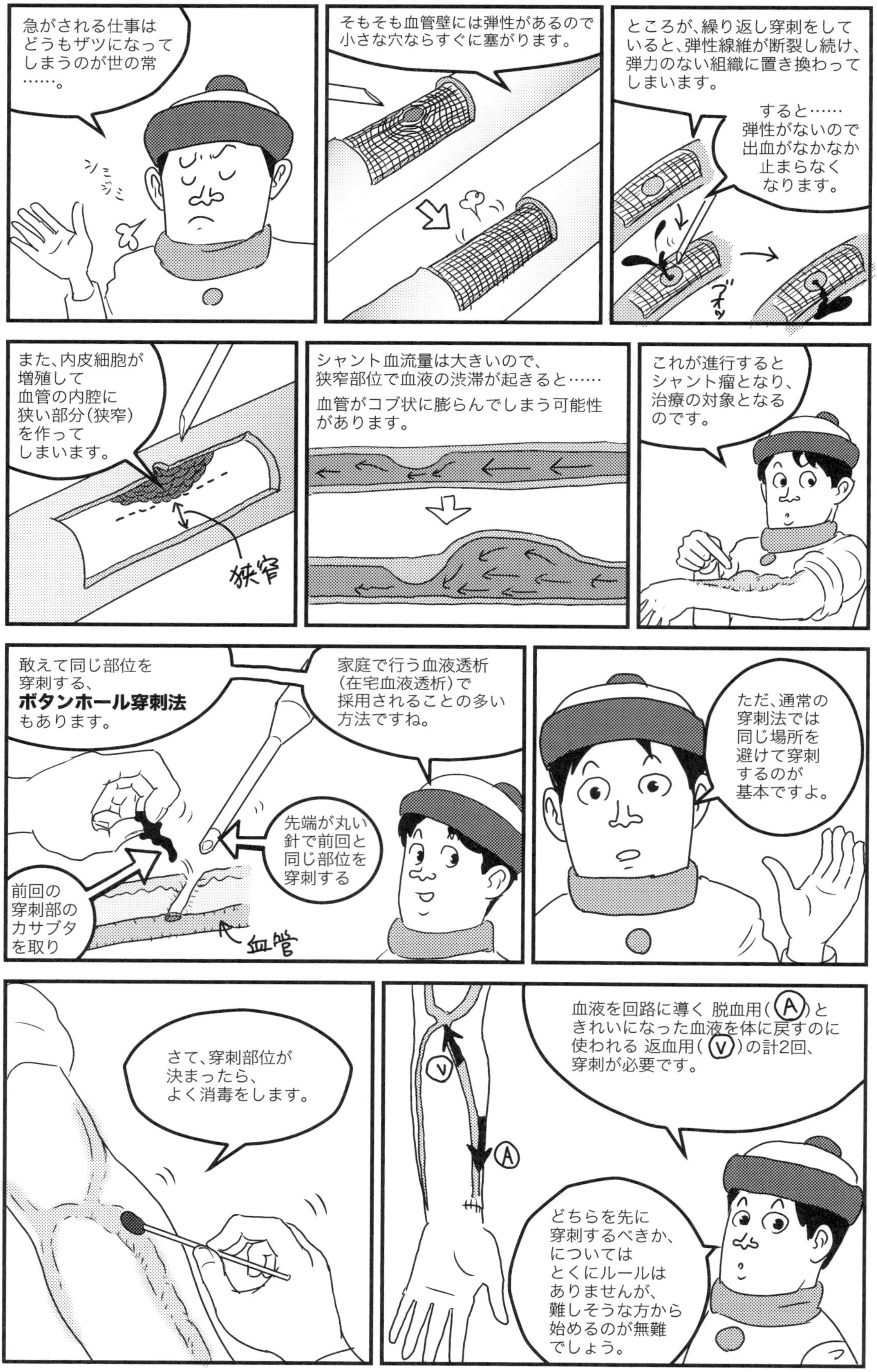
急がされる仕事は
どうもザツになって
しまうのが世の常
……。
ジミジミ
そもそも血管壁には弾性があるので
小さな穴ならすぐに塞がります。
ところが、繰り返し穿刺をして
いると、弾性線維が断裂し続け、
弾力のない組織に置き換わって
しまいます。
すると……
弾性がないので
出血がなかなか
止まらなく
なります。
ブオッ
また、内皮細胞が
増殖して
血管の内腔に
狭い部分（狭窄）
を作って
しまいます。
狭窄
シャント血流量は大きいので、
狭窄部位で血液の渋滞が起きると……
血管がコブ状に膨らんでしまう可能性
があります。
これが進行すると
シャント瘤となり、
治療の対象となる
のです。
敢えて同じ部位を
穿刺する、
ボタンホール穿刺法
もあります。
家庭で行う血液透析
（在宅血液透析）で
採用されることの多い
方法ですね。
先端が丸い
針で前回と
同じ部位を
穿刺する
前回の
穿刺部の
カサブタ
を取り
血管
ただ、通常の
穿刺法では
同じ場所を
避けて穿刺
するのが
基本ですよ。
さて、穿刺部位が
決まったら、
よく消毒をします。
血液を回路に導く 脱血用（A）と
きれいになった血液を体に戻すのに
使われる 返血用（V）の計2回、
穿刺が必要です。
V
A
どちらを先に
穿刺するべきか、
については
とくにルールは
ありませんが、
難しそうな方から
始めるのが無難
でしょう。

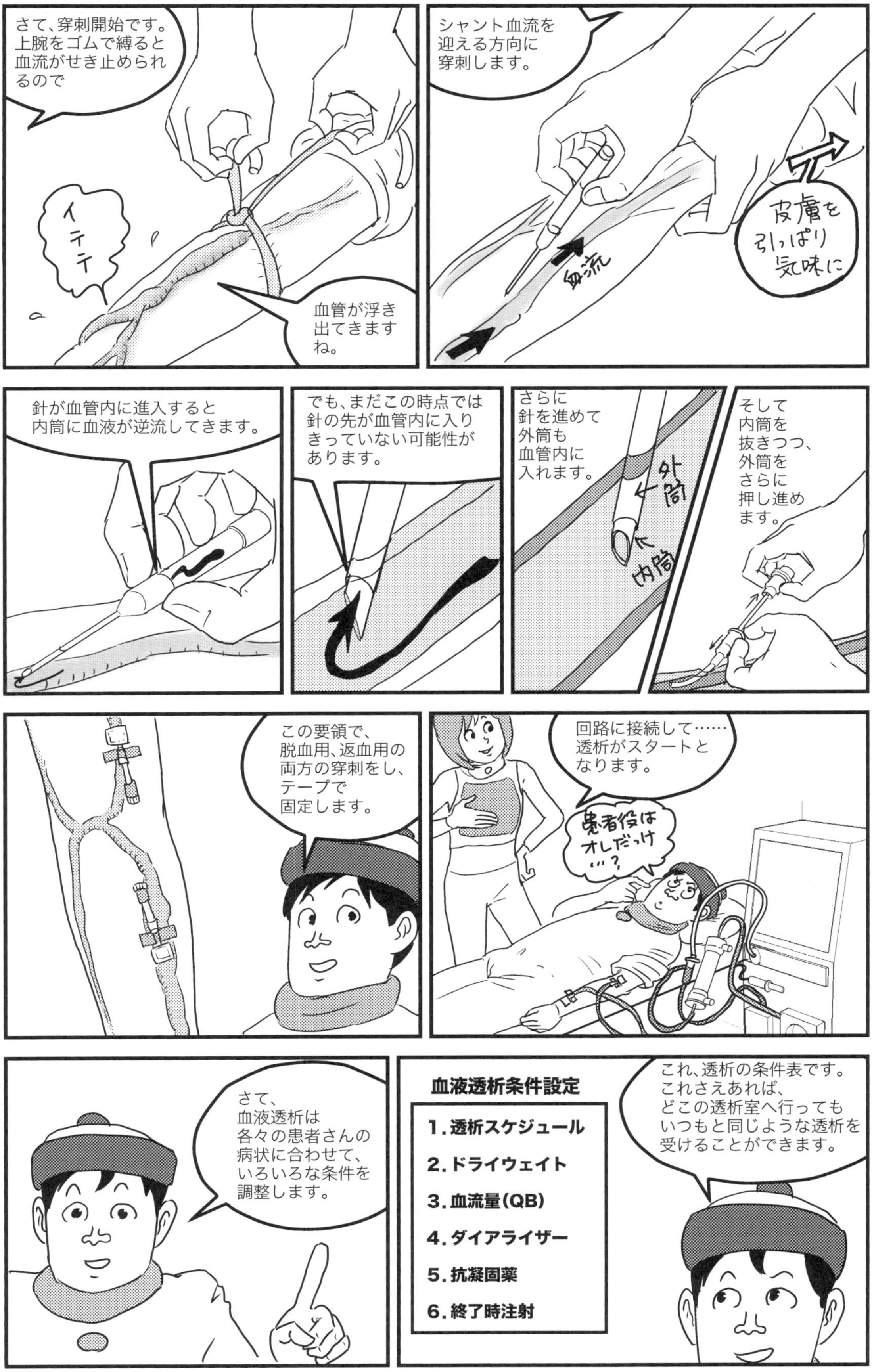
さて、穿刺開始です。上腕をゴムで縛ると血流がせき止められるので
イテテ
血管が浮き出てきますね。
シャント血流を迎える方向に穿刺します。
血流
皮膚を引っぱり気味に
針が血管内に進入すると内筒に血液が逆流してきます。
でも、まだこの時点では針の先が血管内に入りきっていない可能性があります。
さらに針を進めて外筒も血管内に入れます。
外筒
内筒
そして内筒を抜きつつ、外筒をさらに押し進めます。
この要領で、脱血用、返血用の両方の穿刺をし、テープで固定します。
回路に接続して……透析がスタートとなります。
患者役はオレだっけ…？
さて、血液透析は各々の患者さんの病状に合わせて、いろいろな条件を調整します。
血液透析条件設定
1.透析スケジュール
2.ドライウェイト
3.血流量(QB)
4.ダイアライザー
5.抗凝固薬
6.終了時注射
これ、透析の条件表です。これさえあれば、どこの透析室へ行ってもいつもと同じような透析を受けることができます。

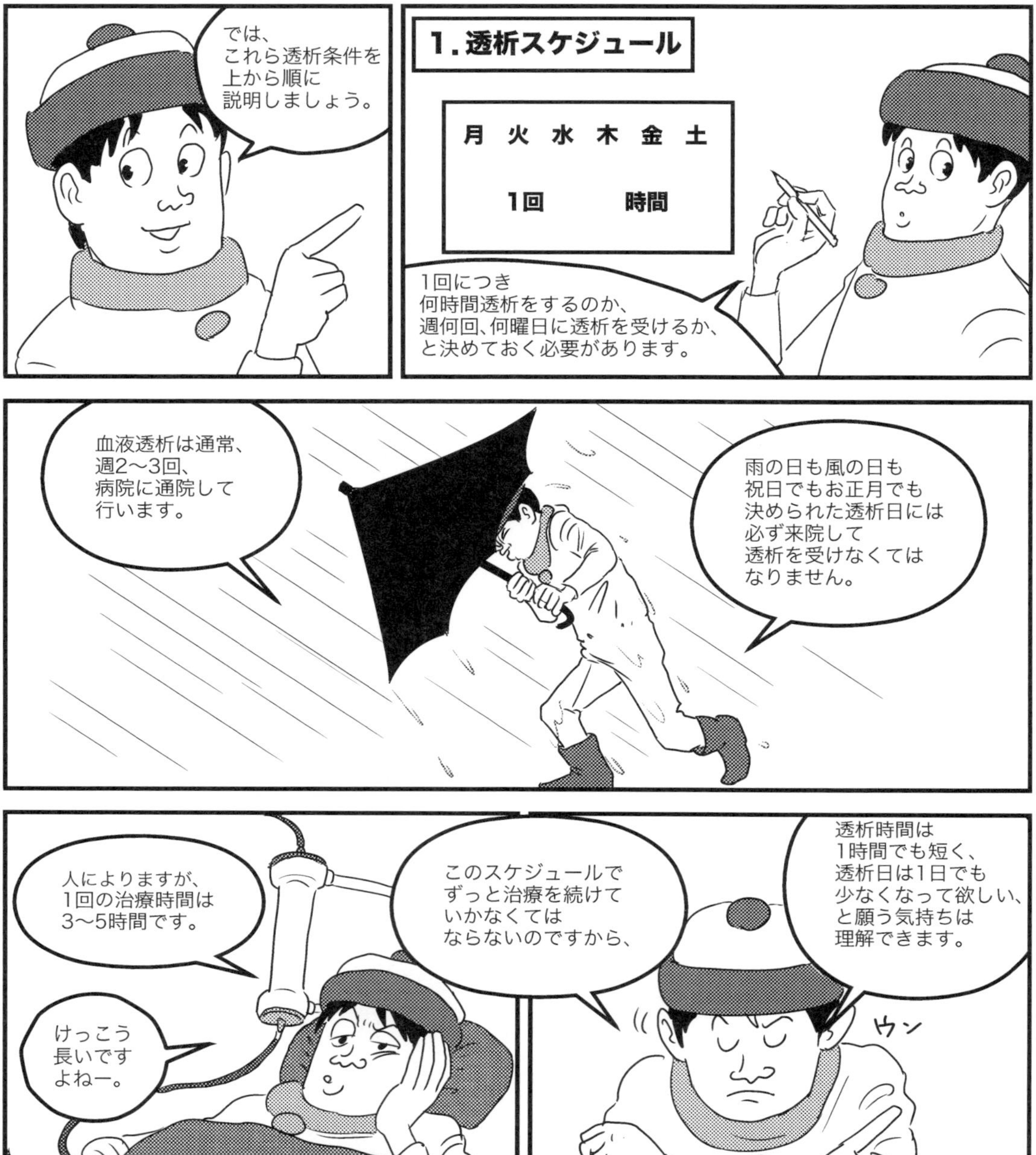
では、
これら透析条件を
上から順に
説明しましょう。
1. 透析スケジュール
月 火 水 木 金 土
1回 時間
1回につき
何時間透析をするのか、
週何回、何曜日に透析を受けるか、
と決めておく必要があります。
血液透析は通常、
週2〜3回、
病院に通院して
行います。
雨の日も風の日も
祝日でもお正月でも
決められた透析日には
必ず来院して
透析を受けなくては
なりません。
人によりますが、
1回の治療時間は
3〜5時間です。
けっこう
長いです
よねー。
このスケジュールで
ずっと治療を続けて
いかなくては
ならないのですから、
透析時間は
1時間でも短く、
透析日は1日でも
少なくなって欲しい、
と願う気持ちは
理解できます。
ウン
しかし、
ですよ。
医学的には
透析時間は
長ければ
長いほど、
透析回数も
多ければ多いほど
体には良いことが
わかっている
のです。
透析時間
だって、腎臓は
毎日24時間
ずっと働いて
いるんんですよ。
12
3
6
その腎臓の
ピンチヒッター
である血液透析が、
1日おきの
短時間で十分なはず
がありませんよ。

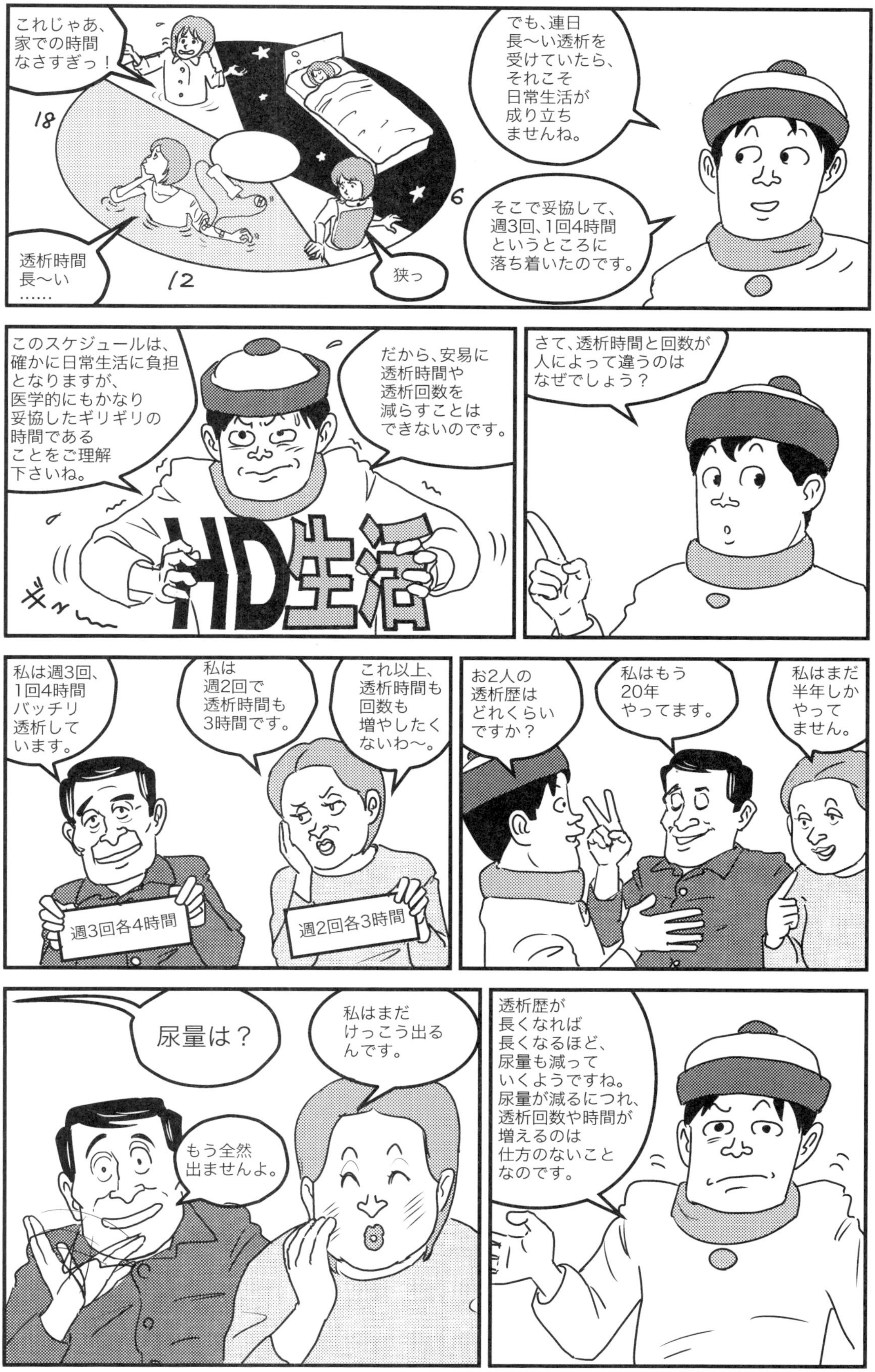

これじゃあ、家での時間なさすぎっ！
18
透析時間長〜い……
12
6
狭っ
でも、連日長〜い透析を受けていたら、それこそ日常生活が成り立ちませんね。
そこで妥協して、週3回、1回4時間というところに落ち着いたのです。
このスケジュールは、確かに日常生活に負担となりますが、医学的にもかなり妥協したギリギリの時間であることをご理解下さいね。
だから、安易に透析時間や透析回数を減らすことはできないのです。
HD生活
ギュ〜
さて、透析時間と回数が人によって違うのはなぜでしょう？
私は週3回、1回4時間バッチリ透析しています。
週3回各4時間
私は週2回で透析時間も3時間です。
これ以上、透析時間も回数も増やしたくないわ〜。
週2回各3時間
お2人の透析歴はどれくらいですか？
私はもう20年やってます。
私はまだ半年しかやってません。
尿量は？
もう全然出ませんよ。
私はまだけっこう出るんです。
透析歴が長くなれば長くなるほど、尿量も減っていくようですね。尿量が減るにつれ、透析回数や時間が増えるのは仕方のないことなのです。

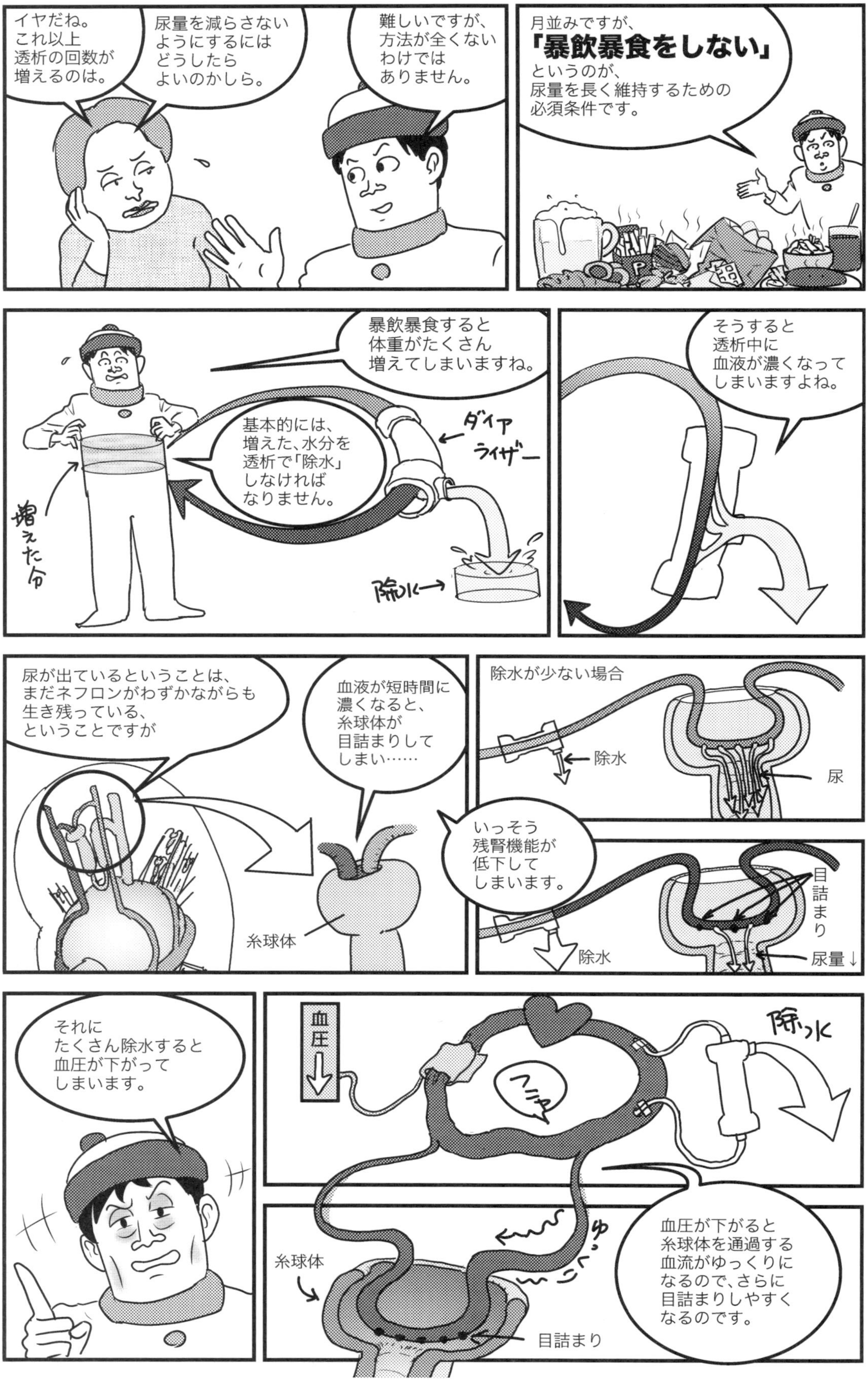

イヤだね。
これ以上
透析の回数が
増えるのは。
尿量を減らさない
ようにするには
どうしたら
よいのかしら。
難しいですが、
方法が全くない
わけでは
ありません。
月並みですが、
「暴飲暴食をしない」
というのが、
尿量を長く維持するための
必須条件です。
暴飲暴食すると
体重がたくさん
増えてしまいますね。
基本的には、
増えた、水分を
透析で「除水」
しなければ
なりません。
ダイアライザー
増えた分
除水
そうすると
透析中に
血液が濃くなって
しまいますよね。
尿が出ているということは、
まだネフロンがわずかながらも
生き残っている、
ということですが
血液が短時間に
濃くなると、
糸球体が
目詰まりして
しまい……
糸球体
いっそう
残腎機能が
低下して
しまいます。
除水が少ない場合
除水
尿
目詰まり
除水
尿量↓
それに
たくさん除水すると
血圧が下がって
しまいます。
イヤ
血圧↓
除水
フニャ
糸球体
ゆっくり
血圧が下がると
糸球体を通過する
血流がゆっくりに
なるので、さらに
目詰まりしやすく
なるのです。
目詰まり

JCOPY 498-22406

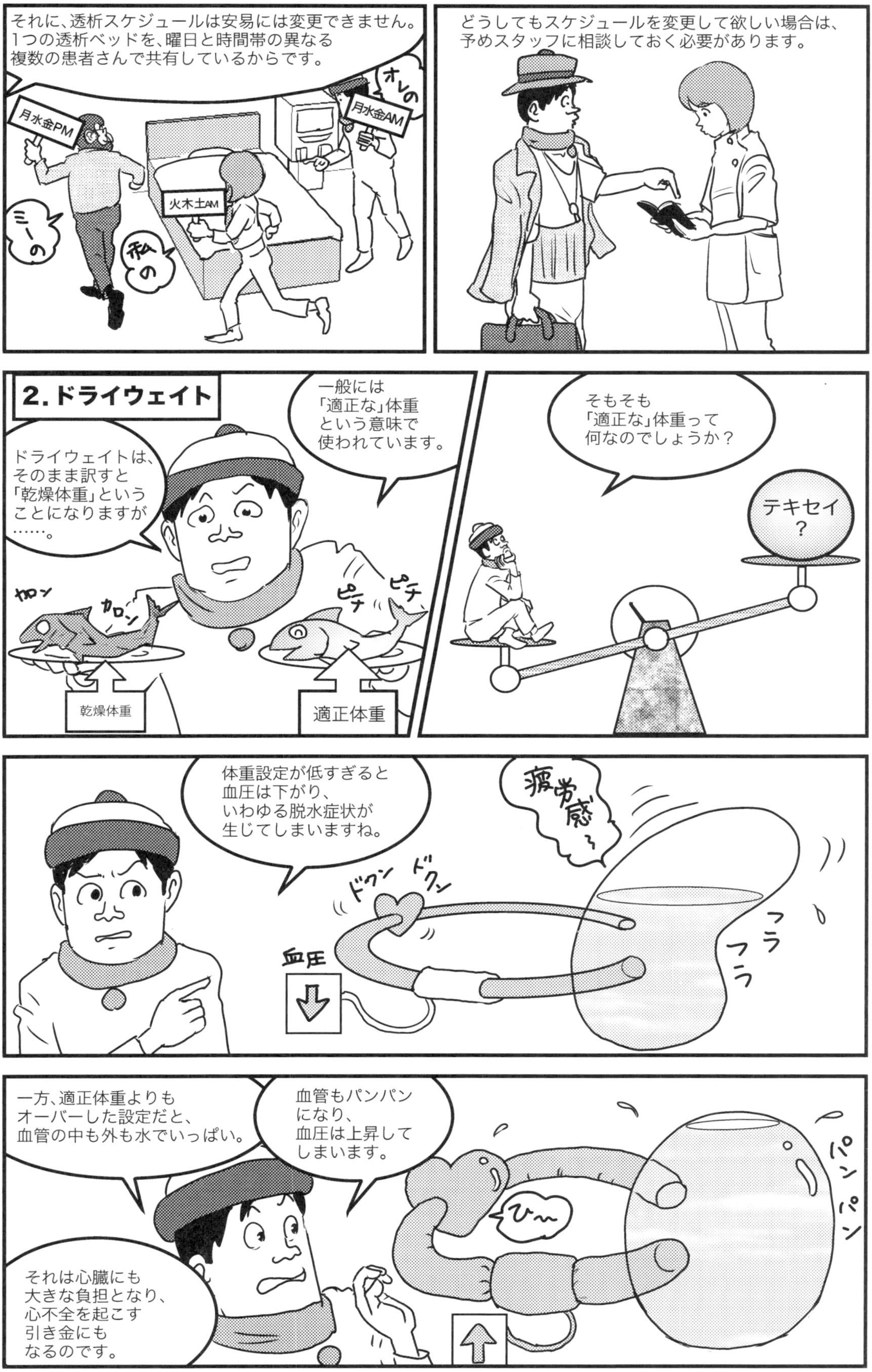
それに、透析スケジュールは安易には変更できません。1つの透析ベッドを、曜日と時間帯の異なる複数の患者さんで共有しているからです。
月水金PM
ミーの
火木土AM
私の
月水金AM
オレの
どうしてもスケジュールを変更して欲しい場合は、予めスタッフに相談しておく必要があります。
2. ドライウェイト
ドライウェイトは、そのまま訳すと「乾燥体重」ということになりますが……。
一般には「適正な」体重という意味で使われています。
カロン
カロン
ピチ
ピチ
乾燥体重
適正体重
そもそも「適正な」体重って何なのでしょうか？
テキセイ？
体重設定が低すぎると血圧は下がり、いわゆる脱水症状が生じてしまいますね。
疲労感～
ドクン ドクン
血圧
フラフラ
一方、適正体重よりもオーバーした設定だと、血管の中も外も水でいっぱい。
血管もパンパンになり、血圧は上昇してしまいます。
パンパン
ひ～
それは心臓にも大きな負担となり、心不全を起こす引き金にもなるのです。

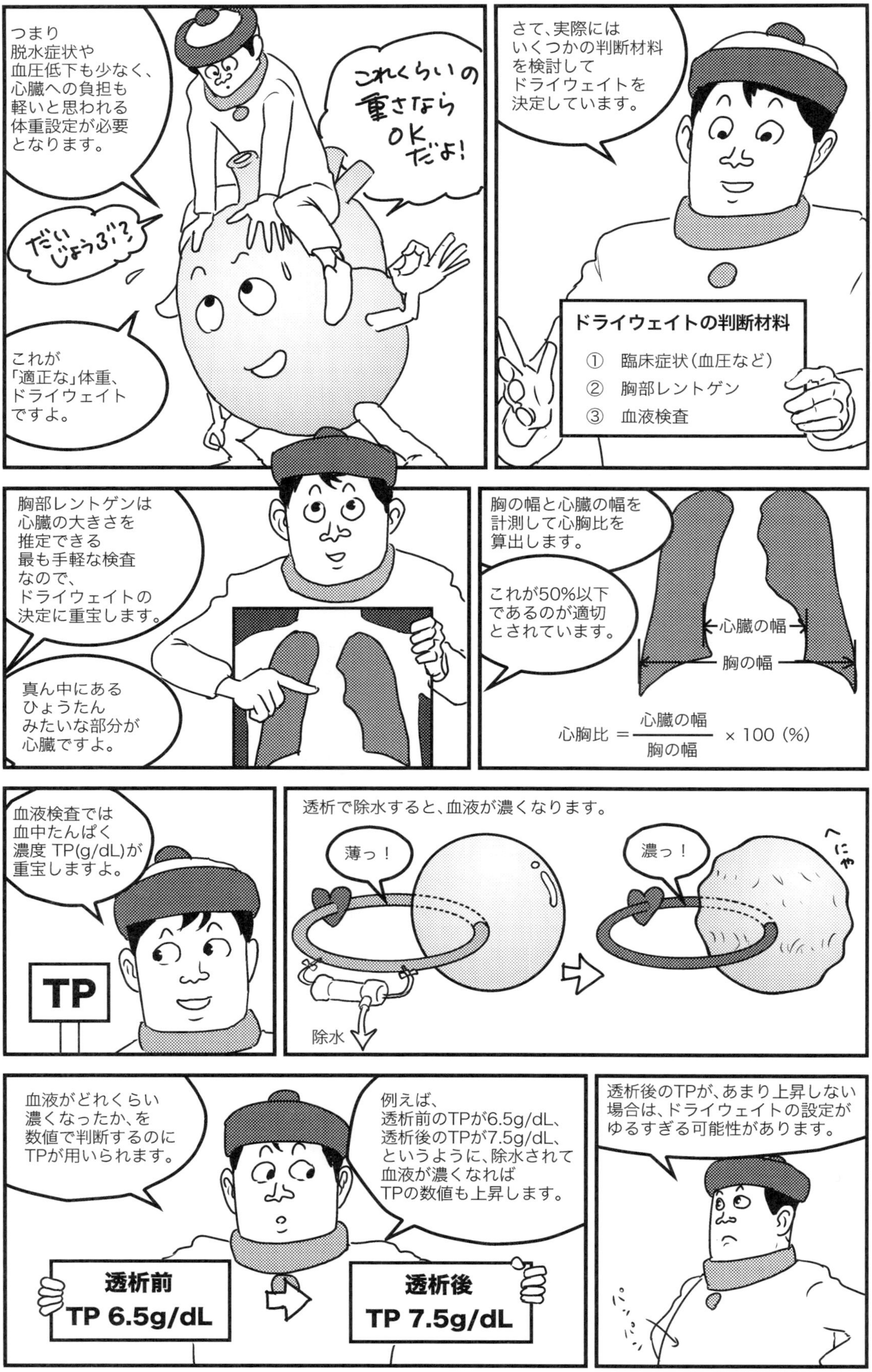

つまり
脱水症状や
血圧低下も少なく、
心臓への負担も
軽いと思われる
体重設定が必要
となります。
これくらいの重さならOKだよ！
だいじょうぶ？
これが「適正な」体重、ドライウェイトですよ。
さて、実際には
いくつかの判断材料
を検討して
ドライウェイトを
決定しています。
ドライウェイトの判断材料
① 臨床症状（血圧など）
② 胸部レントゲン
③ 血液検査
胸部レントゲンは
心臓の大きさを
推定できる
最も手軽な検査
なので、
ドライウェイトの
決定に重宝します。
真ん中にある
ひょうたん
みたいな部分が
心臓ですよ。
胸の幅と心臓の幅を
計測して心胸比を
算出します。
これが50%以下
であるのが適切
とされています。
心臓の幅
胸の幅
心胸比 ＝ 心臓の幅 / 胸の幅 × 100（%）
血液検査では
血中たんぱく
濃度 TP(g/dL)が
重宝しますよ。
TP
透析で除水すると、血液が濃くなります。
薄っ！
濃っ！
へにゃ
除水
血液がどれくらい
濃くなったか、を
数値で判断するのに
TPが用いられます。
例えば、
透析前のTPが6.5g/dL、
透析後のTPが7.5g/dL、
というように、除水されて
血液が濃くなれば
TPの数値も上昇します。
透析前
TP 6.5g/dL
透析後
TP 7.5g/dL
透析後のTPが、あまり上昇しない
場合は、ドライウェイトの設定が
ゆるすぎる可能性があります。

JCOPY 498-22406

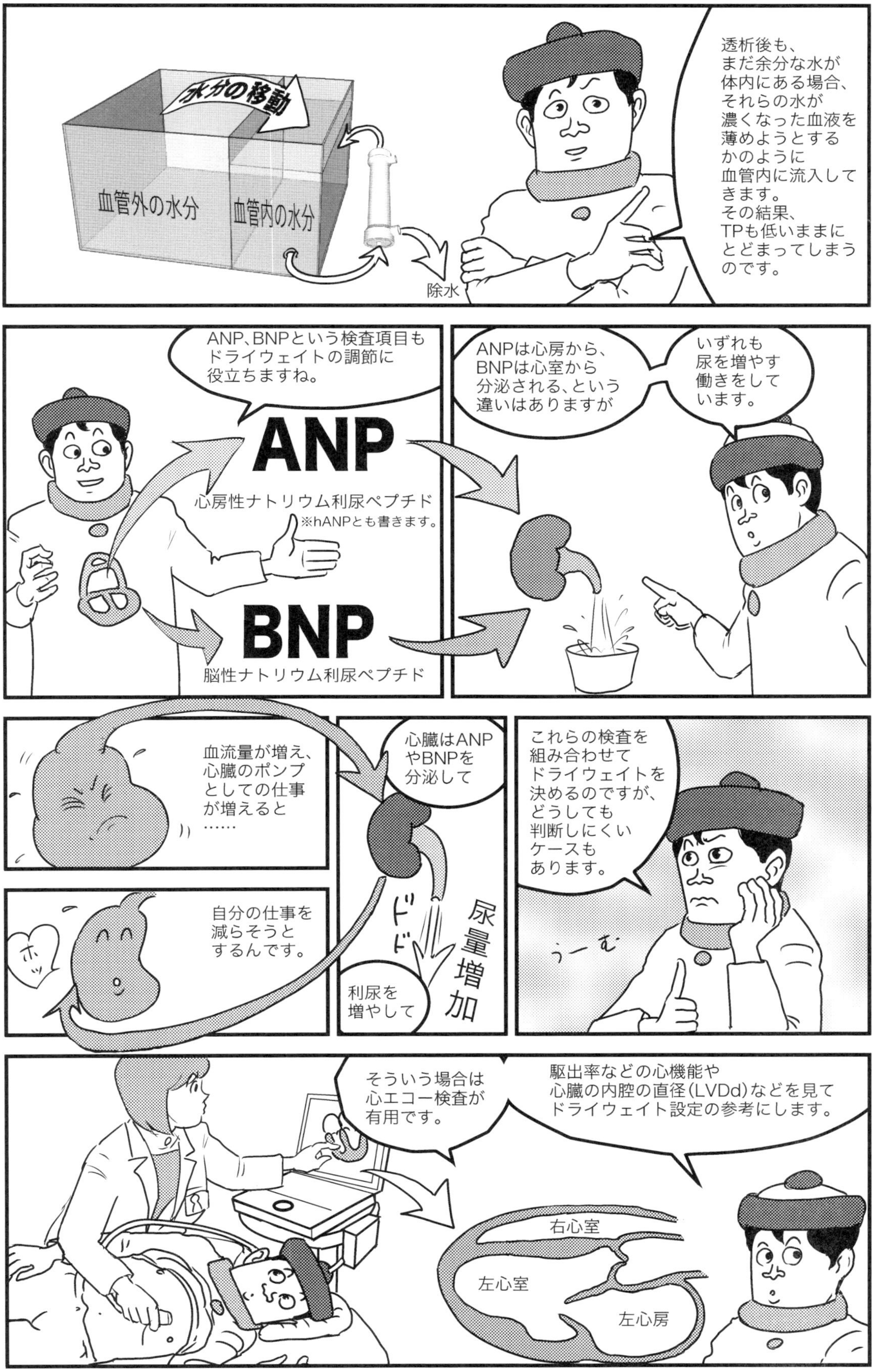

水分の移動
血管外の水分
血管内の水分
除水
透析後も、まだ余分な水が体内にある場合、それらの水が濃くなった血液を薄めようとするかのように血管内に流入してきます。その結果、TPも低いままにとどまってしまうのです。
ANP、BNPという検査項目もドライウェイトの調節に役立ちますね。
ANP
心房性ナトリウム利尿ペプチド
※hANPとも書きます。
BNP
脳性ナトリウム利尿ペプチド
ANPは心房から、BNPは心室から分泌される、という違いはありますが
いずれも尿を増やす働きをしています。
血流量が増え、心臓のポンプとしての仕事が増えると……
心臓はANPやBNPを分泌して
ドドド
尿量増加
利尿を増やして
自分の仕事を減らそうとするんです。
ホッ
これらの検査を組み合わせてドライウェイトを決めるのですが、どうしても判断しにくいケースもあります。
うーむ
そういう場合は心エコー検査が有用です。
駆出率などの心機能や心臓の内腔の直径(LVDd)などを見てドライウェイト設定の参考にします。
右心室
左心室
左心房

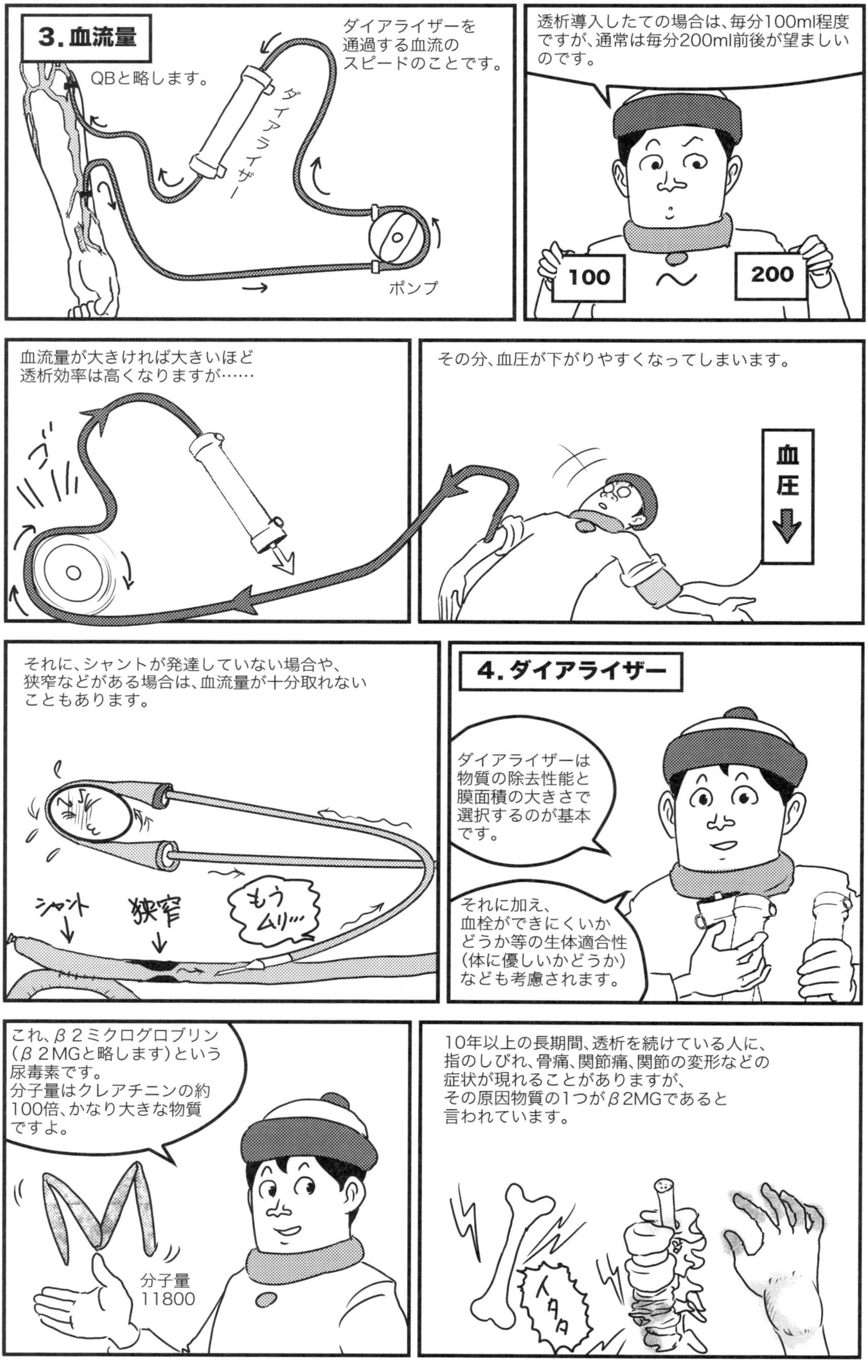
3. 血流量
ダイアライザーを
通過する血流の
スピードのことです。
QBと略します。
ダイアライザー
ポンプ
透析導入したての場合は、毎分100ml程度ですが、通常は毎分200ml前後が望ましいのです。
100
〜
200
血流量が大きければ大きいほど
透析効率は高くなりますが……
その分、血圧が下がりやすくなってしまいます。
血圧
それに、シャントが発達していない場合や、
狭窄などがある場合は、血流量が十分取れない
こともあります。
シャント
狭窄
もうムリ…
4. ダイアライザー
ダイアライザーは
物質の除去性能と
膜面積の大きさで
選択するのが基本
です。
それに加え、
血栓ができにくいか
どうか等の生体適合性
(体に優しいかどうか)
なども考慮されます。
これ、β2ミクログロブリン
(β2MGと略します)という
尿毒素です。
分子量はクレアチニンの約
100倍、かなり大きな物質
ですよ。
M
分子量
11800
10年以上の長期間、透析を続けている人に、
指のしびれ、骨痛、関節痛、関節の変形などの
症状が現れることがありますが、
その原因物質の1つがβ2MGであると
言われています。
イタタ

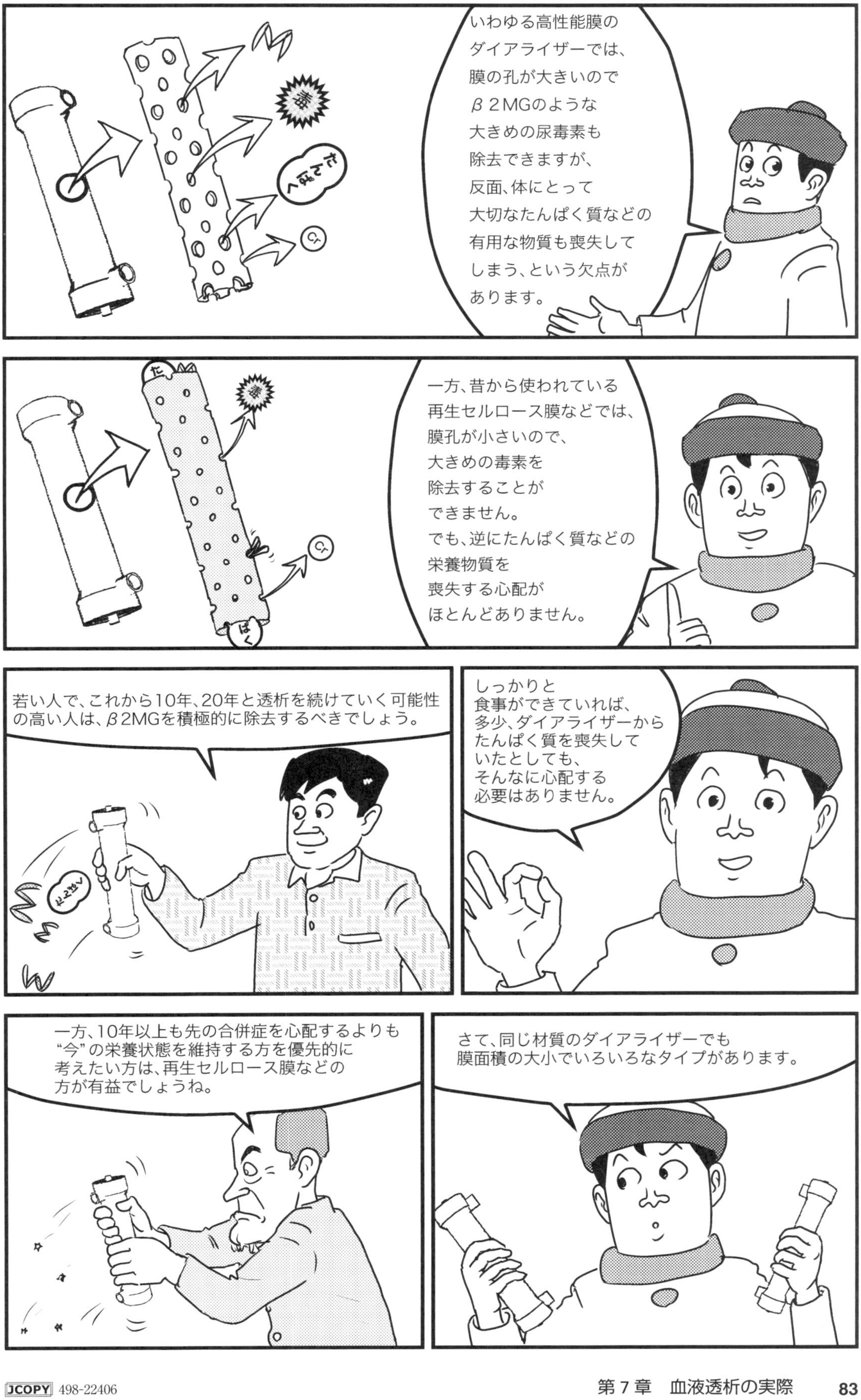
毒
たんぱく
Cr
いわゆる高性能膜のダイアライザーでは、膜の孔が大きいのでβ2MGのような大きめの尿毒素も除去できますが、反面、体にとって大切なたんぱく質などの有用な物質も喪失してしまう、という欠点があります。
た
毒
Cr
ぱく
一方、昔から使われている再生セルロース膜などでは、膜孔が小さいので、大きめの毒素を除去することができません。でも、逆にたんぱく質などの栄養物質を喪失する心配がほとんどありません。
若い人で、これから10年、20年と透析を続けていく可能性の高い人は、β2MGを積極的に除去するべきでしょう。
しっかりと食事ができていれば、多少、ダイアライザーからたんぱく質を喪失していたとしても、そんなに心配する必要はありません。
一方、10年以上も先の合併症を心配するよりも“今”の栄養状態を維持する方を優先的に考えたい方は、再生セルロース膜などの方が有益でしょうね。
さて、同じ材質のダイアライザーでも膜面積の大小でいろいろなタイプがあります。

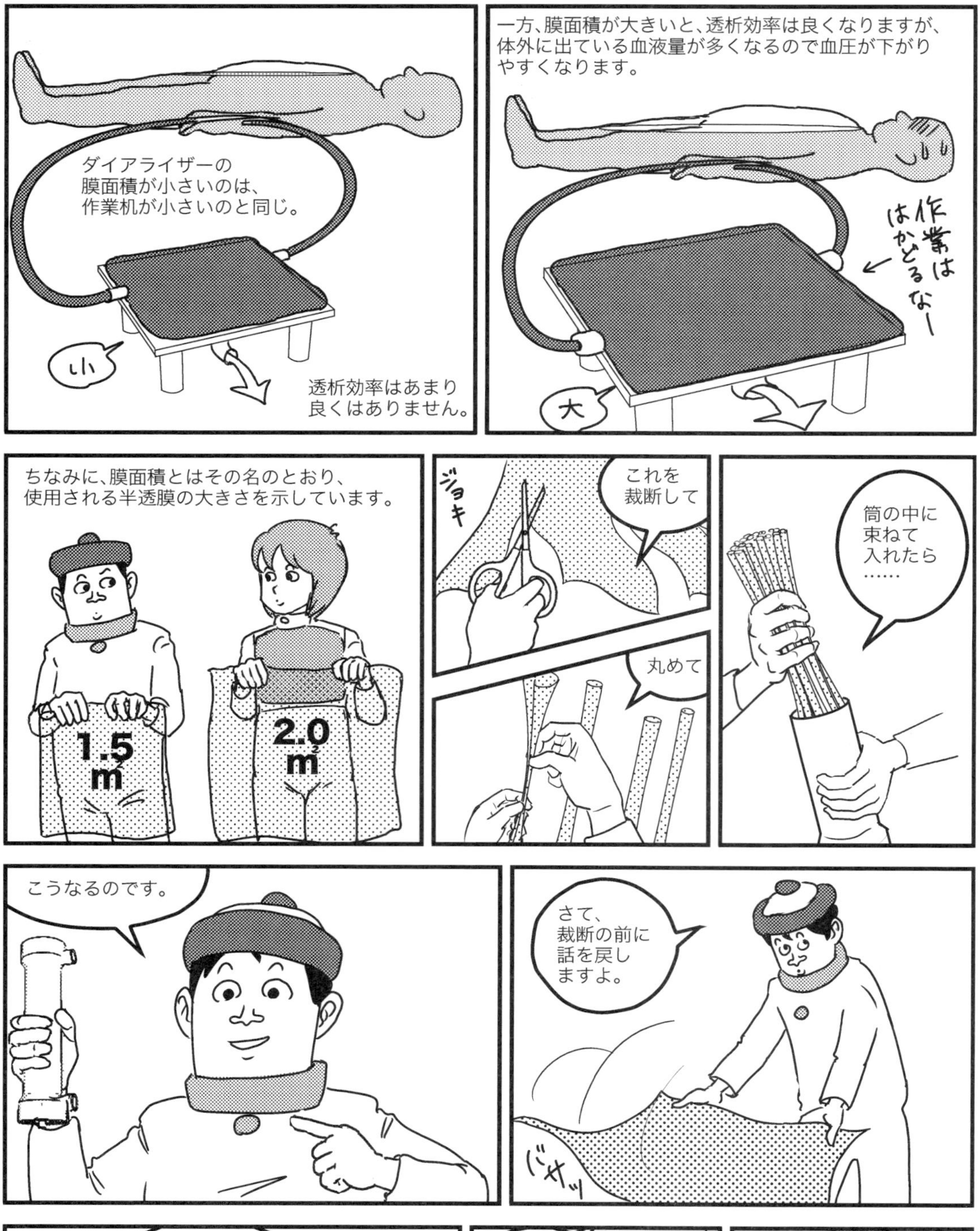

ダイアライザーの
膜面積が小さいのは、
作業机が小さいのと同じ。
小
透析効率はあまり
良くはありません。
一方、膜面積が大きいと、透析効率は良くなりますが、
体外に出ている血液量が多くなるので血圧が下がり
やすくなります。
作業はかどるなー
大
ちなみに、膜面積とはその名のとおり、
使用される半透膜の大きさを示しています。
1.5 ㎡
2.0 ㎡
ジョキ
これを
裁断して
丸めて
筒の中に
束ねて
入れたら
……
こうなるのです。
さて、
裁断の前に
話を戻し
ますよ。
バサッ
これ、古くから
使われている
再生セルロース膜
です。
表面は
ちょっと
ガサついて
いるかな。
この膜の上に
血液を通すと……

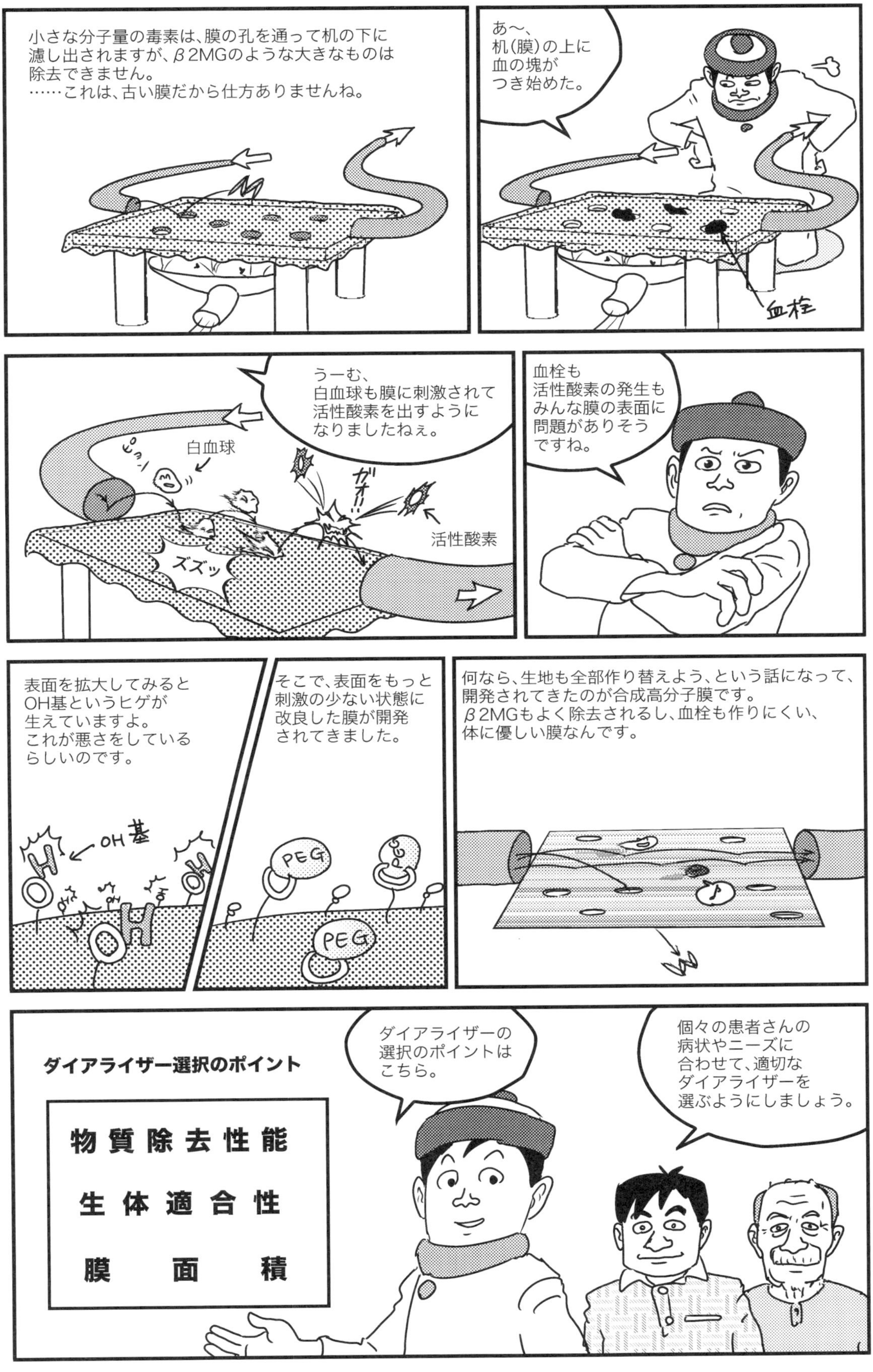

小さな分子量の毒素は、膜の孔を通って机の下に濾し出されますが、β2MGのような大きなものは除去できません。
……これは、古い膜だから仕方ありませんね。
あ〜、机(膜)の上に血の塊がつき始めた。
血栓
うーむ、白血球も膜に刺激されて活性酸素を出すようになりましたねぇ。
白血球
ズズッ
活性酸素
血栓も活性酸素の発生もみんな膜の表面に問題がありそうですね。
表面を拡大してみるとOH基というヒゲが生えていますよ。これが悪さをしているらしいのです。
OH基
そこで、表面をもっと刺激の少ない状態に改良した膜が開発されてきました。
PEG
何なら、生地も全部作り替えよう、という話になって、開発されてきたのが合成高分子膜です。β2MGもよく除去されるし、血栓も作りにくい、体に優しい膜なんです。
ダイアライザー選択のポイント
物質除去性能
生体適合性
膜面積
ダイアライザーの選択のポイントはこちら。
個々の患者さんの病状やニーズに合わせて、適切なダイアライザーを選ぶようにしましょう。

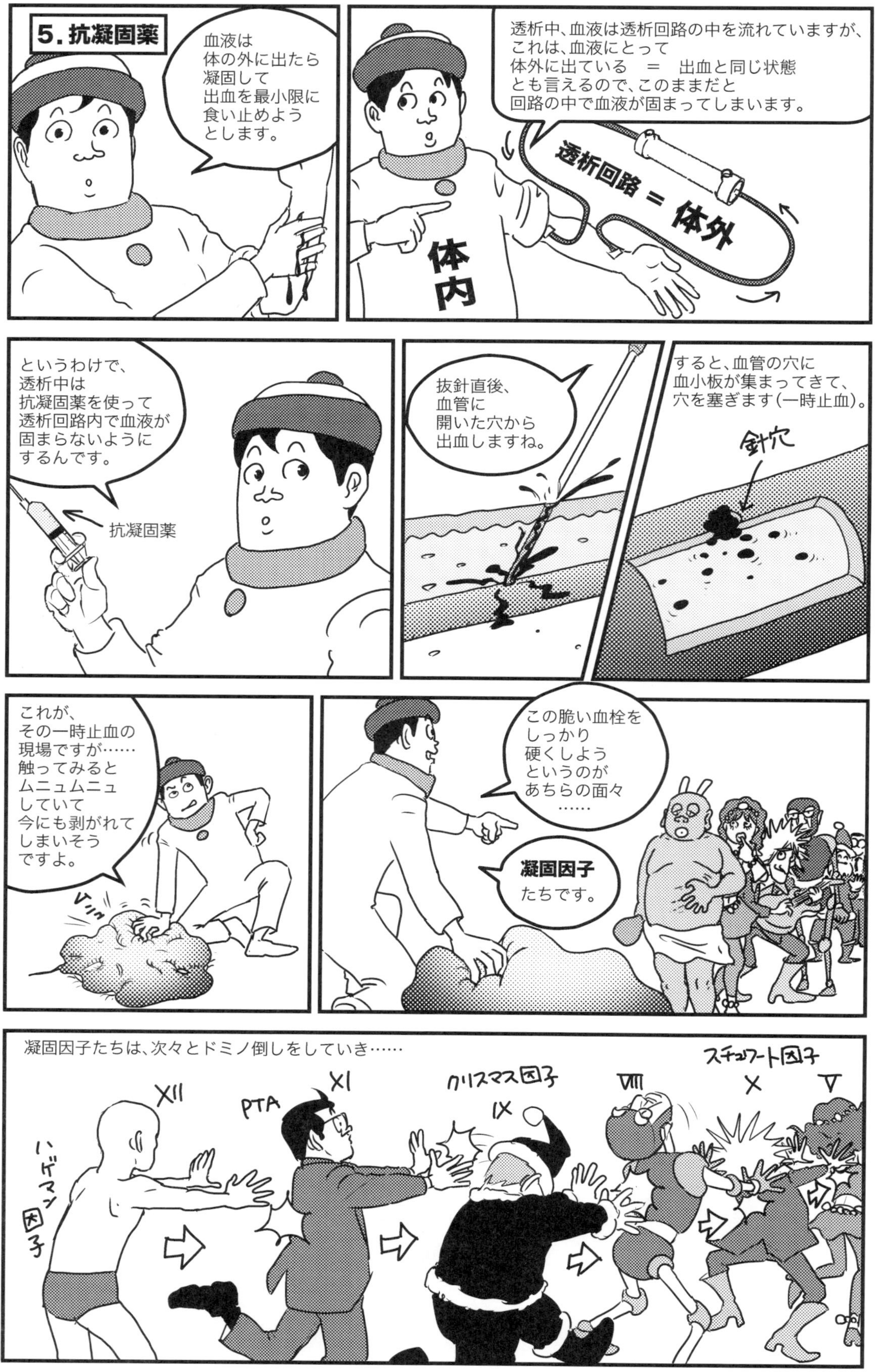
5. 抗凝固薬
血液は体の外に出たら凝固して出血を最小限に食い止めようとします。
透析中、血液は透析回路の中を流れていますが、これは、血液にとって体外に出ている ＝ 出血と同じ状態とも言えるので、このままだと回路の中で血液が固まってしまいます。
透析回路 ＝ 体外
体内
というわけで、透析中は抗凝固薬を使って透析回路内で血液が固まらないようにするんです。
抗凝固薬
抜針直後、血管に開いた穴から出血しますね。
すると、血管の穴に血小板が集まってきて、穴を塞ぎます(一時止血)。
針穴
これが、その一時止血の現場ですが……触ってみるとムニュムニュしていて今にも剥がれてしまいそうですよ。
この脆い血栓をしっかり硬くしようというのがあちらの面々……
凝固因子たちです。
凝固因子たちは、次々とドミノ倒しをしていき……
ハゲマン因子
XII
PTA
XI
クリスマス因子
IX
VIII
スチュワート因子
X
V

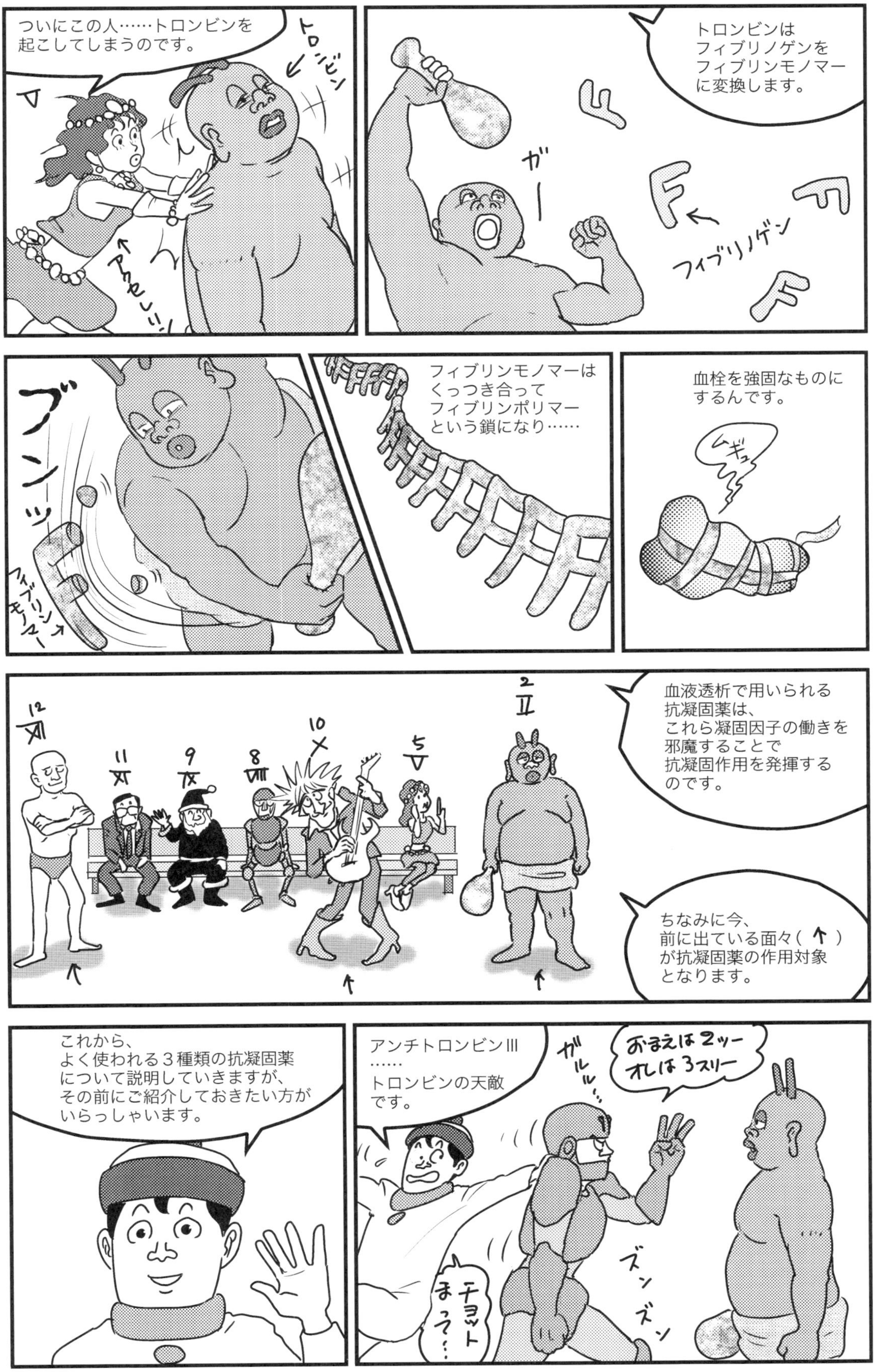

ついにこの人……トロンビンを
起こしてしまうのです。
トロンビン
アクセレリン
トロンビンは
フィブリノゲンを
フィブリンモノマー
に変換します。
ガー
フィブリノゲン
ブンーッ
フィブリンモノマー
フィブリンモノマーは
くっつき合って
フィブリンポリマー
という鎖になり……
血栓を強固なものに
するんです。
ムギュッ
血液透析で用いられる
抗凝固薬は、
これら凝固因子の働きを
邪魔することで
抗凝固作用を発揮する
のです。
ちなみに今、
前に出ている面々（↑）
が抗凝固薬の作用対象
となります。
これから、
よく使われる３種類の抗凝固薬
について説明していきますが、
その前にご紹介しておきたい方が
いらっしゃいます。
アンチトロンビンIII
……
トロンビンの天敵
です。
ガルルー
おまえは２ツー
オレは３スリー
ズンズン
チョット
まって…

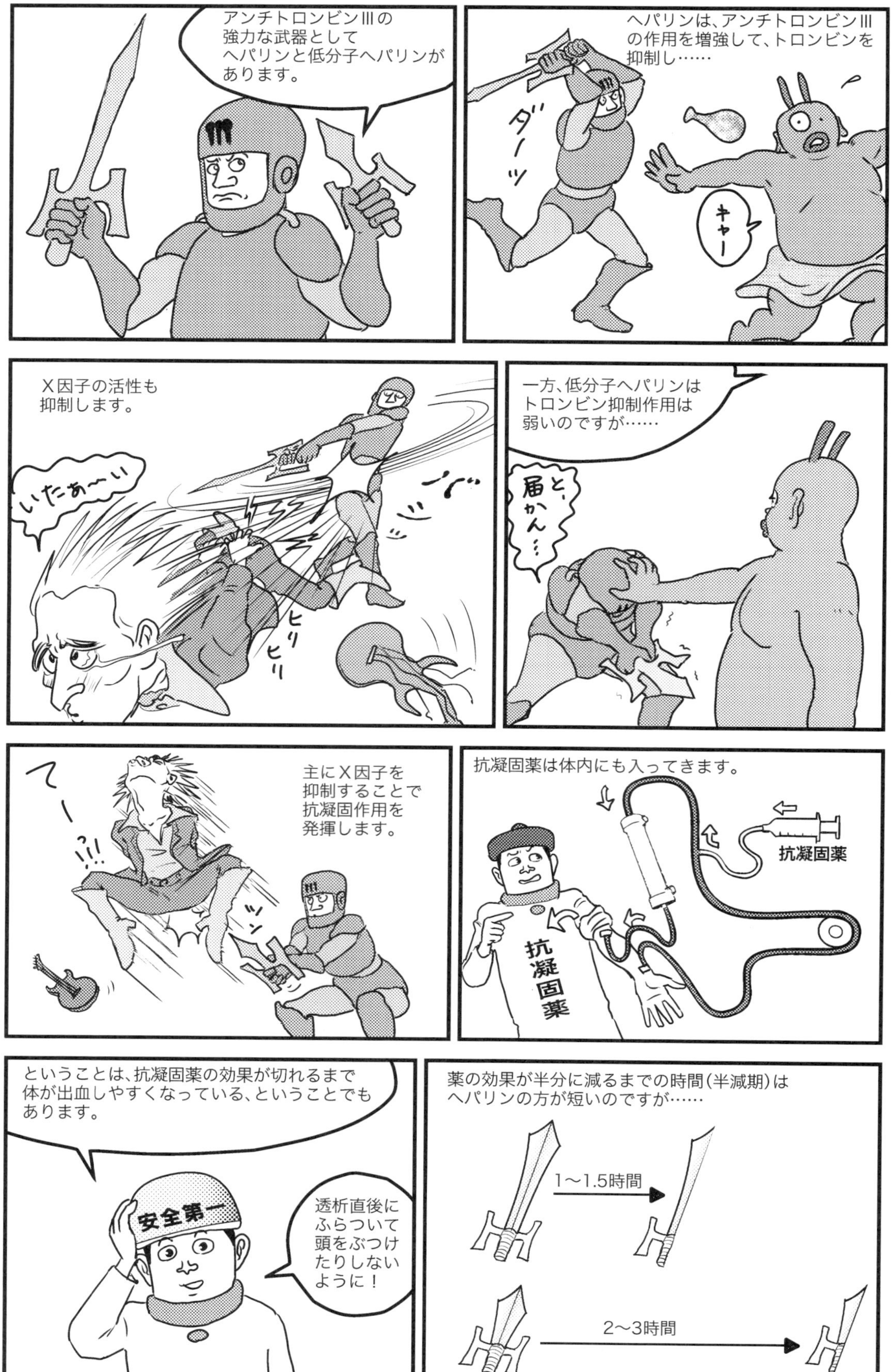
アンチトロンビンIIIの強力な武器としてヘパリンと低分子ヘパリンがあります。
ヘパリンは、アンチトロンビンIIIの作用を増強して、トロンビンを抑制し……
ダーッ
キャー
X因子の活性も抑制します。
いたあ〜い
ヒリヒリ
一方、低分子ヘパリンはトロンビン抑制作用は弱いのですが……
届かん…
主にX因子を抑制することで抗凝固作用を発揮します。
抗凝固薬は体内にも入ってきます。
抗凝固薬
抗凝固薬
ということは、抗凝固薬の効果が切れるまで体が出血しやすくなっている、ということでもあります。
安全第一
透析直後にふらついて頭をぶつけたりしないように！
薬の効果が半分に減るまでの時間(半減期)はヘパリンの方が短いのですが……
1〜1.5時間
2〜3時間

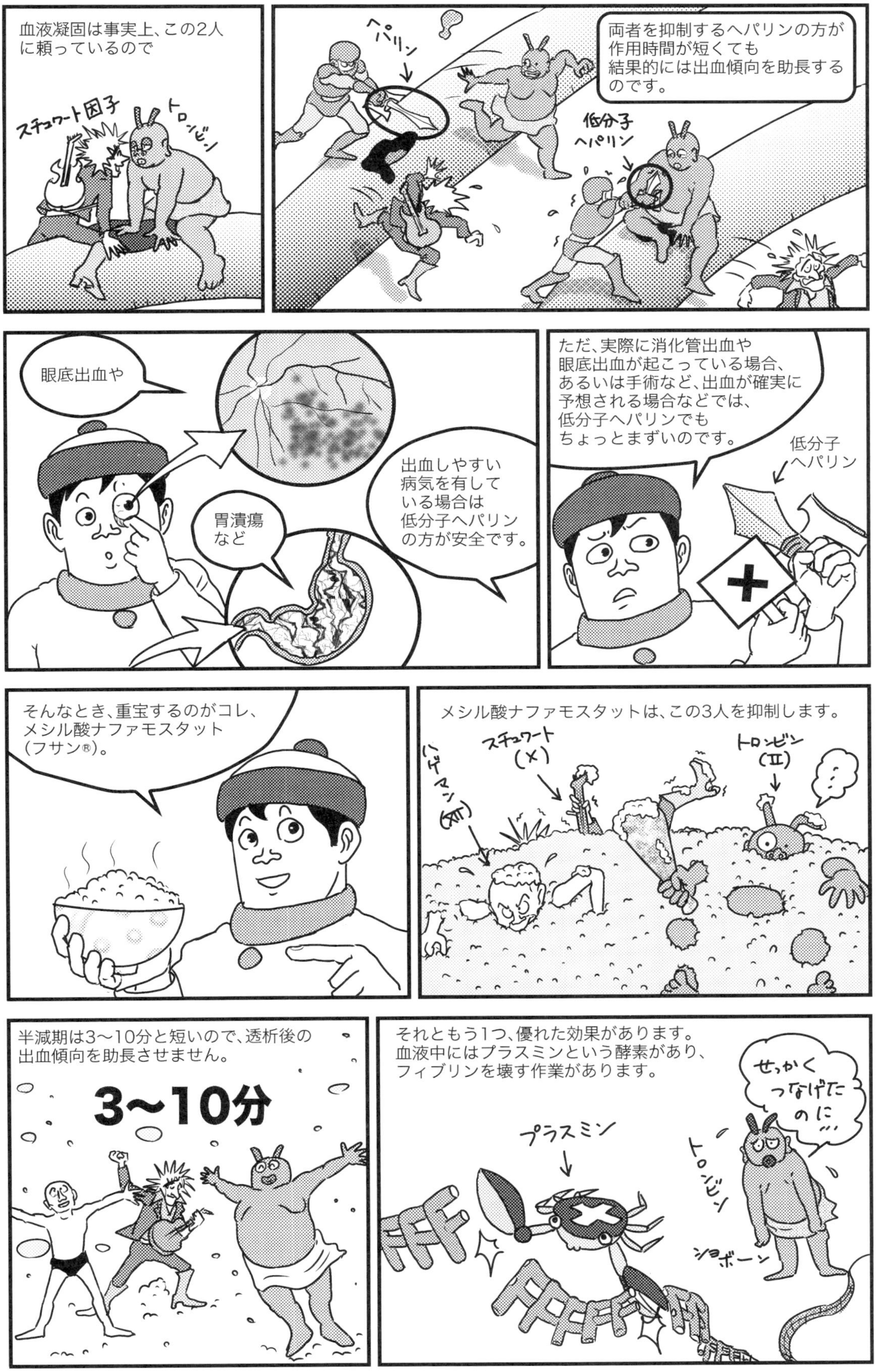
血液凝固は事実上、この2人
に頼っているので
スチュワート因子
トロンビン
ヘパリン
両者を抑制するヘパリンの方が
作用時間が短くても
結果的には出血傾向を助長する
のです。
低分子
ヘパリン
眼底出血や
胃潰瘍
など
出血しやすい
病気を有して
いる場合は
低分子ヘパリン
の方が安全です。
ただ、実際に消化管出血や
眼底出血が起こっている場合、
あるいは手術など、出血が確実に
予想される場合などでは、
低分子ヘパリンでも
ちょっとまずいのです。
低分子
ヘパリン
そんなとき、重宝するのがコレ、
メシル酸ナファモスタット
(フサン®)。
メシル酸ナファモスタットは、この3人を抑制します。
ハゲマン
(XII)
スチュワート
(X)
トロンビン
(II)
半減期は3〜10分と短いので、透析後の
出血傾向を助長させません。
3〜10分
それともう1つ、優れた効果があります。
血液中にはプラスミンという酵素があり、
フィブリンを壊す作業があります。
せっかく
つなげた
のに…
プラスミン
トロンビン
ショボーン

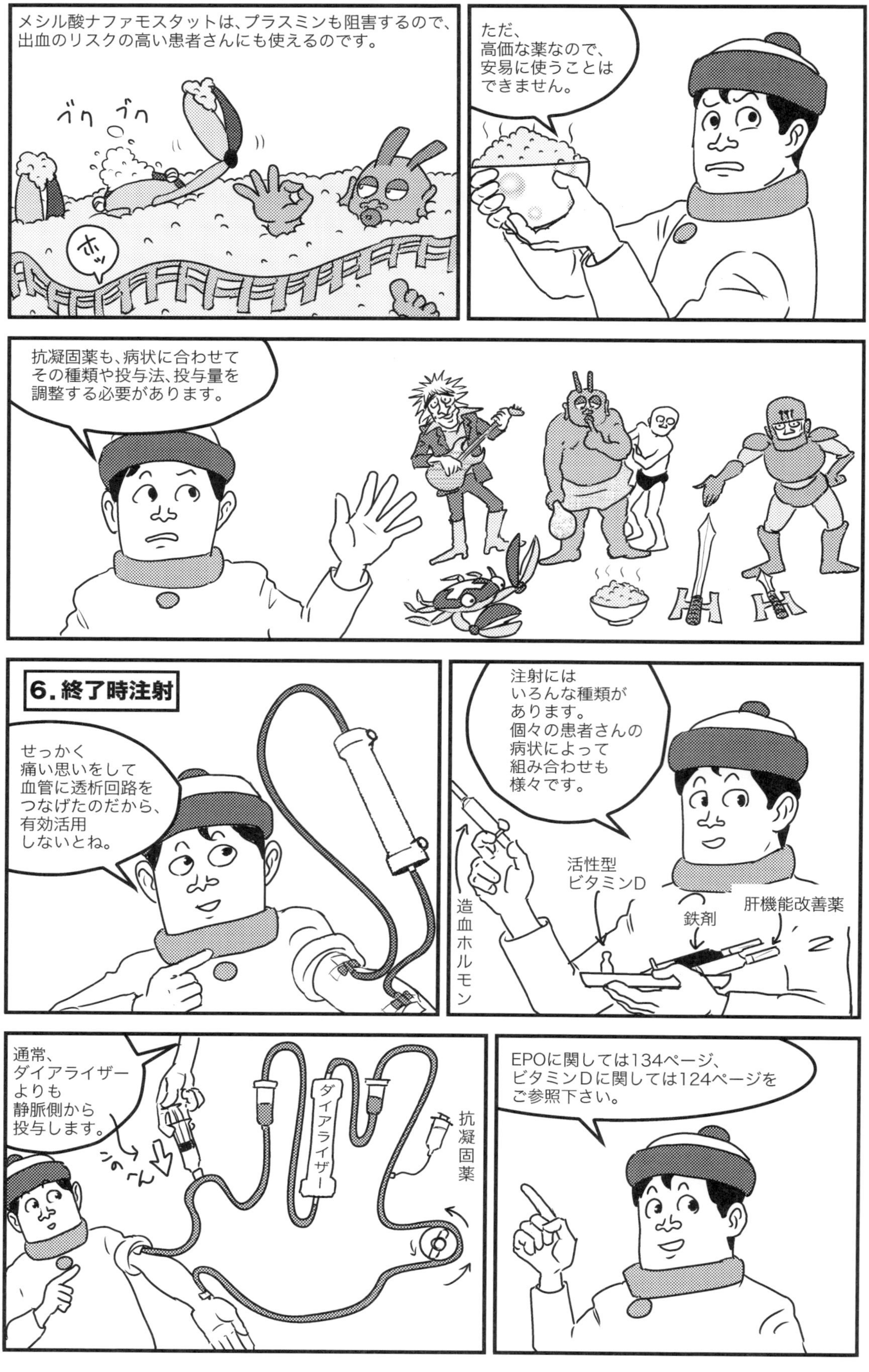
メシル酸ナファモスタットは、プラスミンも阻害するので、
出血のリスクの高い患者さんにも使えるのです。
ホッ
ただ、
高価な薬なので、
安易に使うことは
できません。
抗凝固薬も、病状に合わせて
その種類や投与法、投与量を
調整する必要があります。
6. 終了時注射
せっかく
痛い思いをして
血管に透析回路を
つなげたのだから、
有効活用
しないとね。
注射には
いろんな種類が
あります。
個々の患者さんの
病状によって
組み合わせも
様々です。
造血ホルモン
活性型
ビタミンD
鉄剤
肝機能改善薬
通常、
ダイアライザー
よりも
静脈側から
投与します。
ダイアライザー
抗凝固薬
EPOに関しては134ページ、
ビタミンDに関しては124ページを
ご参照下さい。

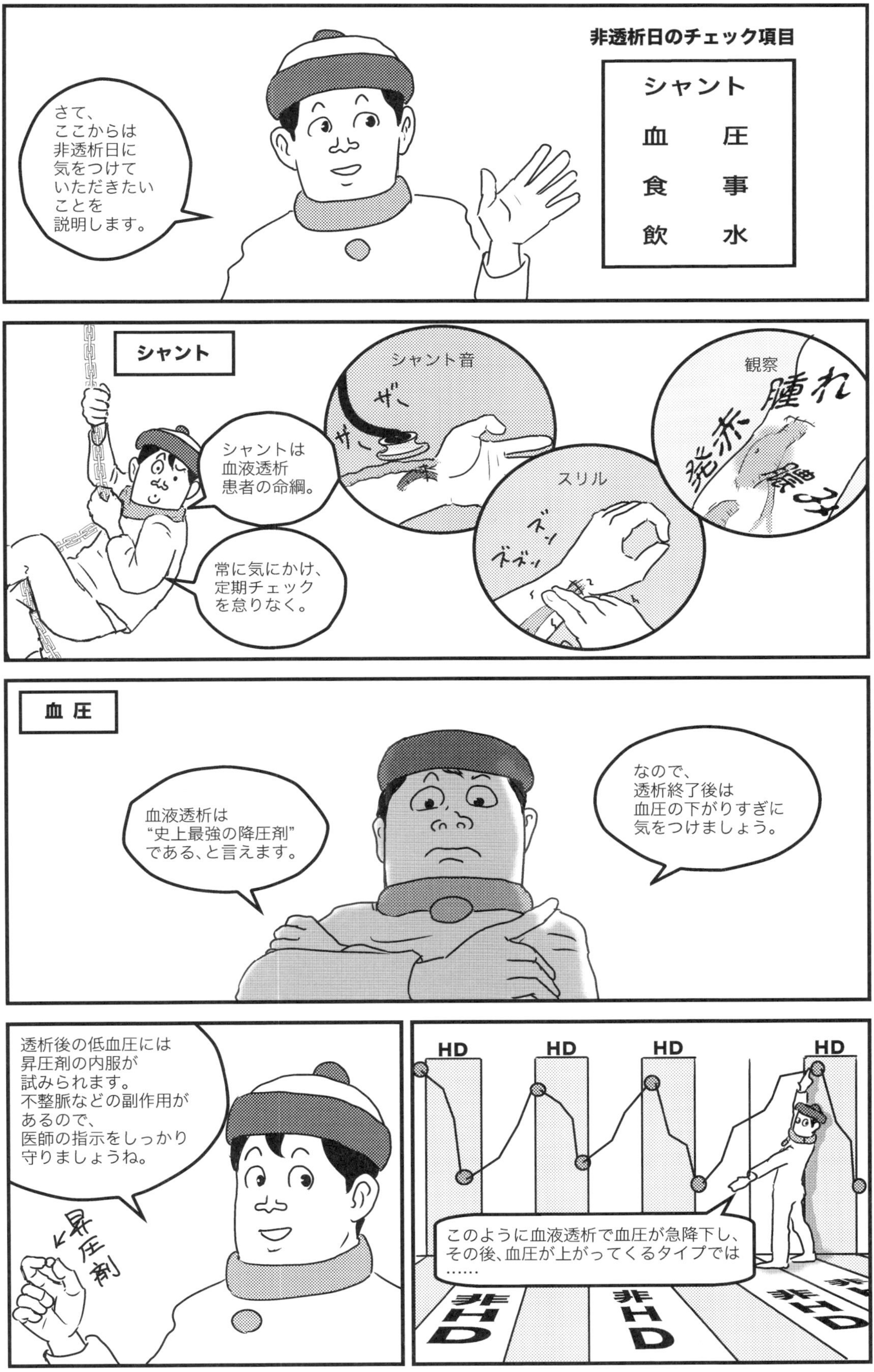

さて、ここからは非透析日に気をつけていただきたいことを説明します。
非透析日のチェック項目
シャント
血　圧
食　事
飲　水
シャント
シャントは血液透析患者の命綱。
常に気にかけ、定期チェックを怠りなく。
シャント音
ザー
ザ
スリル
ズッ
ズズッ
観察
腫れ
発赤
血圧
血液透析は“史上最強の降圧剤”である、と言えます。
なので、透析終了後は血圧の下がりすぎに気をつけましょう。
透析後の低血圧には昇圧剤の内服が試みられます。不整脈などの副作用があるので、医師の指示をしっかり守りましょうね。
昇圧剤
HD
HD
HD
HD
このように血液透析で血圧が急降下し、その後、血圧が上がってくるタイプでは……
非HD
非HD
非HD

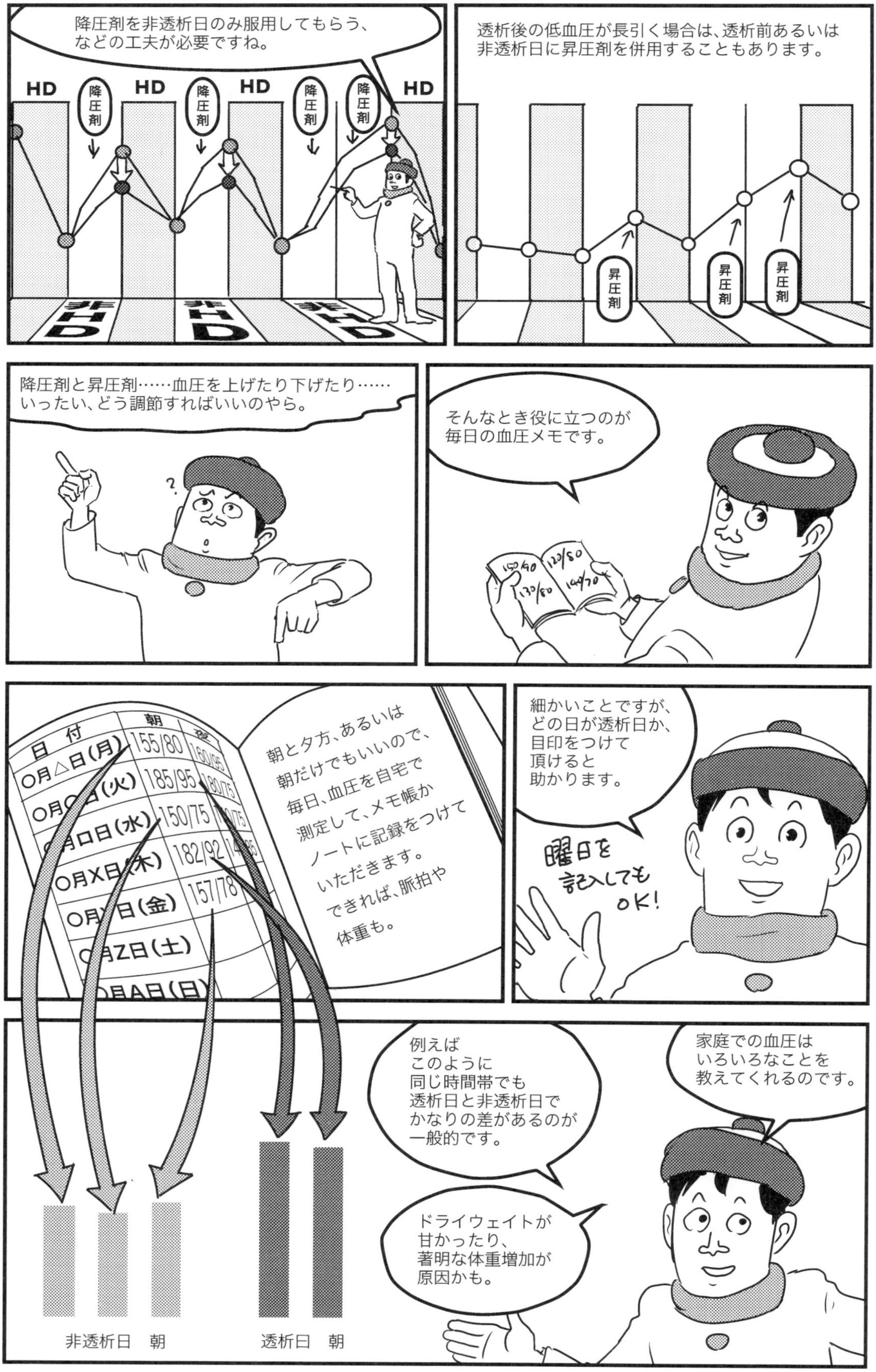
降圧剤を非透析日のみ服用してもらう、
などの工夫が必要ですね。
HD
降圧剤
非HD
透析後の低血圧が長引く場合は、透析前あるいは
非透析日に昇圧剤を併用することもあります。
昇圧剤
降圧剤と昇圧剤……血圧を上げたり下げたり……
いったい、どう調節すればいいのやら。
そんなとき役に立つのが
毎日の血圧メモです。
日付
朝
○月△日(月)
155/80
○月○日(火)
185/95
○月□日(水)
150/75
○月X日(木)
182/92
○月Y日(金)
157/78
○月Z日(土)
朝と夕方、あるいは
朝だけでもいいので、
毎日、血圧を自宅で
測定して、メモ帳か
ノートに記録をつけて
いただきます。
できれば、脈拍や
体重も。
細かいことですが、
どの日が透析日か、
目印をつけて
頂けると
助かります。
曜日を
記入しても
OK!
例えば
このように
同じ時間帯でも
透析日と非透析日で
かなりの差があるのが
一般的です。
家庭での血圧は
いろいろなことを
教えてくれるのです。
ドライウェイトが
甘かったり、
著明な体重増加が
原因かも。
非透析日　朝
透析日　朝

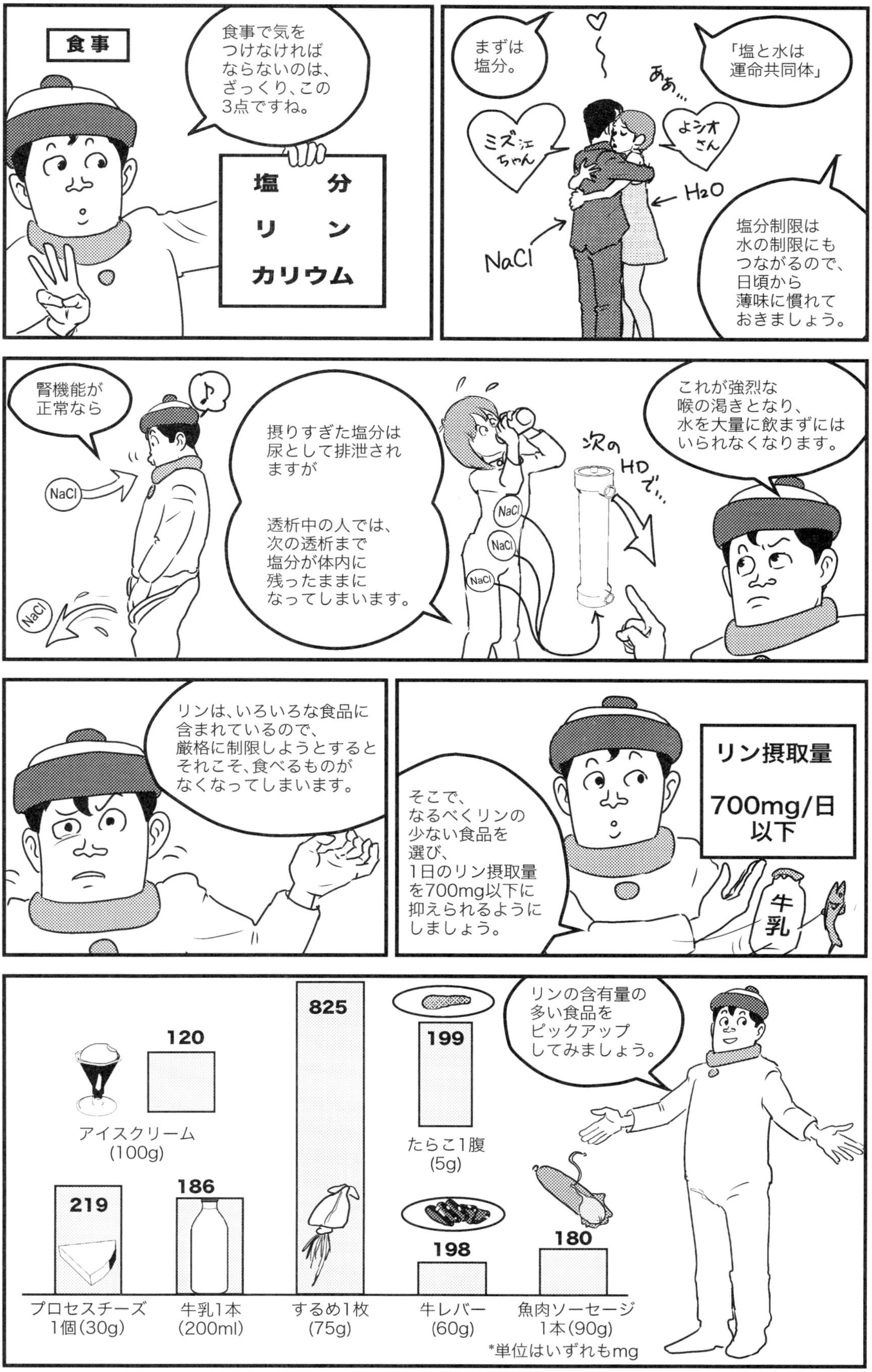
食事
食事で気をつけなければならないのは、ざっくり、この3点ですね。
塩分
リン
カリウム
まずは塩分。
「塩と水は運命共同体」
ああ…
ミズエちゃん
ヨシオさん
H2O
NaCl
塩分制限は水の制限にもつながるので、日頃から薄味に慣れておきましょう。
腎機能が正常なら
NaCl
NaCl
摂りすぎた塩分は尿として排泄されますが
透析中の人では、次の透析まで塩分が体内に残ったままになってしまいます。
NaCl
NaCl
NaCl
次のHDで…
これが強烈な喉の渇きとなり、水を大量に飲まずにはいられなくなります。
リンは、いろいろな食品に含まれているので、厳格に制限しようとするとそれこそ、食べるものがなくなってしまいます。
そこで、なるべくリンの少ない食品を選び、1日のリン摂取量を700mg以下に抑えられるようにしましょう。
リン摂取量
700mg/日以下
牛乳
リンの含有量の多い食品をピックアップしてみましょう。
120
アイスクリーム(100g)
825
199
たらこ1腹(5g)
219
186
198
180
プロセスチーズ1個(30g)
牛乳1本(200ml)
するめ1枚(75g)
牛レバー(60g)
魚肉ソーセージ1本(90g)
*単位はいずれもmg

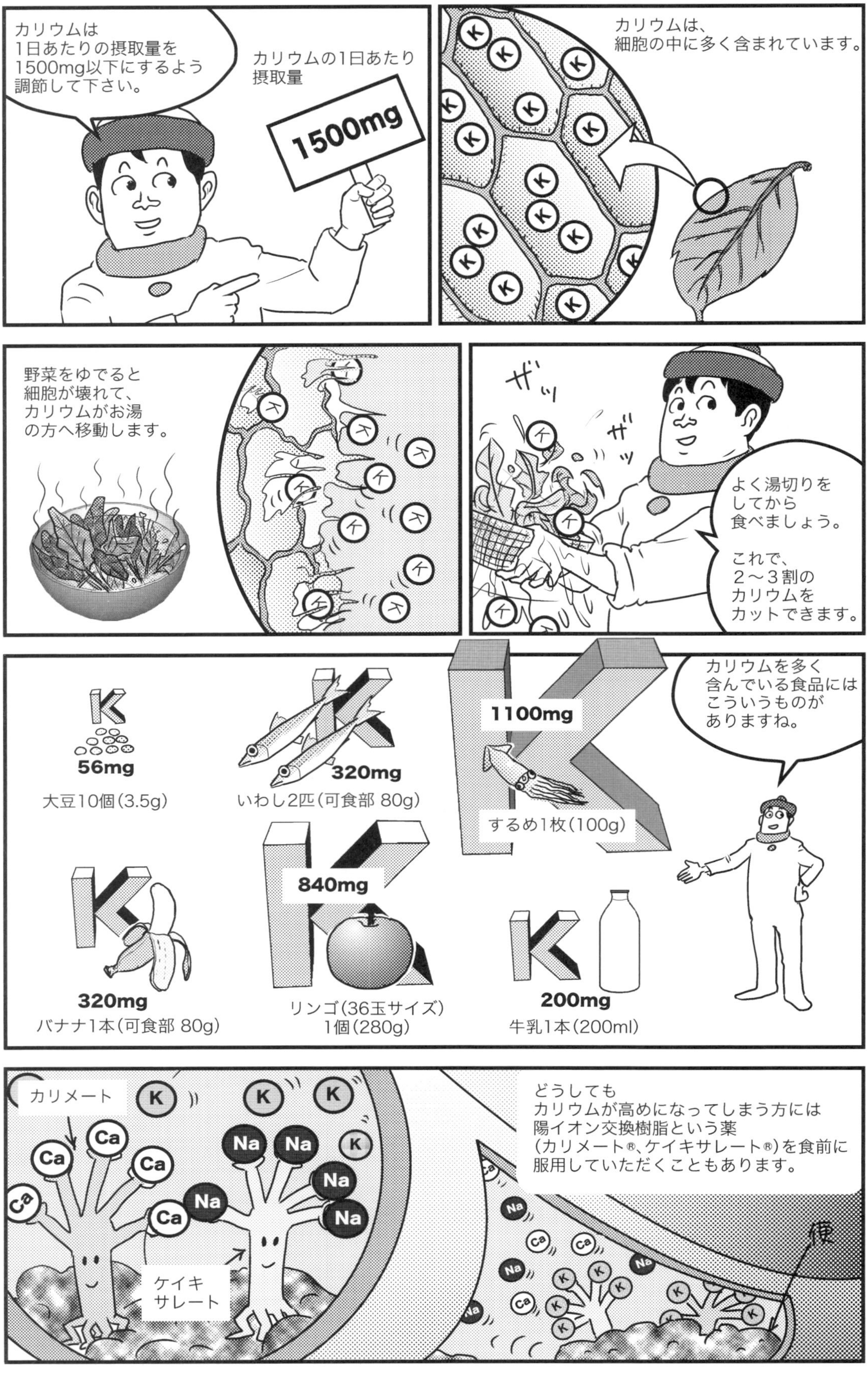
カリウムは
1日あたりの摂取量を
1500mg以下にするよう
調節して下さい。
カリウムの1日あたり
摂取量
1500mg
カリウムは、
細胞の中に多く含まれています。
野菜をゆでると
細胞が壊れて、
カリウムがお湯
の方へ移動します。
ザッ
ザッ
よく湯切りを
してから
食べましょう。
これで、
2～3割の
カリウムを
カットできます。
56mg
大豆10個(3.5g)
320mg
いわし2匹(可食部 80g)
1100mg
するめ1枚(100g)
カリウムを多く
含んでいる食品には
こういうものが
ありますね。
320mg
バナナ1本(可食部 80g)
840mg
リンゴ(36玉サイズ)
1個(280g)
200mg
牛乳1本(200ml)
カリメート
ケイキ
サレート
どうしても
カリウムが高めになってしまう方には
陽イオン交換樹脂という薬
(カリメート®、ケイキサレート®)を食前に
服用していただくこともあります。
便

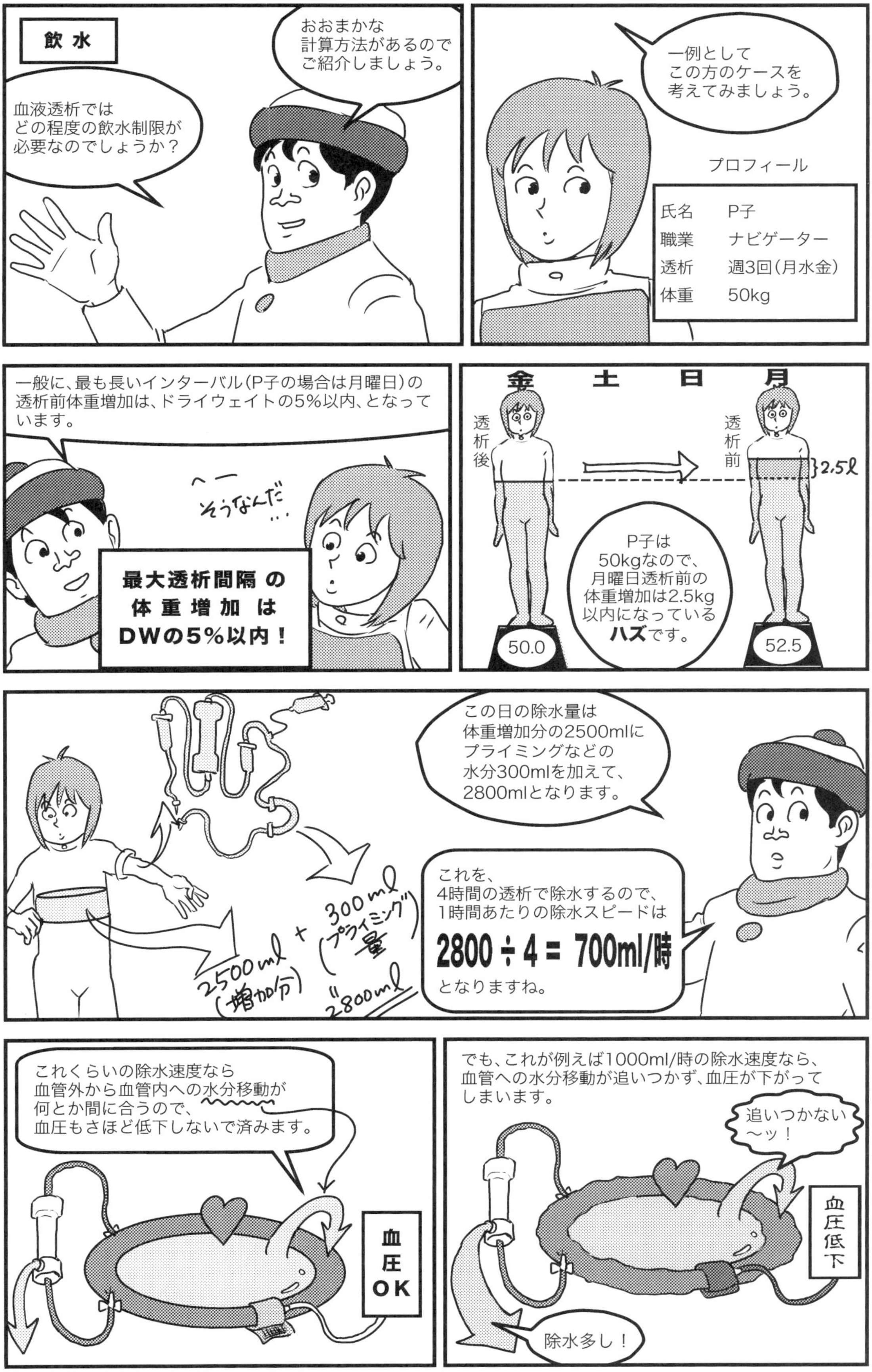

飲水
血液透析では
どの程度の飲水制限が
必要なのでしょうか？
おおまかな
計算方法があるので
ご紹介しましょう。
一例として
この方のケースを
考えてみましょう。
プロフィール
氏名　P子
職業　ナビゲーター
透析　週3回（月水金）
体重　50kg
一般に、最も長いインターバル（P子の場合は月曜日）の透析前体重増加は、ドライウェイトの5%以内、となっています。
へー
そうなんだ…
最大透析間隔の
体重増加は
DWの5%以内！
金　土　日　月
透析後
透析前
2.5ℓ
P子は
50kgなので、
月曜日透析前の
体重増加は2.5kg
以内になっている
ハズです。
50.0
52.5
この日の除水量は
体重増加分の2500mlに
プライミングなどの
水分300mlを加えて、
2800mlとなります。
2500ml（増加分）＋300ml（プライミング量）＝2800ml
これを、
4時間の透析で除水するので、
1時間あたりの除水スピードは
2800 ÷ 4 = 700ml/時
となりますね。
これくらいの除水速度なら
血管外から血管内への水分移動が
何とか間に合うので、
血圧もさほど低下しないで済みます。
血圧OK
でも、これが例えば1000ml/時の除水速度なら、血管への水分移動が追いつかず、血圧が下がってしまいます。
追いつかない〜ッ！
血圧低下
除水多し！

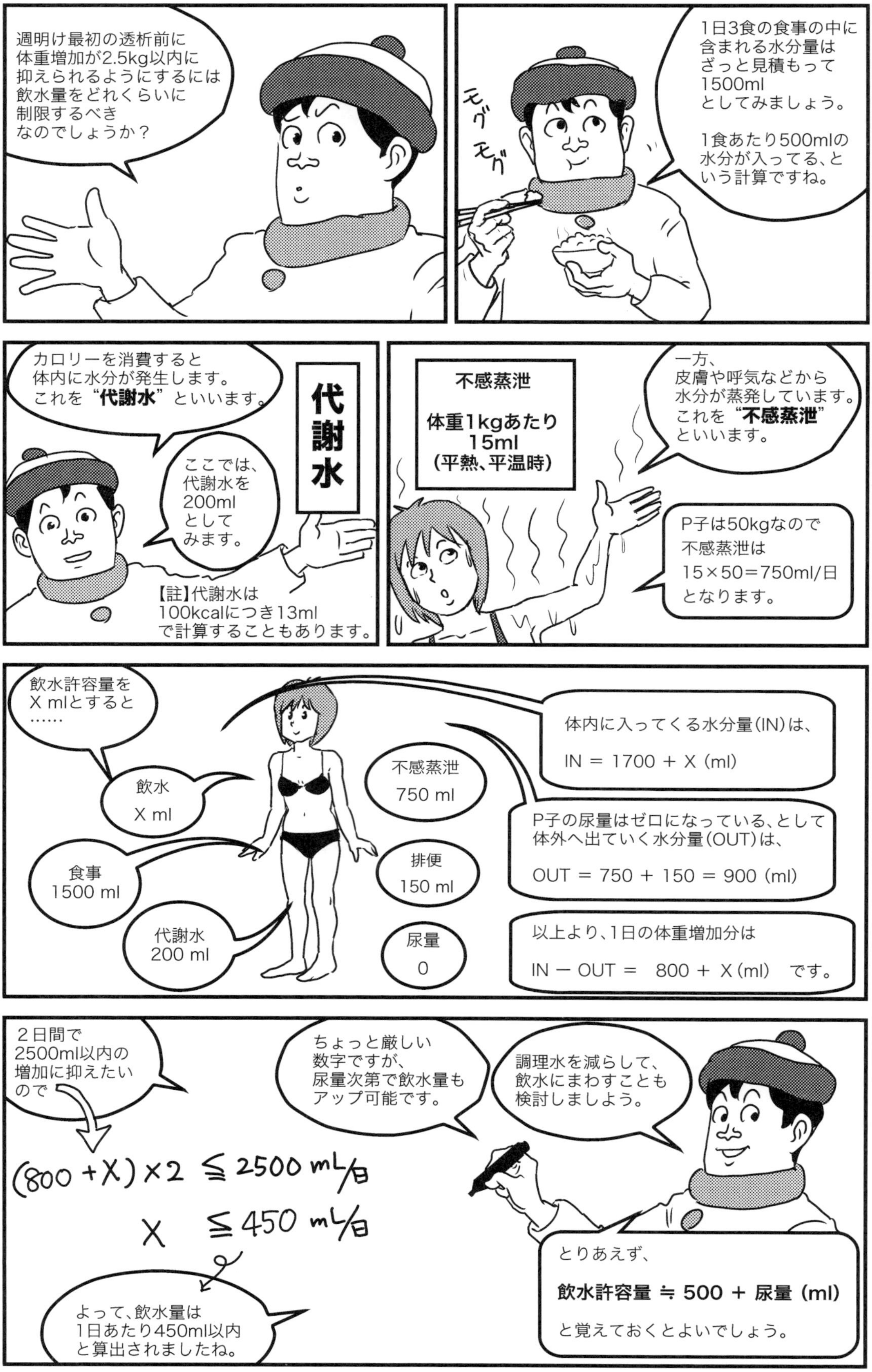

週明け最初の透析前に
体重増加が2.5kg以内に
抑えられるようにするには
飲水量をどれくらいに
制限するべき
なのでしょうか？
モグ モグ
1日3食の食事の中に
含まれる水分量は
ざっと見積もって
1500ml
としてみましょう。
1食あたり500mlの
水分が入ってる、という計算ですね。
カロリーを消費すると
体内に水分が発生します。
これを“代謝水”といいます。
代謝水
ここでは、
代謝水を
200ml
として
みます。
【註】代謝水は
100kcalにつき13ml
で計算することもあります。
不感蒸泄
体重1kgあたり
15ml
(平熱、平温時)
一方、
皮膚や呼気などから
水分が蒸発しています。
これを“不感蒸泄”
といいます。
P子は50kgなので
不感蒸泄は
15×50＝750ml/日
となります。
飲水許容量を
X mlとすると
……
体内に入ってくる水分量(IN)は、
IN ＝ 1700 ＋ X (ml)
飲水
X ml
食事
1500 ml
代謝水
200 ml
不感蒸泄
750 ml
排便
150 ml
尿量
0
P子の尿量はゼロになっている、として
体外へ出ていく水分量(OUT)は、
OUT ＝ 750 ＋ 150 ＝ 900 (ml)
以上より、1日の体重増加分は
IN － OUT ＝ 800 ＋ X (ml) です。
2日間で
2500ml以内の
増加に抑えたい
ので
(800 + X) × 2 ≦ 2500 mL/日
X ≦ 450 mL/日
よって、飲水量は
1日あたり450ml以内
と算出されましたね。
ちょっと厳しい
数字ですが、
尿量次第で飲水量も
アップ可能です。
調理水を減らして、
飲水にまわすことも
検討しましょう。
とりあえず、
飲水許容量 ≒ 500 ＋ 尿量 (ml)
と覚えておくとよいでしょう。

第8章　腹膜透析の実際

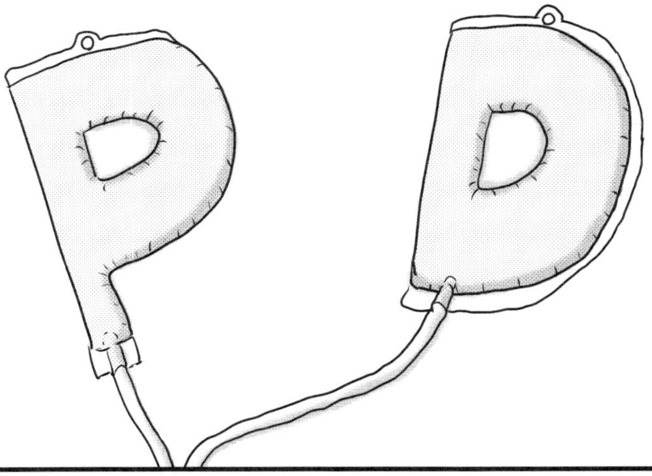
PD

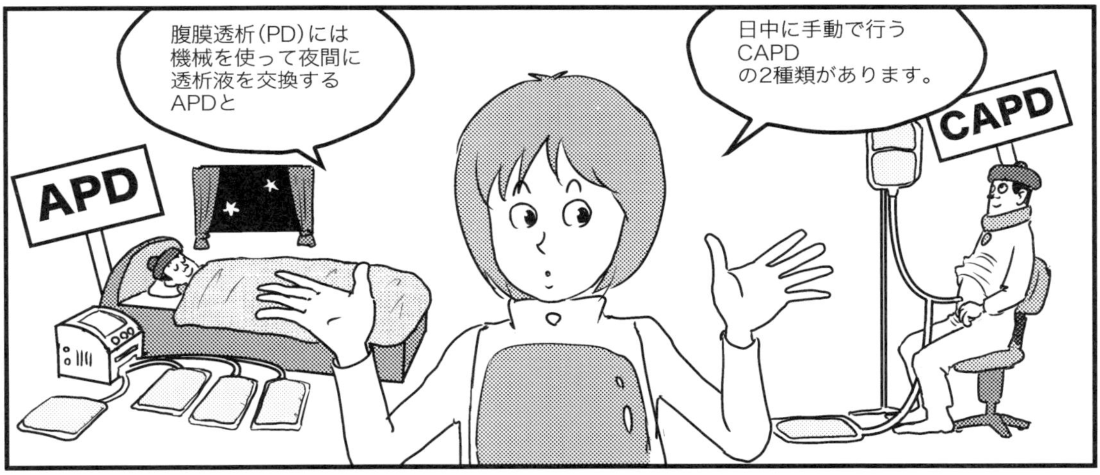
腹膜透析（PD）には
機械を使って夜間に
透析液を交換する
APDと
日中に手動で行う
CAPD
の2種類があります。
APD
CAPD

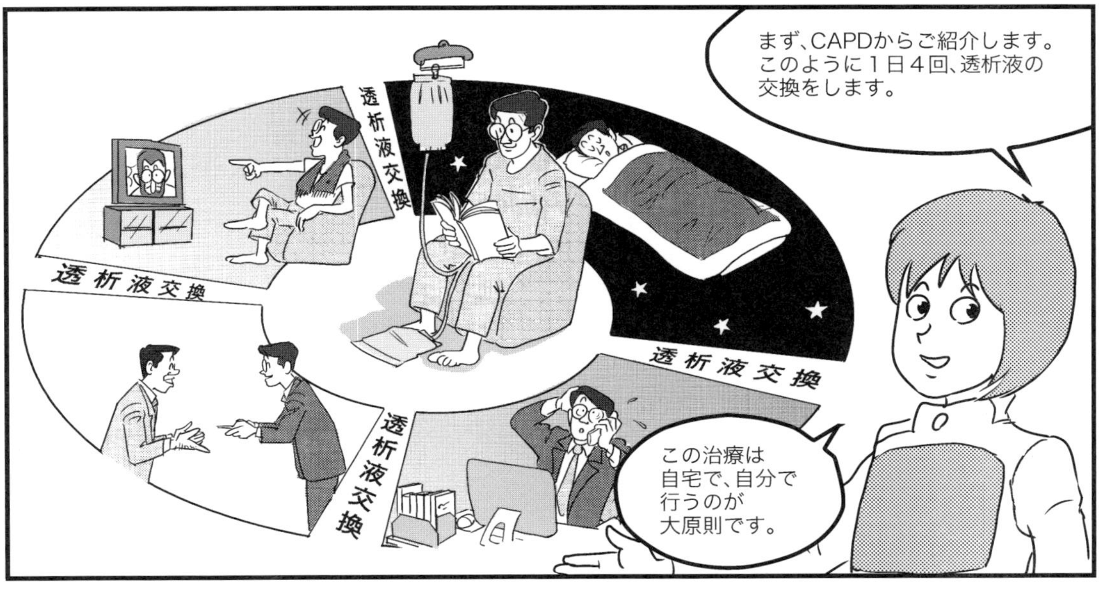
まず、CAPDからご紹介します。
このように１日４回、透析液の
交換をします。
透析液交換
透析液交換
透析液交換
透析液交換
この治療は
自宅で、自分で
行うのが
大原則です。

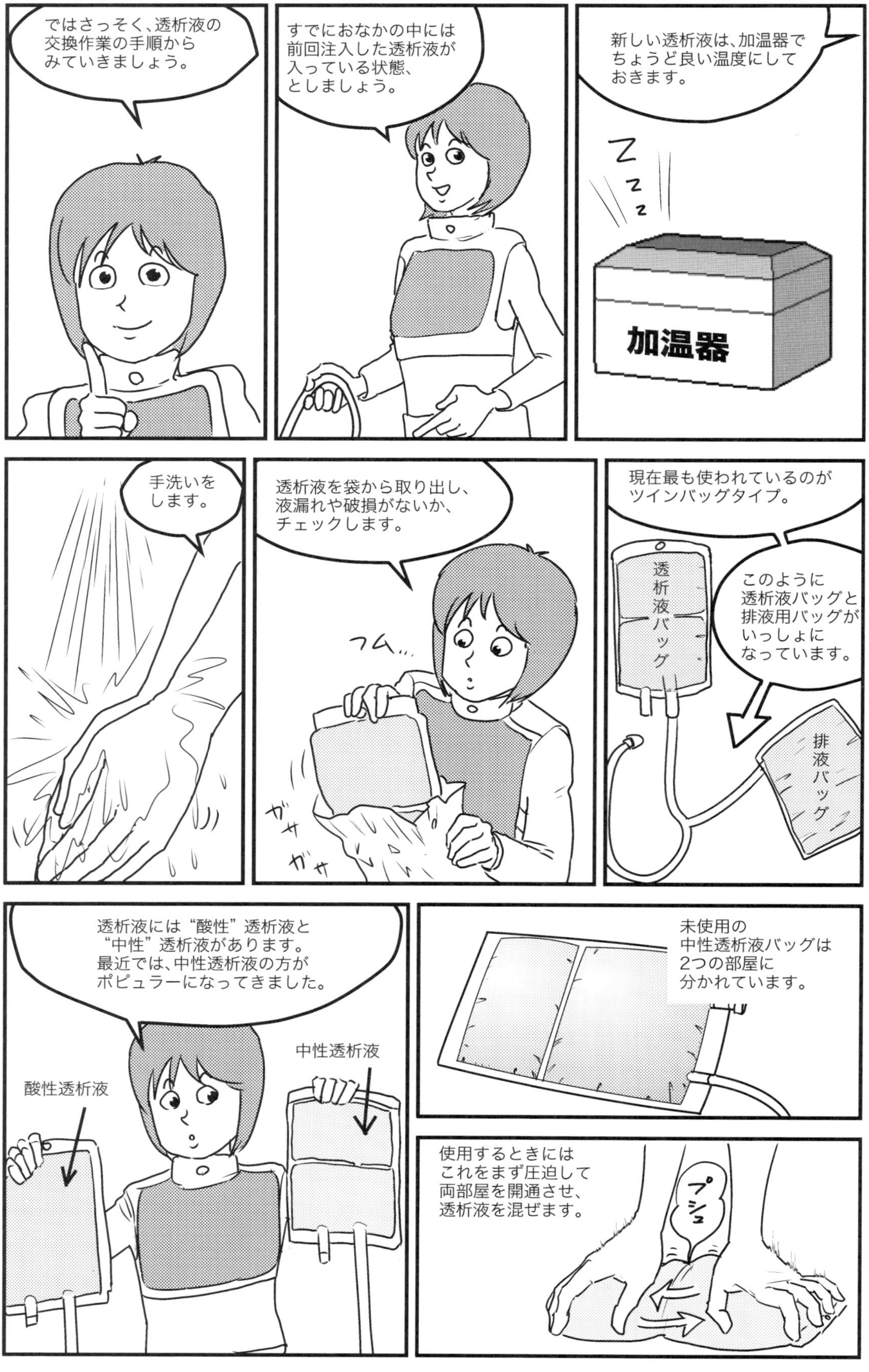
ではさっそく、透析液の交換作業の手順からみていきましょう。
すでにおなかの中には前回注入した透析液が入っている状態、としましょう。
新しい透析液は、加温器でちょうど良い温度にしておきます。
加温器
手洗いをします。
透析液を袋から取り出し、液漏れや破損がないか、チェックします。
フム…
ガサガサ
現在最も使われているのがツインバッグタイプ。
透析液バッグ
このように透析液バッグと排液用バッグがいっしょになっています。
排液バッグ
透析液には“酸性”透析液と“中性”透析液があります。最近では、中性透析液の方がポピュラーになってきました。
酸性透析液
中性透析液
未使用の中性透析液バッグは2つの部屋に分かれています。
使用するときにはこれをまず圧迫して両部屋を開通させ、透析液を混ぜます。
プシュ

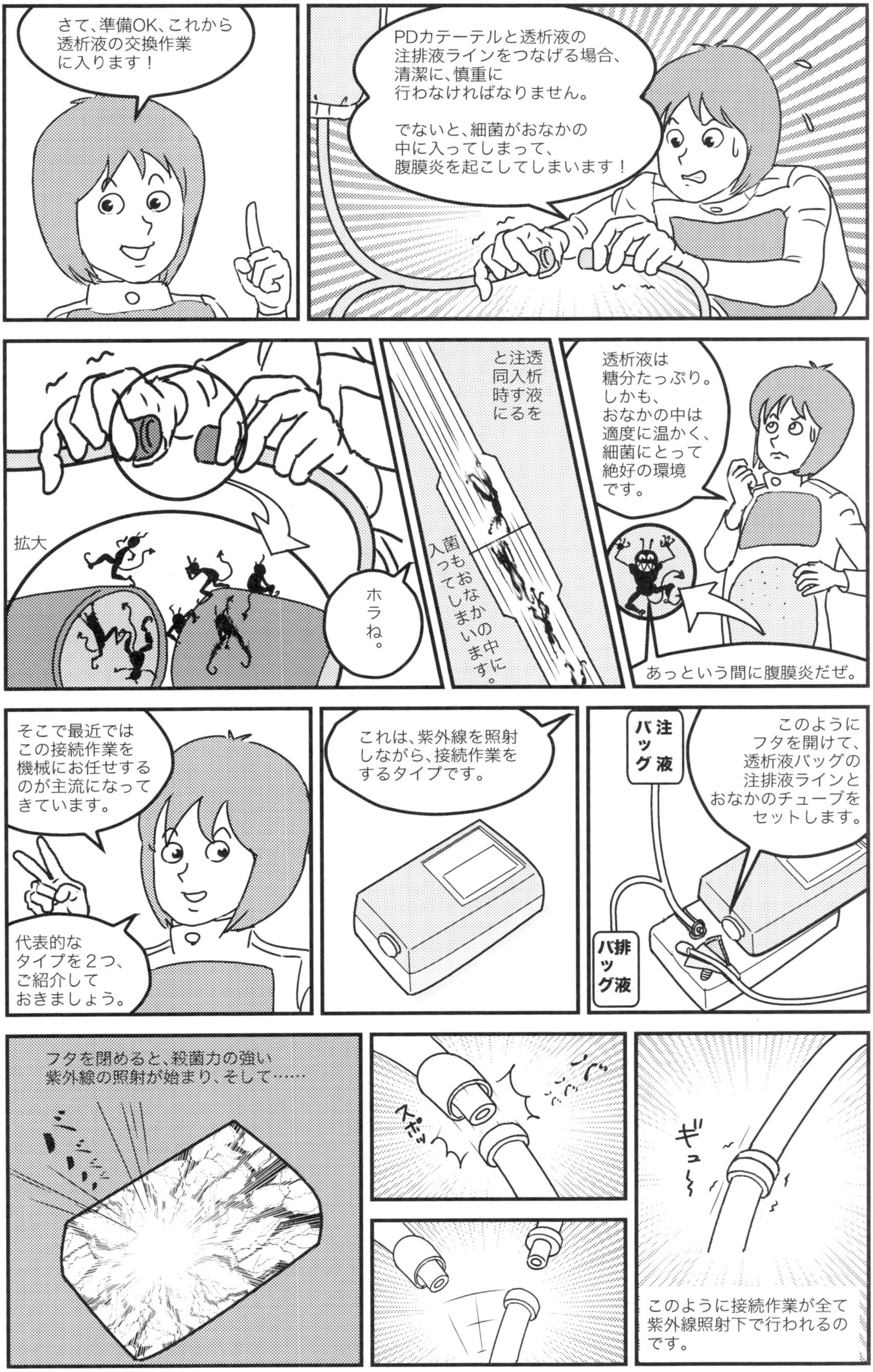
さて、準備OK、これから透析液の交換作業に入ります！
PDカテーテルと透析液の注排液ラインをつなげる場合、清潔に、慎重に行わなければなりません。
でないと、細菌がおなかの中に入ってしまって、腹膜炎を起こしてしまいます！
拡大
ホラね。
透析液を注入すると同時に
菌もおなかの中に入ってしまいます。
透析液は糖分たっぷり。しかも、おなかの中は適度に温かく、細菌にとって絶好の環境です。
あっという間に腹膜炎だぜ。
そこで最近ではこの接続作業を機械にお任せするのが主流になってきています。
代表的なタイプを２つ、ご紹介しておきましょう。
これは、紫外線を照射しながら、接続作業をするタイプです。
注液バッグ
排液バッグ
このようにフタを開けて、透析液バッグの注排液ラインとおなかのチューブをセットします。
フタを閉めると、殺菌力の強い紫外線の照射が始まり、そして……
スポッ
ギュ～
このように接続作業が全て紫外線照射下で行われるのです。

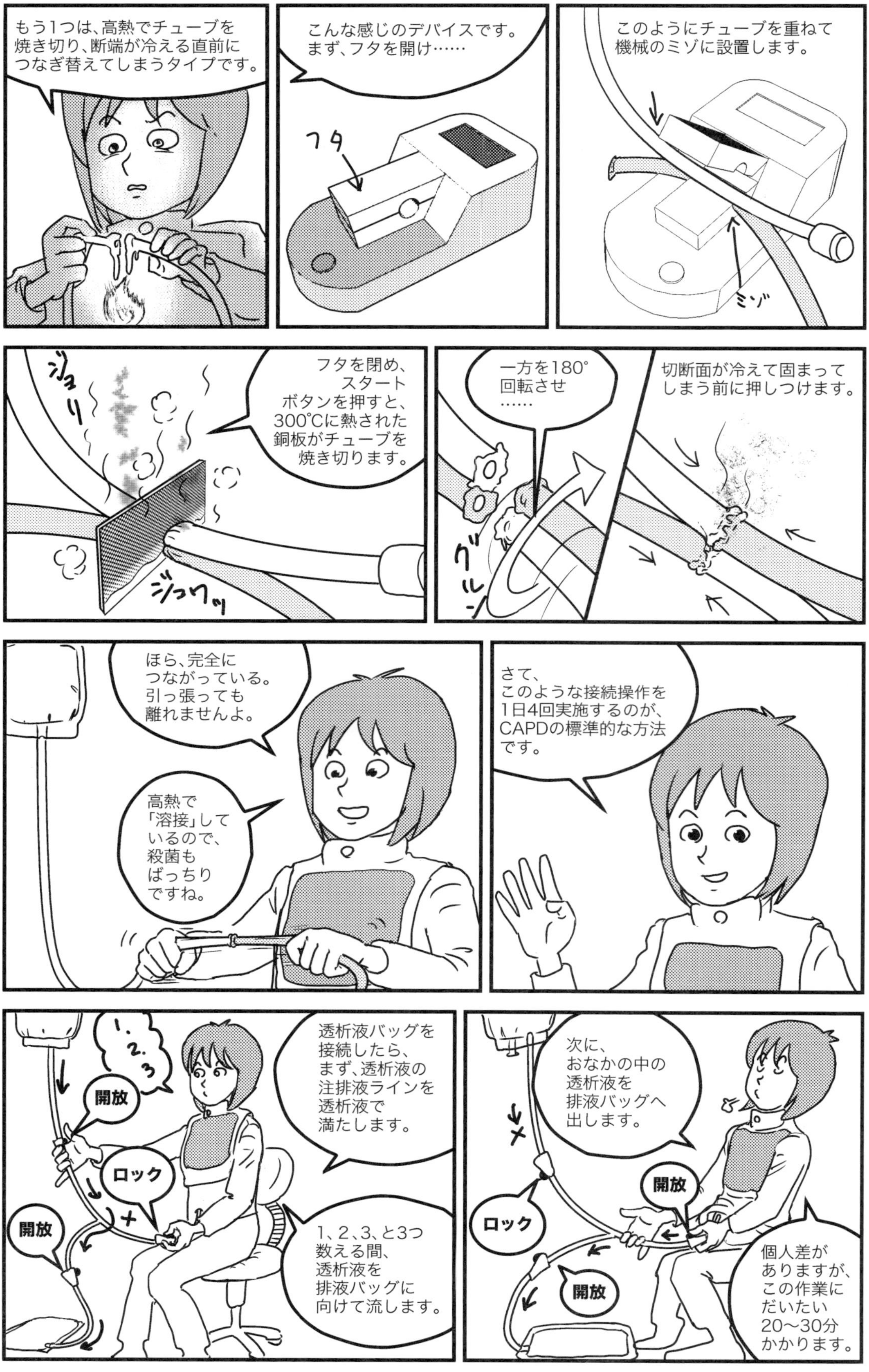
もう1つは、高熱でチューブを焼き切り、断端が冷える直前につなぎ替えてしまうタイプです。
こんな感じのデバイスです。まず、フタを開け……
フタ
このようにチューブを重ねて機械のミゾに設置します。
ミゾ
フタを閉め、スタートボタンを押すと、300℃に熱された銅板がチューブを焼き切ります。
一方を180°回転させ……
切断面が冷えて固まってしまう前に押しつけます。
ほら、完全につながっている。引っ張っても離れませんよ。
高熱で「溶接」しているので、殺菌もばっちりですね。
さて、このような接続操作を1日4回実施するのが、CAPDの標準的な方法です。
1.2.3
開放
ロック
開放
透析液バッグを接続したら、まず、透析液の注排液ラインを透析液で満たします。
1、2、3、と3つ数える間、透析液を排液バッグに向けて流します。
次に、おなかの中の透析液を排液バッグへ出します。
開放
ロック
開放
個人差がありますが、この作業にだいたい20〜30分かかります。

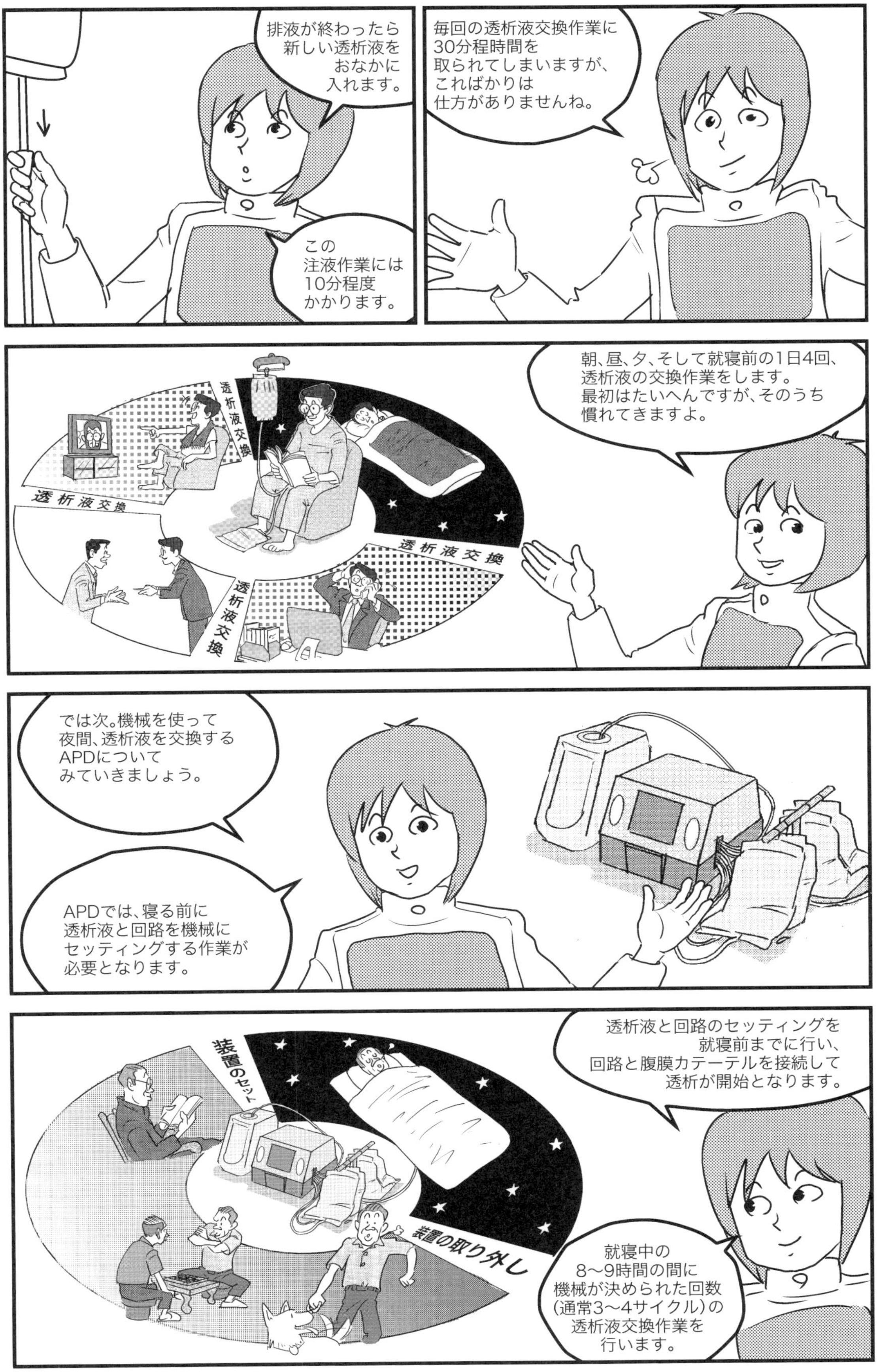
排液が終わったら
新しい透析液を
おなかに
入れます。
この
注液作業には
10分程度
かかります。
毎回の透析液交換作業に
30分程時間を
取られてしまいますが、
これぱかりは
仕方がありませんね。
朝、昼、夕、そして就寝前の1日4回、
透析液の交換作業をします。
最初はたいへんですが、そのうち
慣れてきますよ。
透析液交換
透析液交換
透析液交換
透析液交換
では次。機械を使って
夜間、透析液を交換する
APDについて
みていきましょう。
APDでは、寝る前に
透析液と回路を機械に
セッティングする作業が
必要となります。
透析液と回路のセッティングを
就寝前までに行い、
回路と腹膜カテーテルを接続して
透析が開始となります。
装置のセット
装置の取り外し
就寝中の
8〜9時間の間に
機械が決められた回数
(通常3〜4サイクル)の
透析液交換作業を
行います。

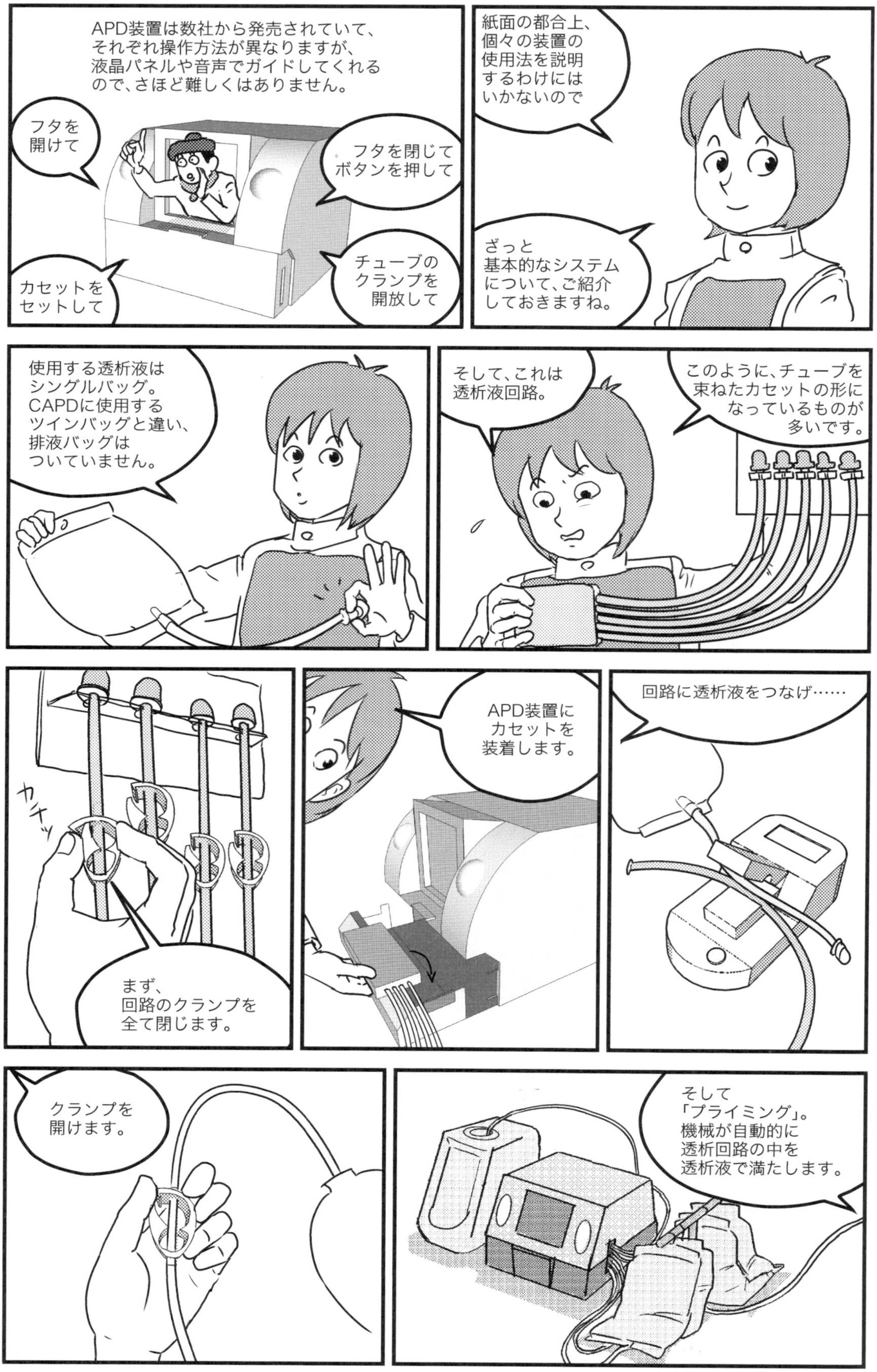
APD装置は数社から発売されていて、それぞれ操作方法が異なりますが、液晶パネルや音声でガイドしてくれるので、さほど難しくはありません。
フタを開けて
カセットをセットして
フタを閉じてボタンを押して
チューブのクランプを開放して
紙面の都合上、個々の装置の使用法を説明するわけにはいかないので
ざっと基本的なシステムについて、ご紹介しておきますね。
使用する透析液はシングルバッグ。CAPDに使用するツインバッグと違い、排液バッグはついていません。
そして、これは透析液回路。
このように、チューブを束ねたカセットの形になっているものが多いです。
カチッ
まず、回路のクランプを全て閉じます。
APD装置にカセットを装着します。
回路に透析液をつなげ……
クランプを開けます。
そして「プライミング」。機械が自動的に透析回路の中を透析液で満たします。

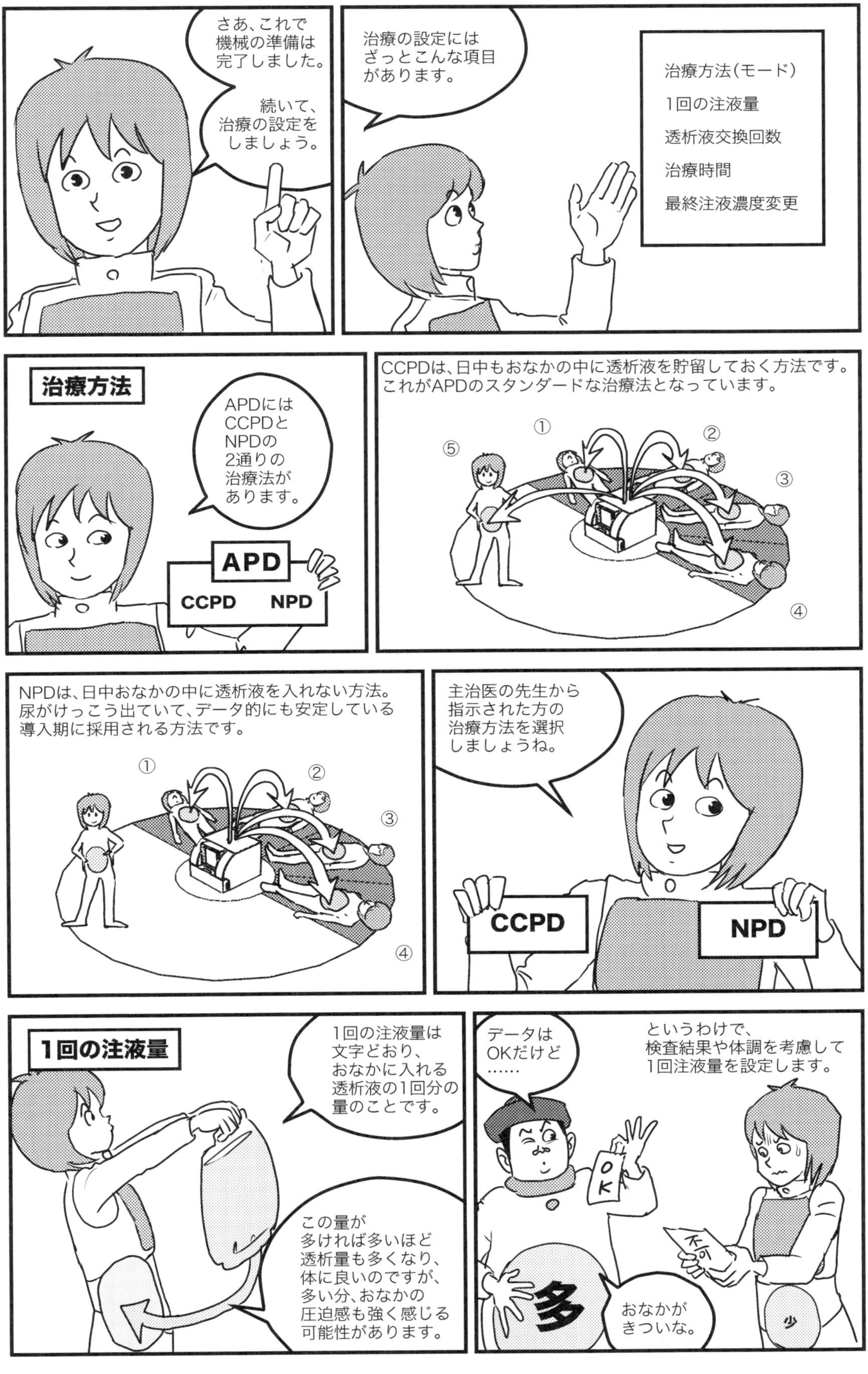

さあ、これで機械の準備は完了しました。
続いて、治療の設定をしましょう。
治療の設定にはざっとこんな項目があります。
治療方法(モード)
1回の注液量
透析液交換回数
治療時間
最終注液濃度変更
治療方法
APDにはCCPDとNPDの2通りの治療法があります。
APD
CCPD
NPD
CCPDは、日中もおなかの中に透析液を貯留しておく方法です。これがAPDのスタンダードな治療法となっています。
①
②
③
④
⑤
NPDは、日中おなかの中に透析液を入れない方法。尿がけっこう出ていて、データ的にも安定している導入期に採用される方法です。
①
②
③
④
主治医の先生から指示された方の治療方法を選択しましょうね。
CCPD
NPD
1回の注液量
1回の注液量は文字どおり、おなかに入れる透析液の1回分の量のことです。
この量が多ければ多いほど透析量も多くなり、体に良いのですが、多い分、おなかの圧迫感も強く感じる可能性があります。
データはOKだけど……
というわけで、検査結果や体調を考慮して1回注液量を設定します。
OK
不可
多
おなかがきついな。
少

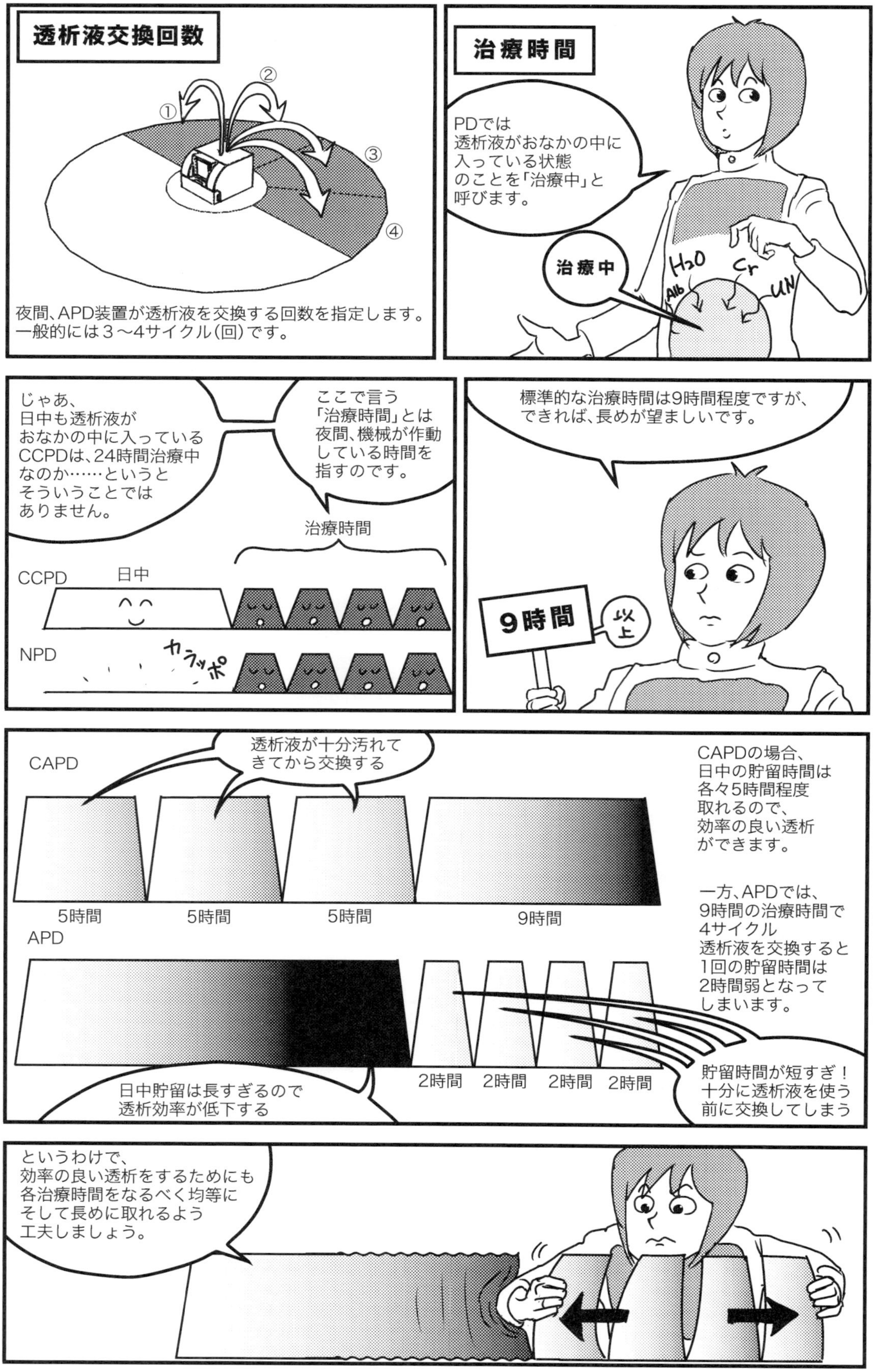

透析液交換回数
①
②
③
④
夜間、APD装置が透析液を交換する回数を指定します。一般的には3～4サイクル(回)です。
治療時間
PDでは透析液がおなかの中に入っている状態のことを「治療中」と呼びます。
治療中
H_2O
Cr
UN
Alb
じゃあ、日中も透析液がおなかの中に入っているCCPDは、24時間治療中なのか……というとそういうことではありません。
ここで言う「治療時間」とは夜間、機械が作動している時間を指すのです。
治療時間
CCPD
日中
NPD
カラッポ
標準的な治療時間は9時間程度ですが、できれば、長めが望ましいです。
9時間
以上
CAPD
透析液が十分汚れてきてから交換する
5時間
5時間
5時間
9時間
CAPDの場合、日中の貯留時間は各々5時間程度取れるので、効率の良い透析ができます。
APD
一方、APDでは、9時間の治療時間で4サイクル透析液を交換すると1回の貯留時間は2時間弱となってしまいます。
日中貯留は長すぎるので透析効率が低下する
2時間
2時間
2時間
2時間
貯留時間が短すぎ！十分に透析液を使う前に交換してしまう
というわけで、効率の良い透析をするためにも各治療時間をなるべく均等にそして長めに取れるよう工夫しましょう。

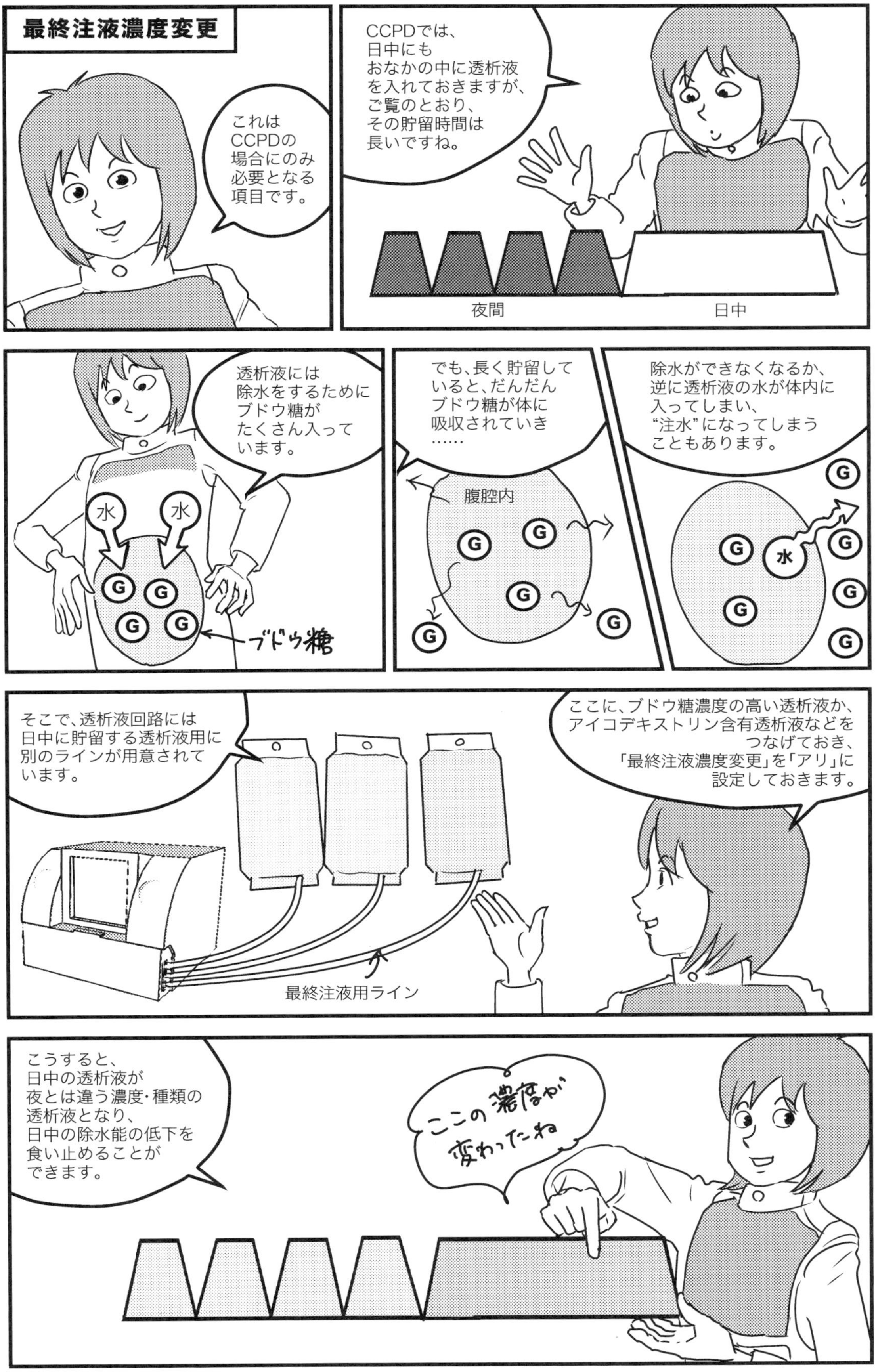

最終注液濃度変更
これはCCPDの場合にのみ必要となる項目です。
CCPDでは、日中にもおなかの中に透析液を入れておきますが、ご覧のとおり、その貯留時間は長いですね。
夜間
日中
透析液には除水をするためにブドウ糖がたくさん入っています。
水
水
G
ブドウ糖
でも、長く貯留していると、だんだんブドウ糖が体に吸収されていき……
腹腔内
除水ができなくなるか、逆に透析液の水が体内に入ってしまい、"注水"になってしまうこともあります。
そこで、透析液回路には日中に貯留する透析液用に別のラインが用意されています。
ここに、ブドウ糖濃度の高い透析液か、アイコデキストリン含有透析液などをつなげておき、「最終注液濃度変更」を「アリ」に設定しておきます。
最終注液用ライン
こうすると、日中の透析液が夜とは違う濃度・種類の透析液となり、日中の除水能の低下を食い止めることができます。
ここの濃度が変わったね

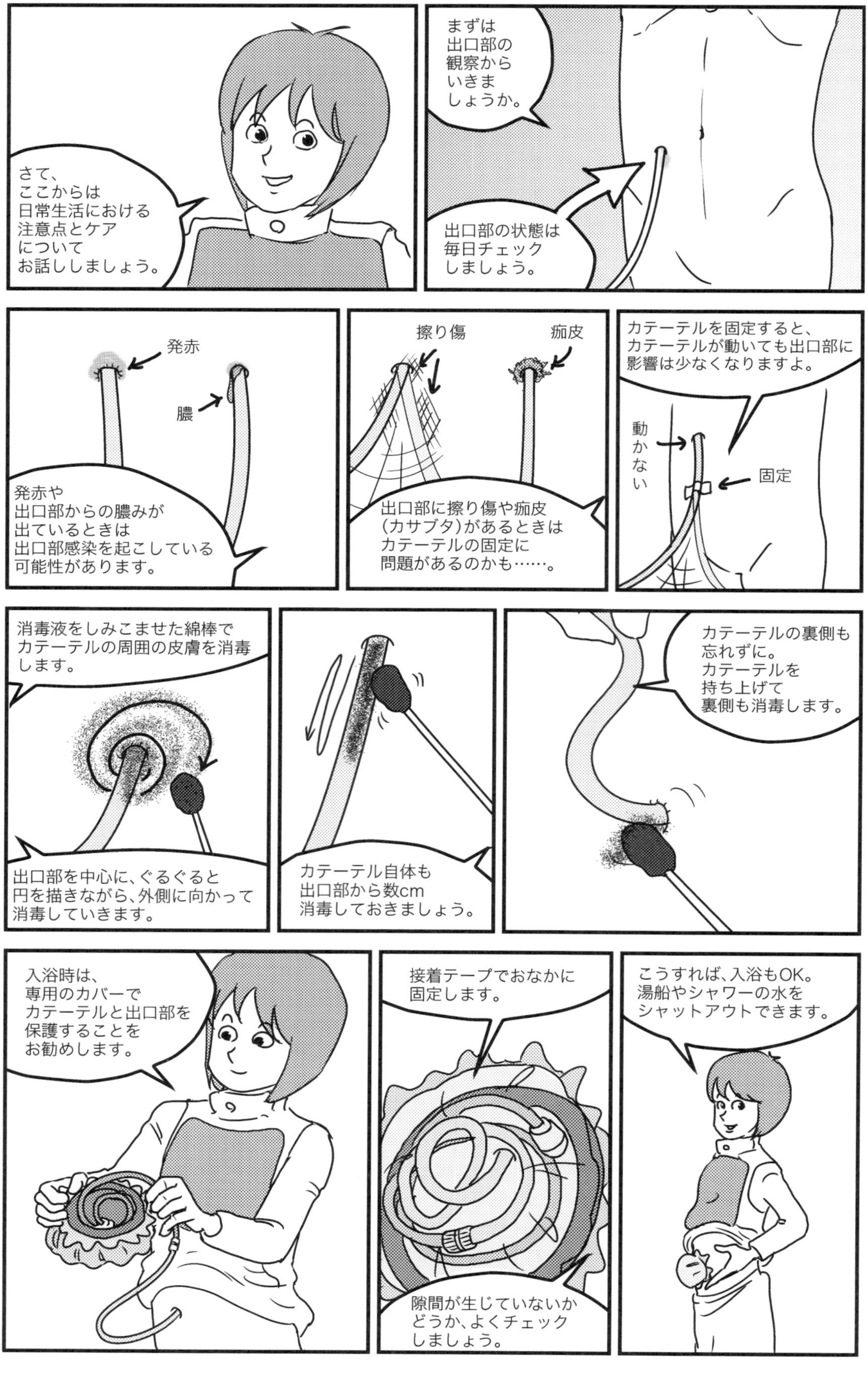

さて、
ここからは
日常生活における
注意点とケア
について
お話ししましょう。
まずは
出口部の
観察から
いきま
しょうか。
出口部の状態は
毎日チェック
しましょう。
発赤
膿
発赤や
出口部からの膿みが
出ているときは
出口部感染を起こしている
可能性があります。
擦り傷
痂皮
出口部に擦り傷や痂皮
(カサブタ)があるときは
カテーテルの固定に
問題があるのかも……。
カテーテルを固定すると、
カテーテルが動いても出口部に
影響は少なくなりますよ。
動かない
固定
消毒液をしみこませた綿棒で
カテーテルの周囲の皮膚を消毒
します。
出口部を中心に、ぐるぐると
円を描きながら、外側に向かって
消毒していきます。
カテーテル自体も
出口部から数cm
消毒しておきましょう。
カテーテルの裏側も
忘れずに。
カテーテルを
持ち上げて
裏側も消毒します。
入浴時は、
専用のカバーで
カテーテルと出口部を
保護することを
お勧めします。
接着テープでおなかに
固定します。
隙間が生じていないか
どうか、よくチェック
しましょう。
こうすれば、入浴もOK。
湯船やシャワーの水を
シャットアウトできます。

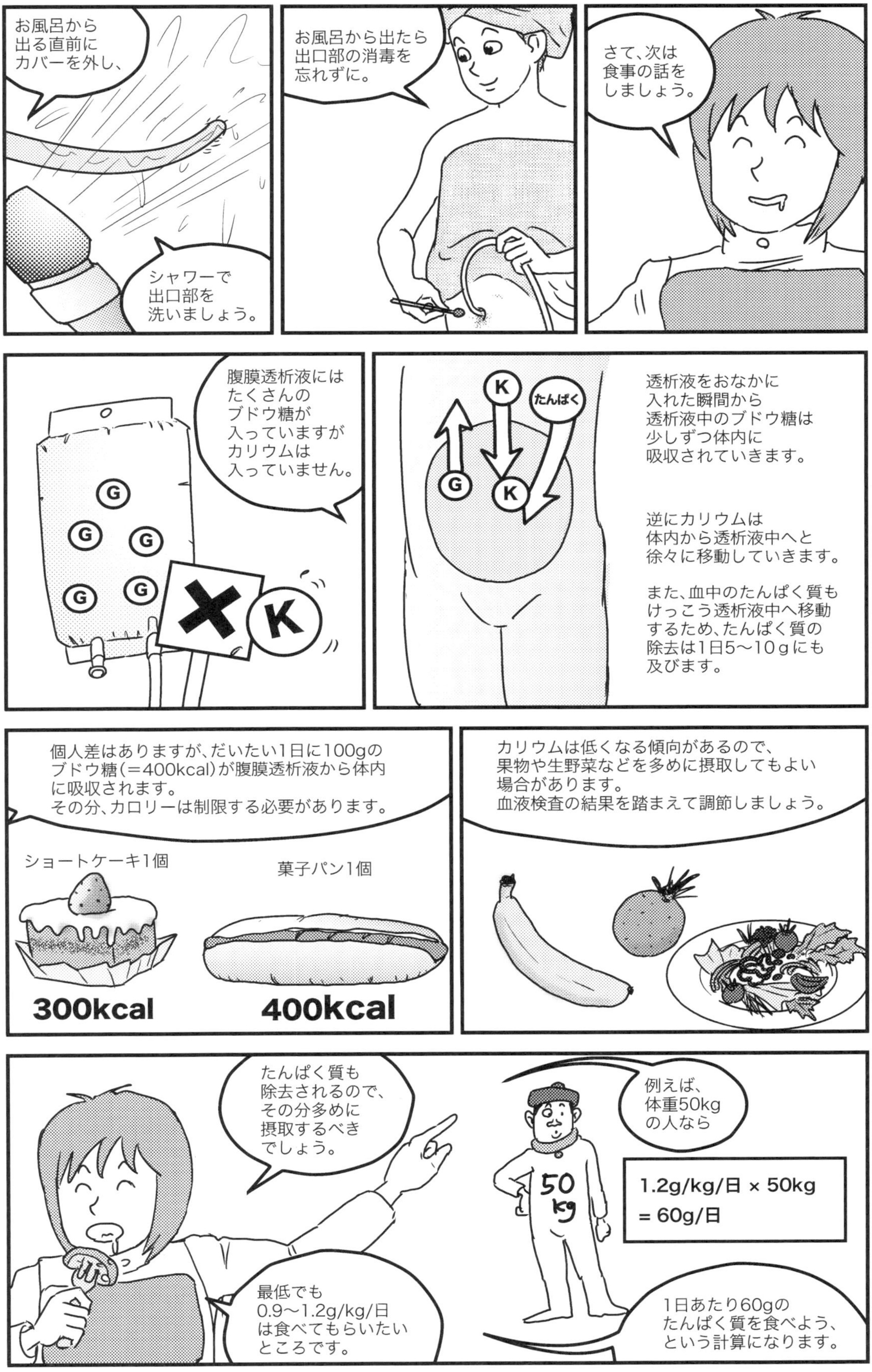
お風呂から
出る直前に
カバーを外し、
シャワーで
出口部を
洗いましょう。
お風呂から出たら
出口部の消毒を
忘れずに。
さて、次は
食事の話を
しましょう。
腹膜透析液には
たくさんの
ブドウ糖が
入っていますが
カリウムは
入っていません。
G
K
たんぱく
透析液をおなかに
入れた瞬間から
透析液中のブドウ糖は
少しずつ体内に
吸収されていきます。
逆にカリウムは
体内から透析液中へと
徐々に移動していきます。
また、血中のたんぱく質も
けっこう透析液中へ移動
するため、たんぱく質の
除去は1日5～10ｇにも
及びます。
個人差はありますが、だいたい1日に100gの
ブドウ糖(＝400kcal)が腹膜透析液から体内
に吸収されます。
その分、カロリーは制限する必要があります。
ショートケーキ1個
300kcal
菓子パン1個
400kcal
カリウムは低くなる傾向があるので、
果物や生野菜などを多めに摂取してもよい
場合があります。
血液検査の結果を踏まえて調節しましょう。
たんぱく質も
除去されるので、
その分多めに
摂取するべき
でしょう。
最低でも
0.9～1.2g/kg/日
は食べてもらいたい
ところです。
例えば、
体重50kg
の人なら
50kg
1.2g/kg/日 × 50kg
= 60g/日
1日あたり60gの
たんぱく質を食べよう、
という計算になります。

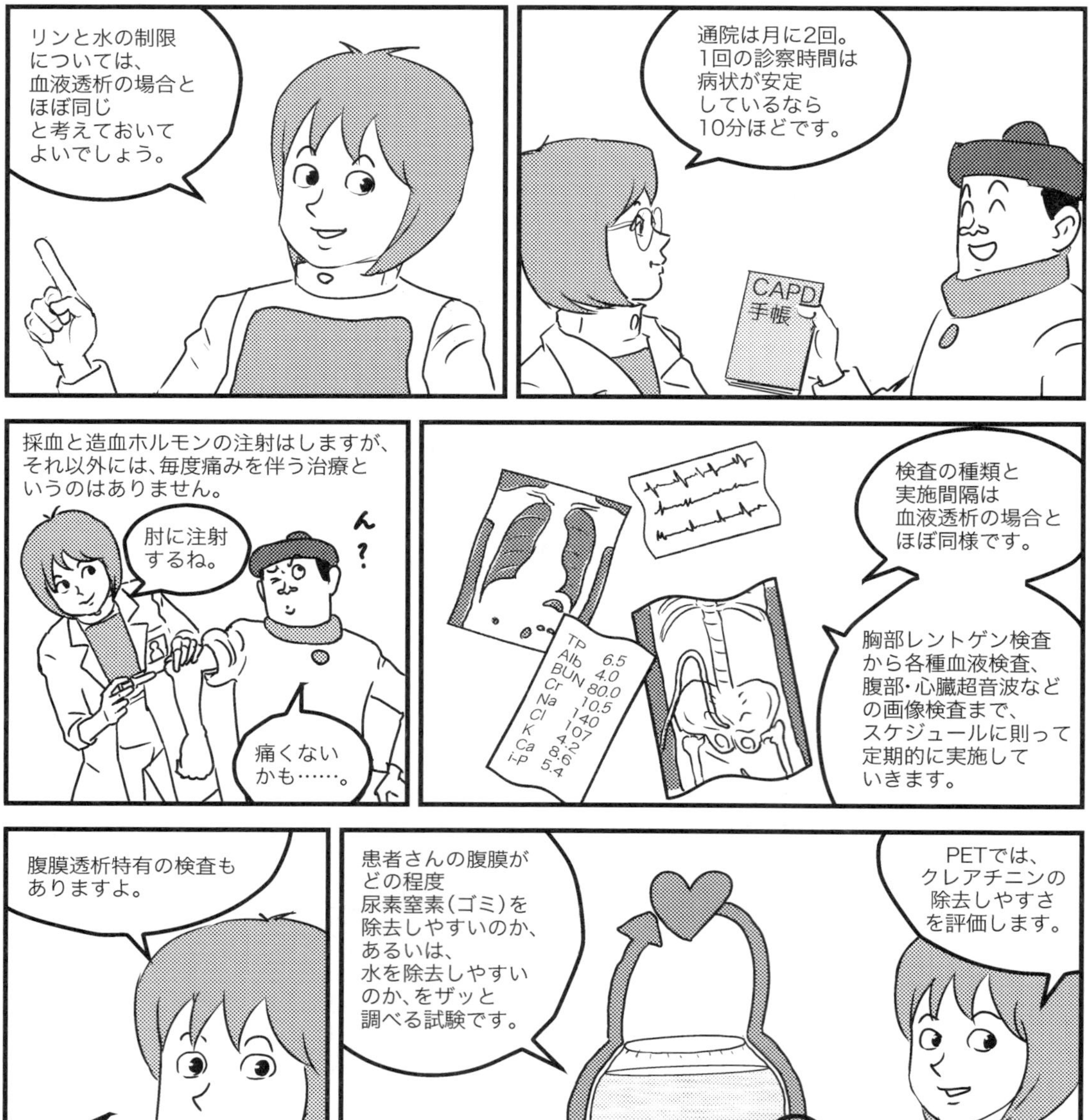

リンと水の制限
については、
血液透析の場合と
ほぼ同じ
と考えておいて
よいでしょう。
通院は月に2回。
1回の診察時間は
病状が安定
しているなら
10分ほどです。
CAPD手帳
採血と造血ホルモンの注射はしますが、
それ以外には、毎度痛みを伴う治療と
いうのはありません。
肘に注射
するね。
ん？
痛くない
かも……。
TP 6.5
Alb 4.0
BUN 80.0
Cr 10.5
Na 140
Cl 107
K 4.2
Ca 8.6
i-P 5.4
検査の種類と
実施間隔は
血液透析の場合と
ほぼ同様です。
胸部レントゲン検査
から各種血液検査、
腹部・心臓超音波など
の画像検査まで、
スケジュールに則って
定期的に実施して
いきます。
腹膜透析特有の検査も
ありますよ。
PET
（腹膜平衡試験）
といいます。
患者さんの腹膜が
どの程度
尿素窒素（ゴミ）を
除去しやすいのか、
あるいは、
水を除去しやすい
のか、をザッと
調べる試験です。
PETでは、
クレアチニンの
除去しやすさ
を評価します。
腹膜には
小さな穴が
沢山開いていて、
血管内と
通じています。
Cr
Cr
Cr
Cr
この穴を通って
クレアチニンが
透析液中へと
移動していく
のです。
この移動のしやすさは、個人差があります。
例えば、Aさんの腹膜の方が、Bさんのよりも
クレアチニンのは移動しやすいようですね。
Aさんの
腹膜
穴が
大きい！
Bさんの
腹膜
穴が
小さい

JCOPY 498-22406

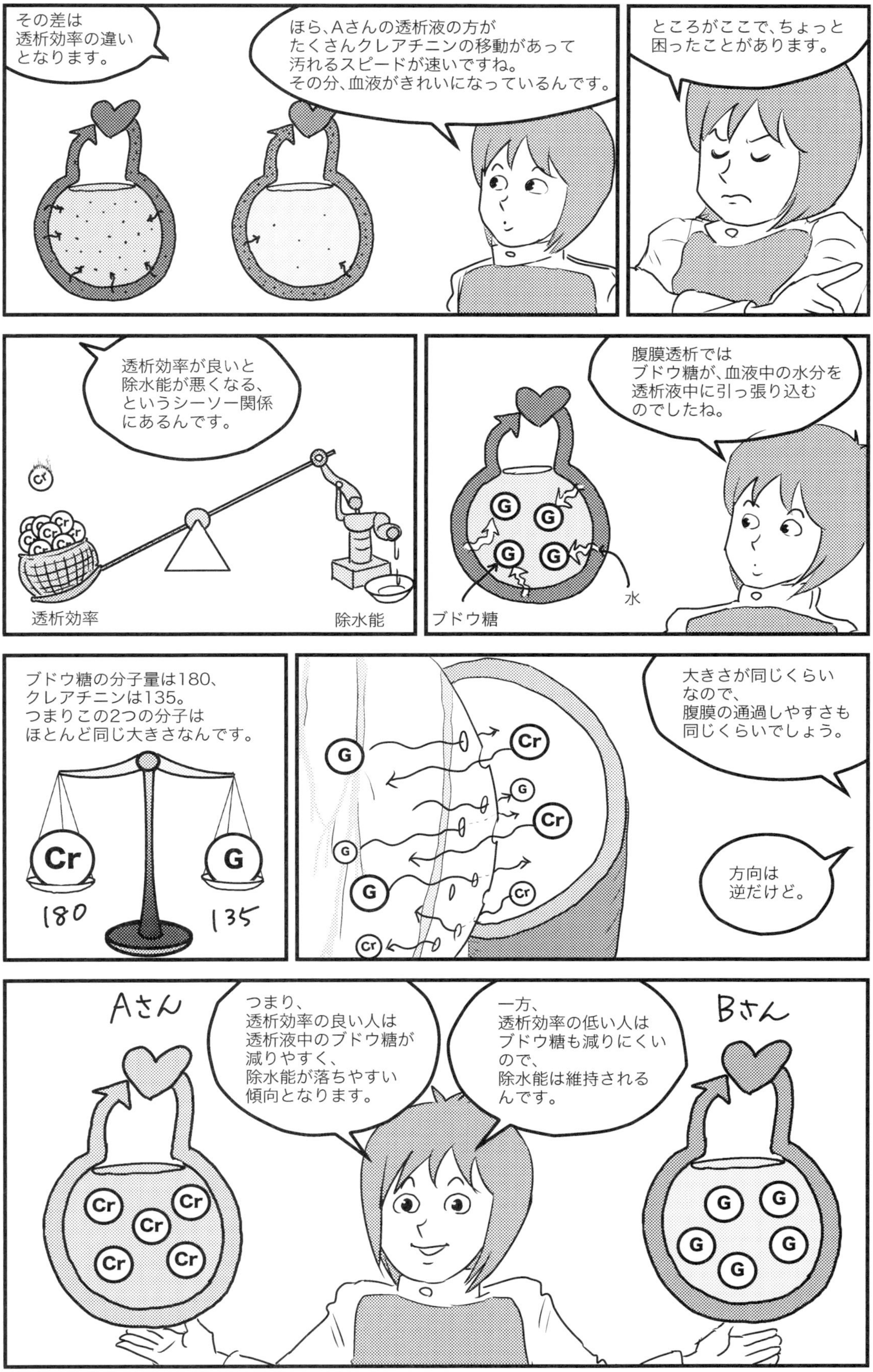

その差は
透析効率の違い
となります。
ほら、Aさんの透析液の方が
たくさんクレアチニンの移動があって
汚れるスピードが速いですね。
その分、血液がきれいになっているんです。
ところがここで、ちょっと
困ったことがあります。
透析効率が良いと
除水能が悪くなる、
というシーソー関係
にあるんです。
Cr
透析効率
除水能
腹膜透析では
ブドウ糖が、血液中の水分を
透析液中に引っ張り込む
のでしたね。
G
ブドウ糖
水
ブドウ糖の分子量は180、
クレアチニンは135。
つまりこの2つの分子は
ほとんど同じ大きさなんです。
Cr
G
180
135
大きさが同じくらい
なので、
腹膜の通過しやすさも
同じくらいでしょう。
方向は
逆だけど。
Aさん
つまり、
透析効率の良い人は
透析液中のブドウ糖が
減りやすく、
除水能が落ちやすい
傾向となります。
一方、
透析効率の低い人は
ブドウ糖も減りにくい
ので、
除水能は維持される
んです。
Bさん

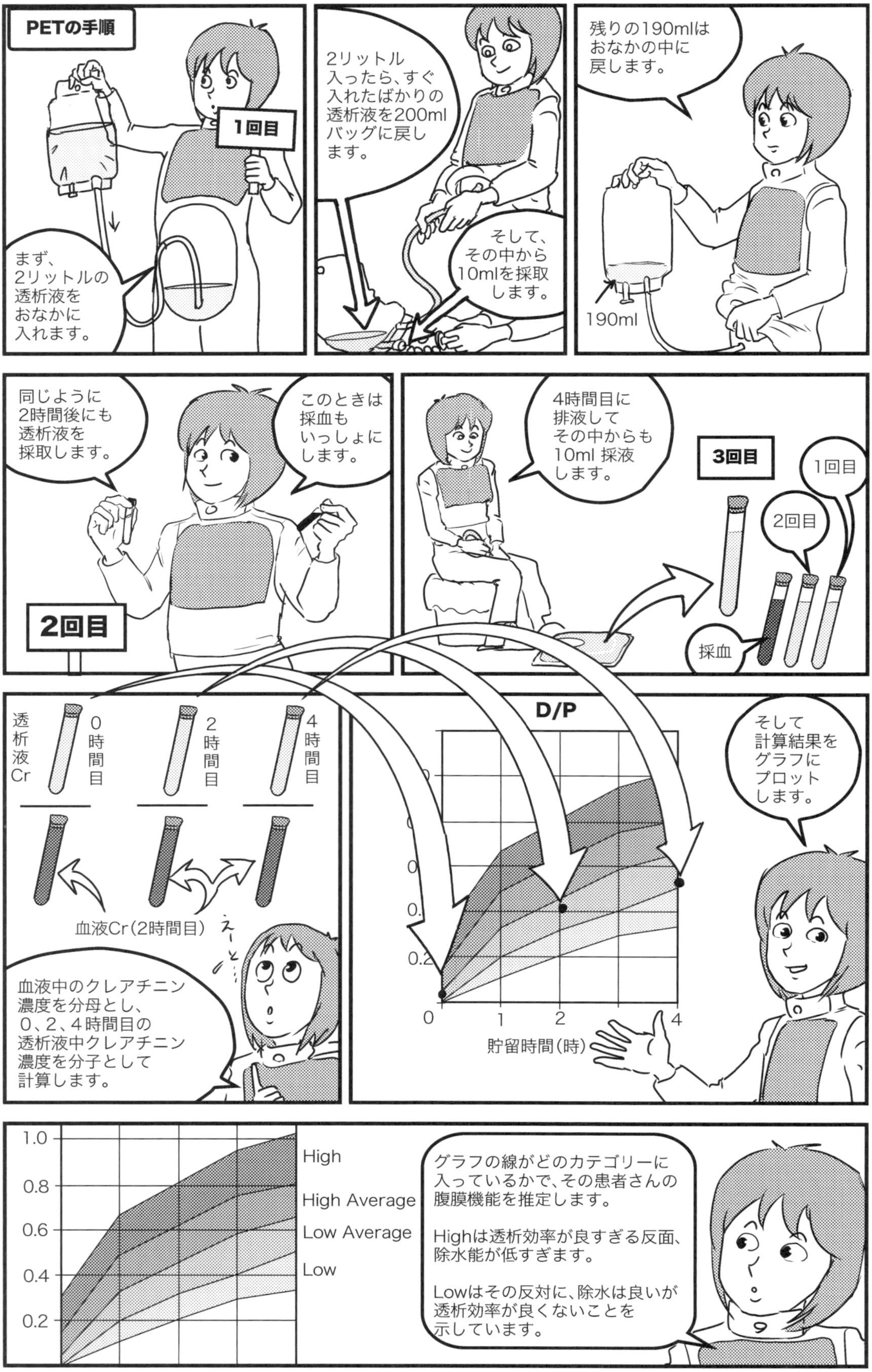
PETの手順
1回目
まず、2リットルの透析液をおなかに入れます。
2リットル入ったら、すぐ入れたばかりの透析液を200mlバッグに戻します。
そして、その中から10mlを採取します。
残りの190mlはおなかの中に戻します。
190ml
同じように2時間後にも透析液を採取します。
このときは採血もいっしょにします。
2回目
4時間目に排液してその中からも10ml 採液します。
3回目
1回目
2回目
採血
透析液Cr
0時間目
2時間目
4時間目
血液Cr（2時間目）
えーと…
血液中のクレアチニン濃度を分母とし、0、2、4時間目の透析液中クレアチニン濃度を分子として計算します。
D/P
0.2
0
1
2
4
貯留時間（時）
そして計算結果をグラフにプロットします。
1.0
0.8
0.6
0.4
0.2
High
High Average
Low Average
Low
グラフの線がどのカテゴリーに入っているかで、その患者さんの腹膜機能を推定します。
Highは透析効率が良すぎる反面、除水能が低すぎます。
Lowはその反対に、除水は良いが透析効率が良くないことを示しています。

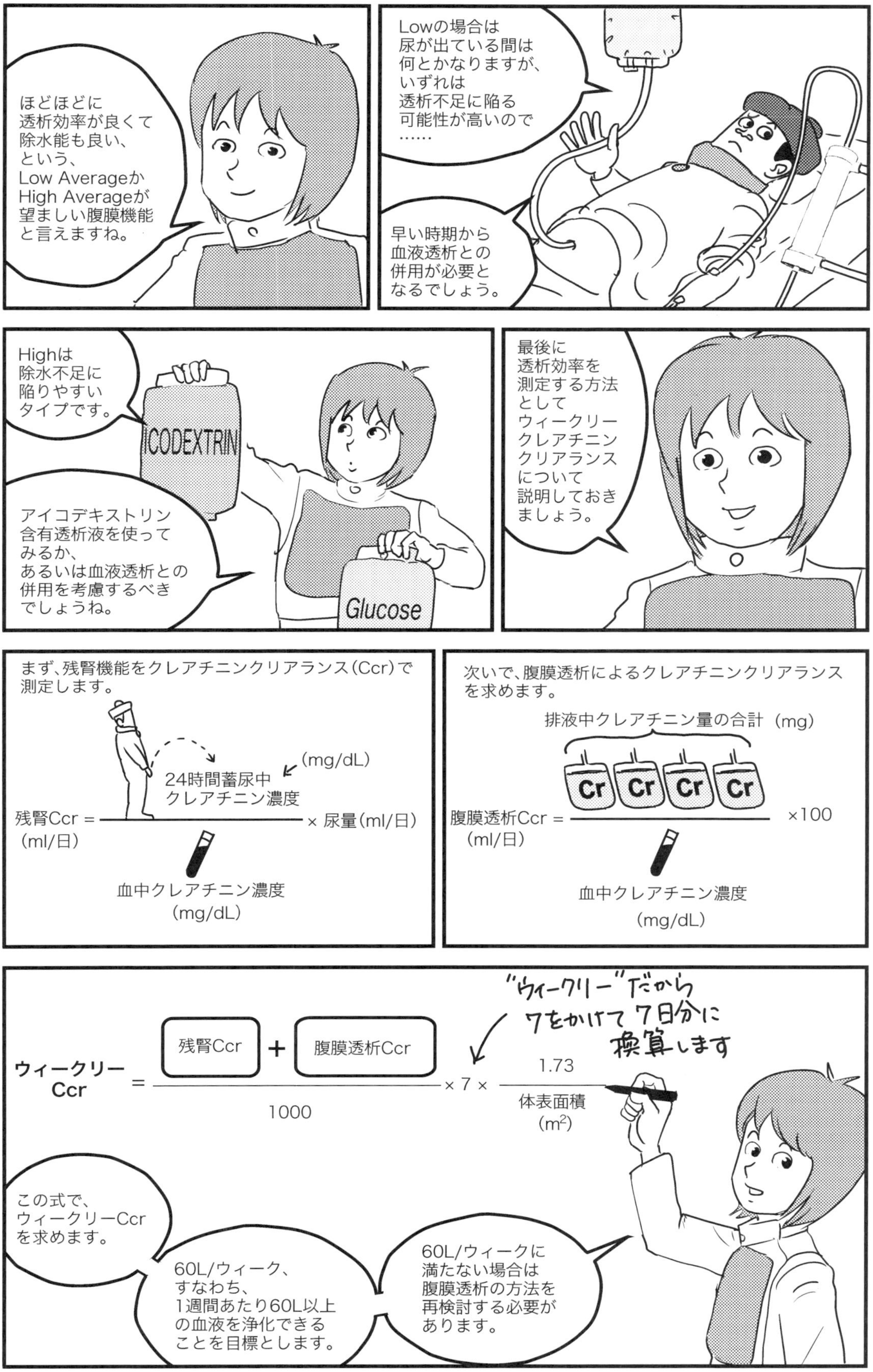
ほどほどに
透析効率が良くて
除水能も良い、
という、
Low AverageかHigh Averageが
望ましい腹膜機能
と言えますね。
Lowの場合は
尿が出ている間は
何とかなりますが、
いずれは
透析不足に陥る
可能性が高いので
……
早い時期から
血液透析との
併用が必要と
なるでしょう。
Highは
除水不足に
陥りやすい
タイプです。
ICODEXTRIN
アイコデキストリン
含有透析液を使って
みるか、
あるいは血液透析との
併用を考慮するべき
でしょうね。
Glucose
最後に
透析効率を
測定する方法
として
ウィークリー
クレアチニン
クリアランス
について
説明しておき
ましょう。
まず、残腎機能をクレアチニンクリアランス（Ccr）で
測定します。
残腎Ccr（ml/日）＝24時間蓄尿中クレアチニン濃度（mg/dL）÷血中クレアチニン濃度（mg/dL）×尿量（ml/日）
次いで、腹膜透析によるクレアチニンクリアランス
を求めます。
腹膜透析Ccr（ml/日）＝排液中クレアチニン量の合計（mg）÷血中クレアチニン濃度（mg/dL）×100
Cr
ウィークリーCcr＝（残腎Ccr＋腹膜透析Ccr）÷1000×7×1.73÷体表面積（m²）
“ウィークリー”だから
7をかけて7日分に
換算します
この式で、
ウィークリーCcr
を求めます。
60L/ウィーク、
すなわち、
1週間あたり60L以上
の血液を浄化できる
ことを目標とします。
60L/ウィークに
満たない場合は
腹膜透析の方法を
再検討する必要が
あります。

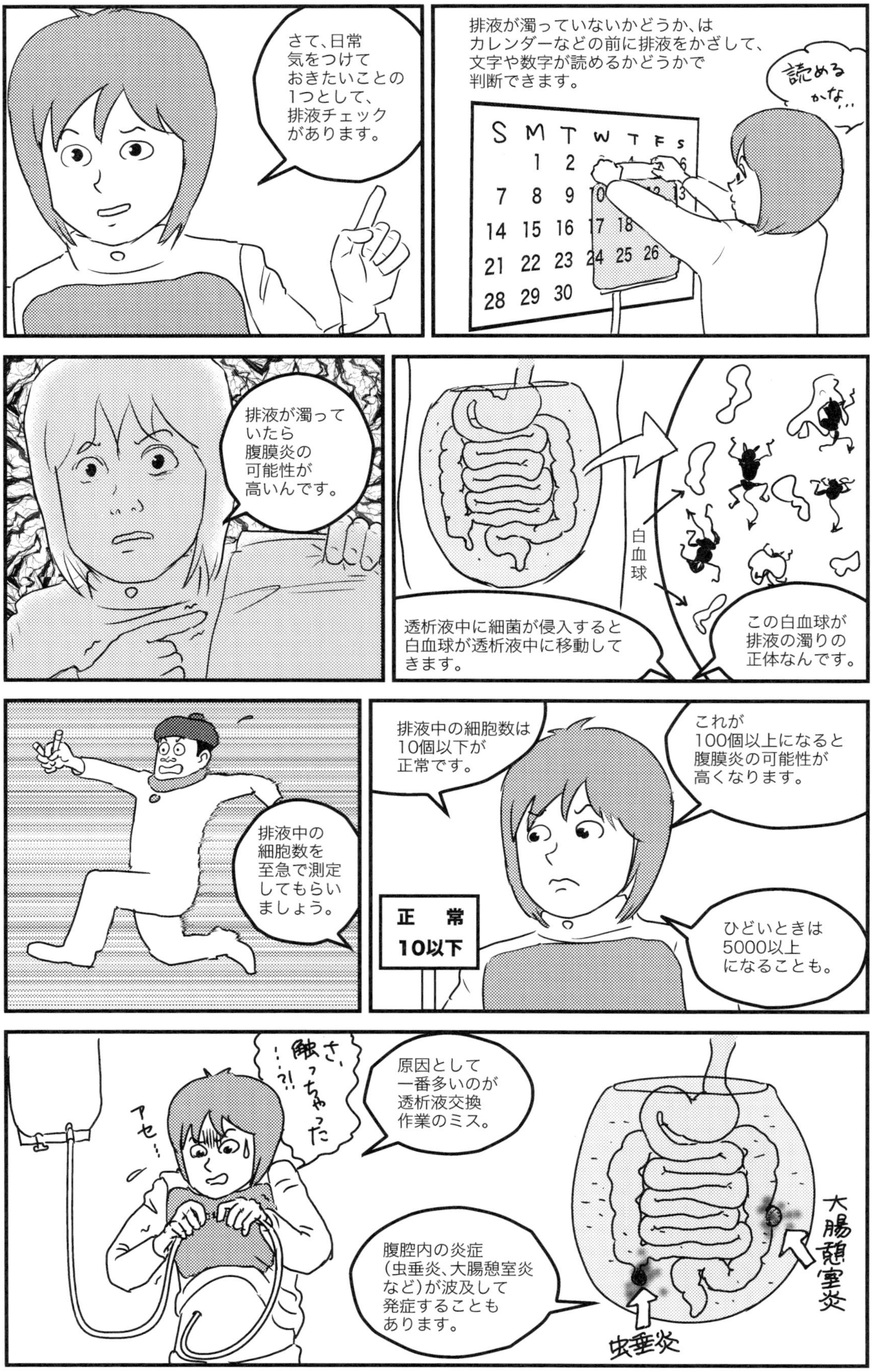

さて、日常気をつけておきたいことの1つとして、排液チェックがあります。
排液が濁っていないかどうか、はカレンダーなどの前に排液をかざして、文字や数字が読めるかどうかで判断できます。
読めるかな…
排液が濁っていたら腹膜炎の可能性が高いんです。
白血球
透析液中に細菌が侵入すると白血球が透析液中に移動してきます。
この白血球が排液の濁りの正体なんです。
排液中の細胞数を至急で測定してもらいましょう。
排液中の細胞数は10個以下が正常です。
これが100個以上になると腹膜炎の可能性が高くなります。
正常
10以下
ひどいときは5000以上になることも。
さ、触っちゃった
…?!
アセ…
原因として一番多いのが透析液交換作業のミス。
腹腔内の炎症(虫垂炎、大腸憩室炎など)が波及して発症することもあります。
大腸憩室炎
虫垂炎

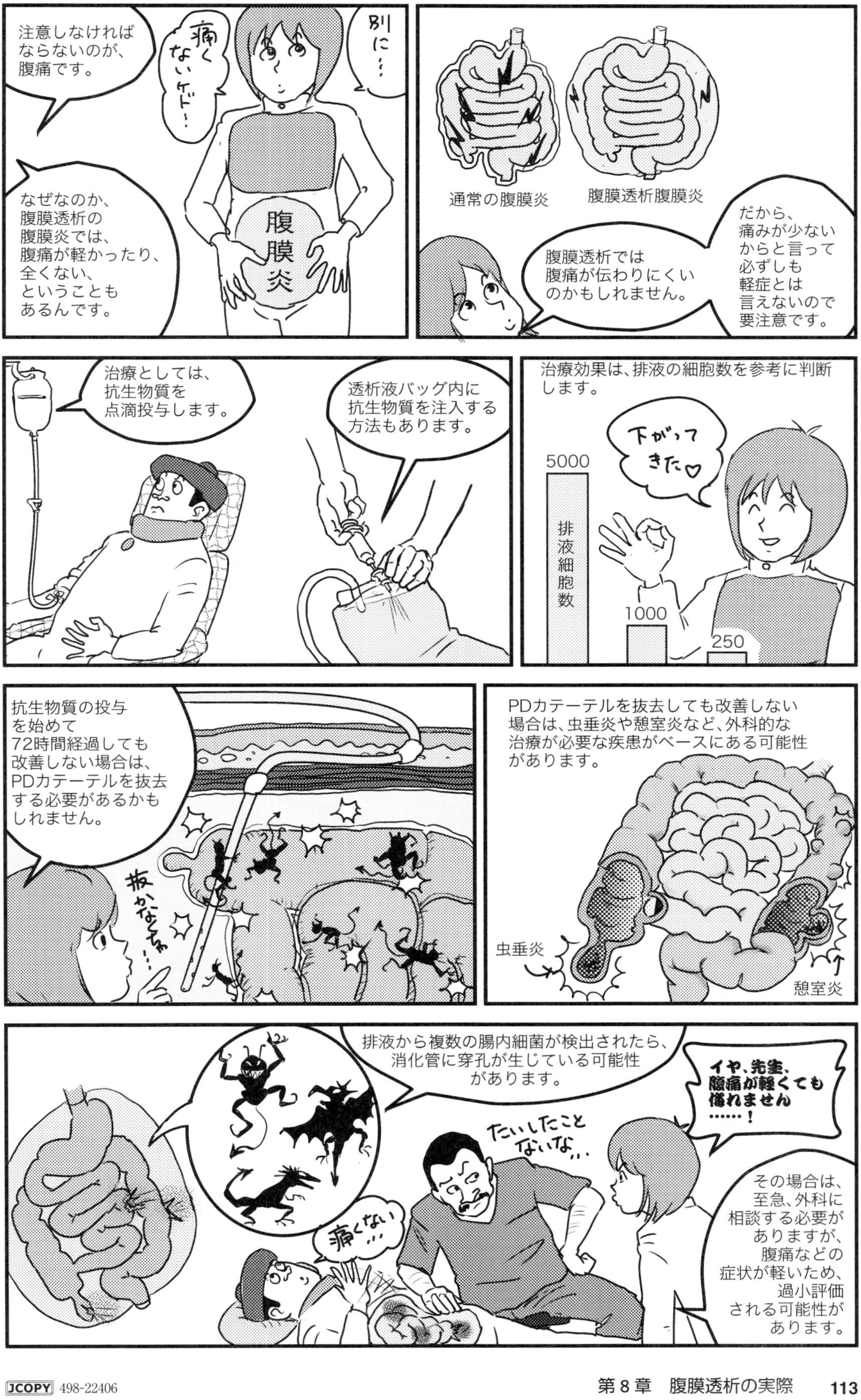

注意しなければならないのが、腹痛です。
痛くないケド…
別に…
なぜなのか、腹膜透析の腹膜炎では、腹痛が軽かったり、全くない、ということもあるんです。
腹膜炎
通常の腹膜炎
腹膜透析腹膜炎
腹膜透析では腹痛が伝わりにくいのかもしれません。
だから、痛みが少ないからと言って必ずしも軽症とは言えないので要注意です。
治療としては、抗生物質を点滴投与します。
透析液バッグ内に抗生物質を注入する方法もあります。
治療効果は、排液の細胞数を参考に判断します。
下がってきた♡
5000
1000
250
排液細胞数
抗生物質の投与を始めて72時間経過しても改善しない場合は、PDカテーテルを抜去する必要があるかもしれません。
抜かなくちゃ…
PDカテーテルを抜去しても改善しない場合は、虫垂炎や憩室炎など、外科的な治療が必要な疾患がベースにある可能性があります。
虫垂炎
憩室炎
排液から複数の腸内細菌が検出されたら、消化管に穿孔が生じている可能性があります。
イヤ、先生、腹痛が軽くても侮れません……！
たいしたことないな…
痛くない…
その場合は、至急、外科に相談する必要がありますが、腹痛などの症状が軽いため、過小評価される可能性があります。

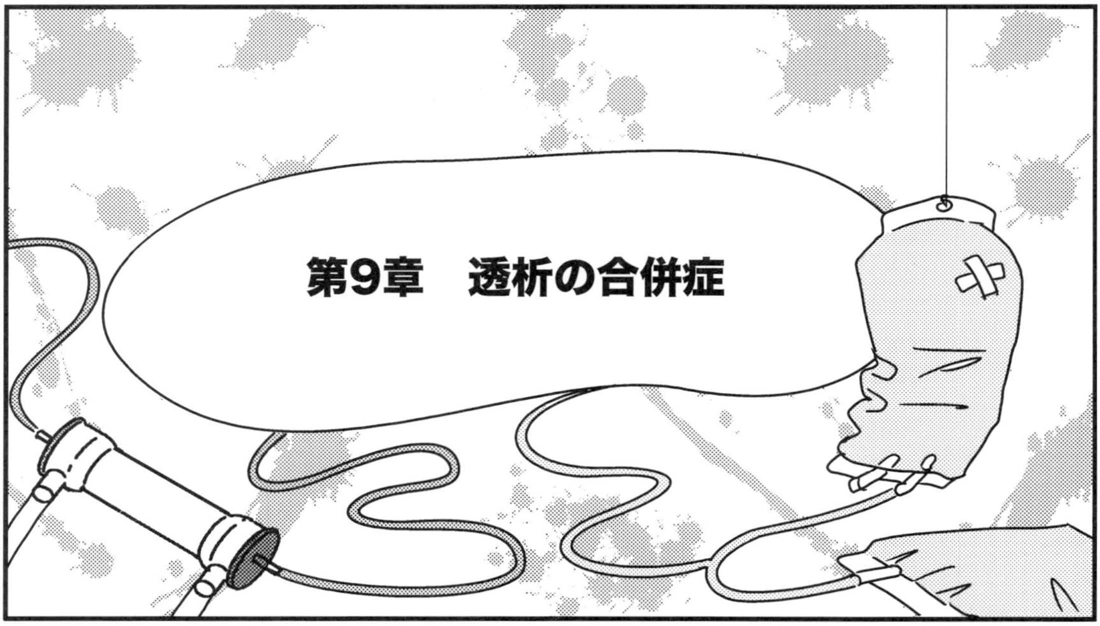

第9章　透析の合併症

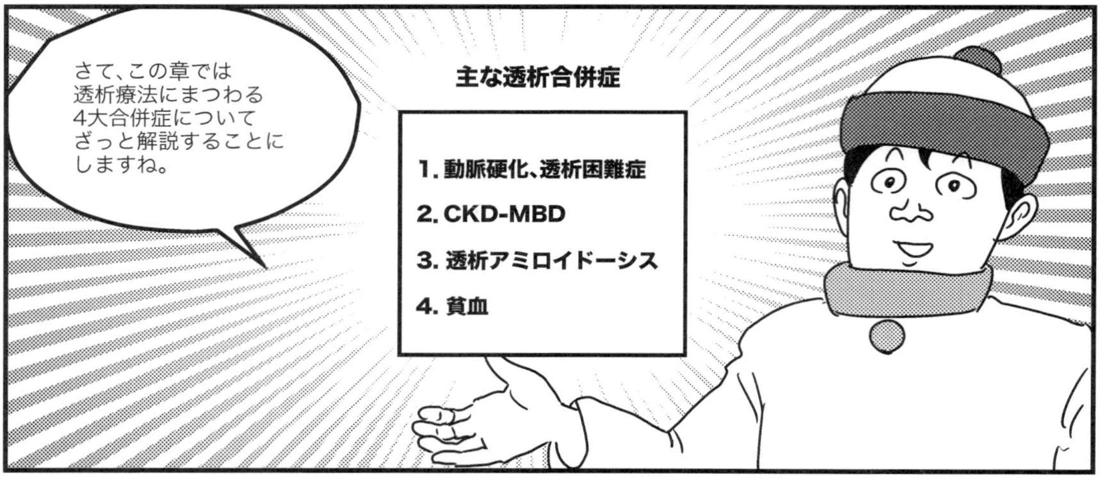

さて、この章では透析療法にまつわる4大合併症についてざっと解説することにしますね。

主な透析合併症

1. 動脈硬化、透析困難症
2. CKD-MBD
3. 透析アミロイドーシス
4. 貧血

動脈硬化は既に透析導入の前から始まっています。

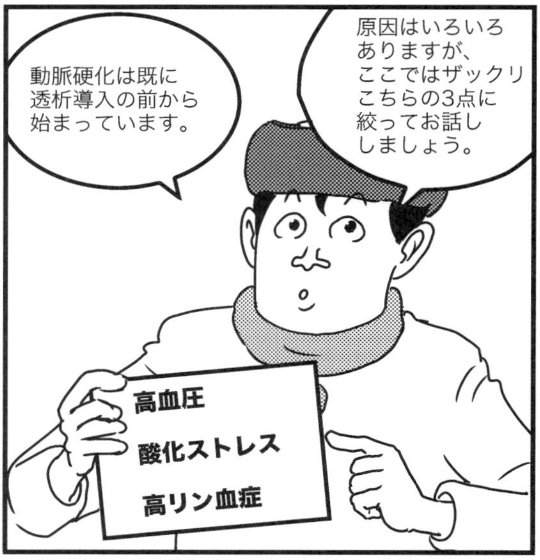

原因はいろいろありますが、ここではザックリこちらの3点に絞ってお話ししましょう。

高血圧
酸化ストレス
高リン血症

腎不全が進行すると尿量が減り……

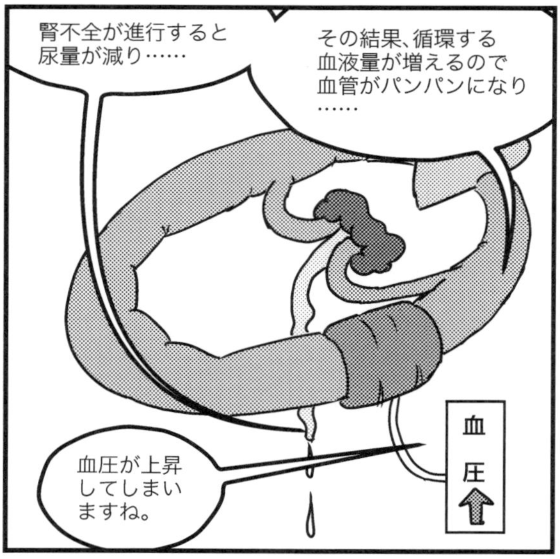

その結果、循環する血液量が増えるので血管がパンパンになり……

血圧が上昇してしまいますね。

血圧 ↑

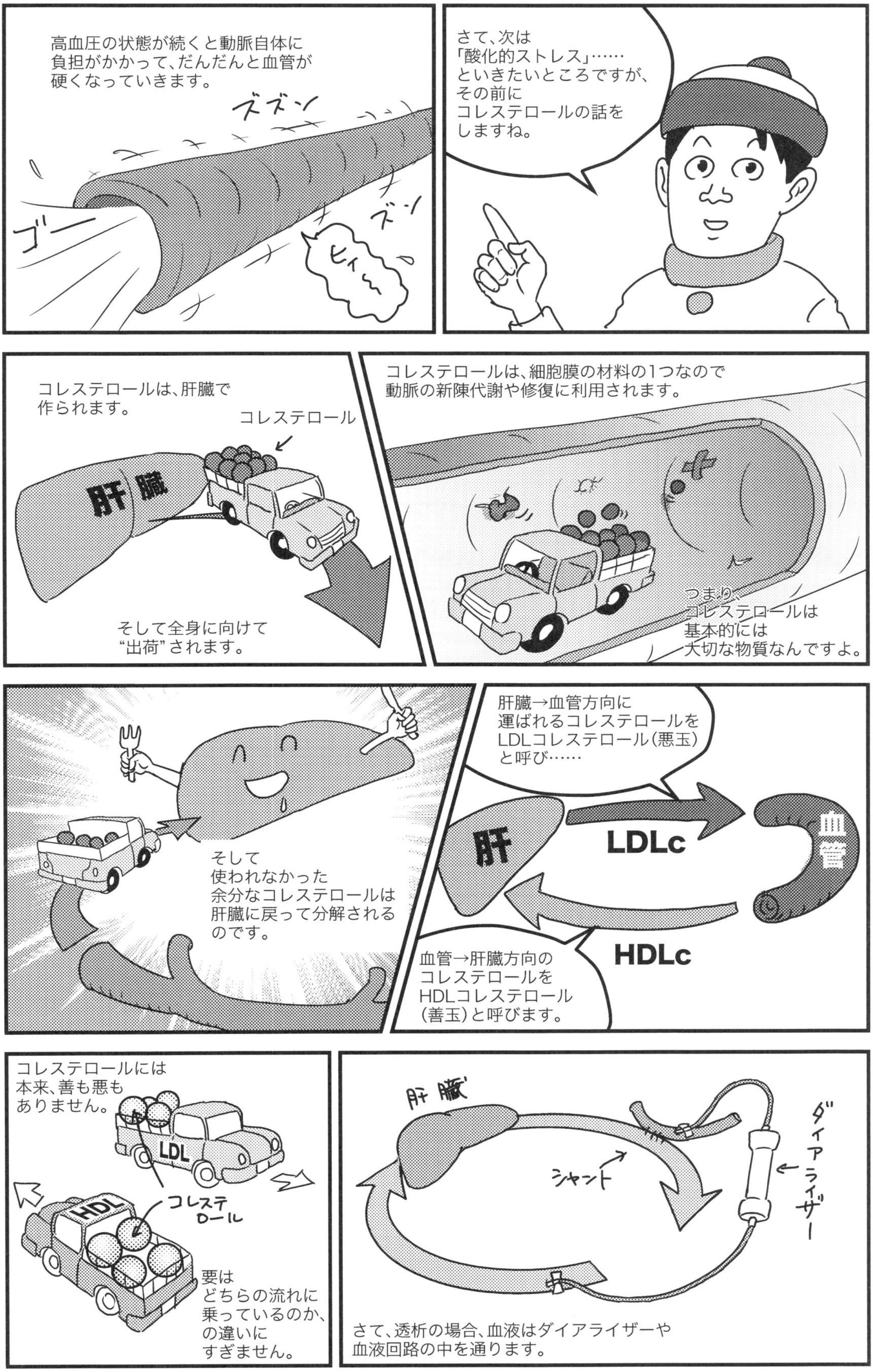
高血圧の状態が続くと動脈自体に
負担がかかって、だんだんと血管が
硬くなっていきます。
ズズン
ゴー
ズズン
ヒィ〜
さて、次は
「酸化的ストレス」……
といきたいところですが、
その前に
コレステロールの話を
しますね。
コレステロールは、肝臓で
作られます。
コレステロール
肝臓
そして全身に向けて
“出荷”されます。
コレステロールは、細胞膜の材料の1つなので
動脈の新陳代謝や修復に利用されます。
つまり、
コレステロールは
基本的には
大切な物質なんですよ。
そして
使われなかった
余分なコレステロールは
肝臓に戻って分解される
のです。
肝臓→血管方向に
運ばれるコレステロールを
LDLコレステロール(悪玉)
と呼び……
肝
LDLc
血管
HDLc
血管→肝臓方向の
コレステロールを
HDLコレステロール
(善玉)と呼びます。
コレステロールには
本来、善も悪も
ありません。
LDL
HDL
コレステロール
要は
どちらの流れに
乗っているのか、
の違いに
すぎません。
肝臓
シャント
ダイアライザー
さて、透析の場合、血液はダイアライザーや
血液回路の中を通ります。

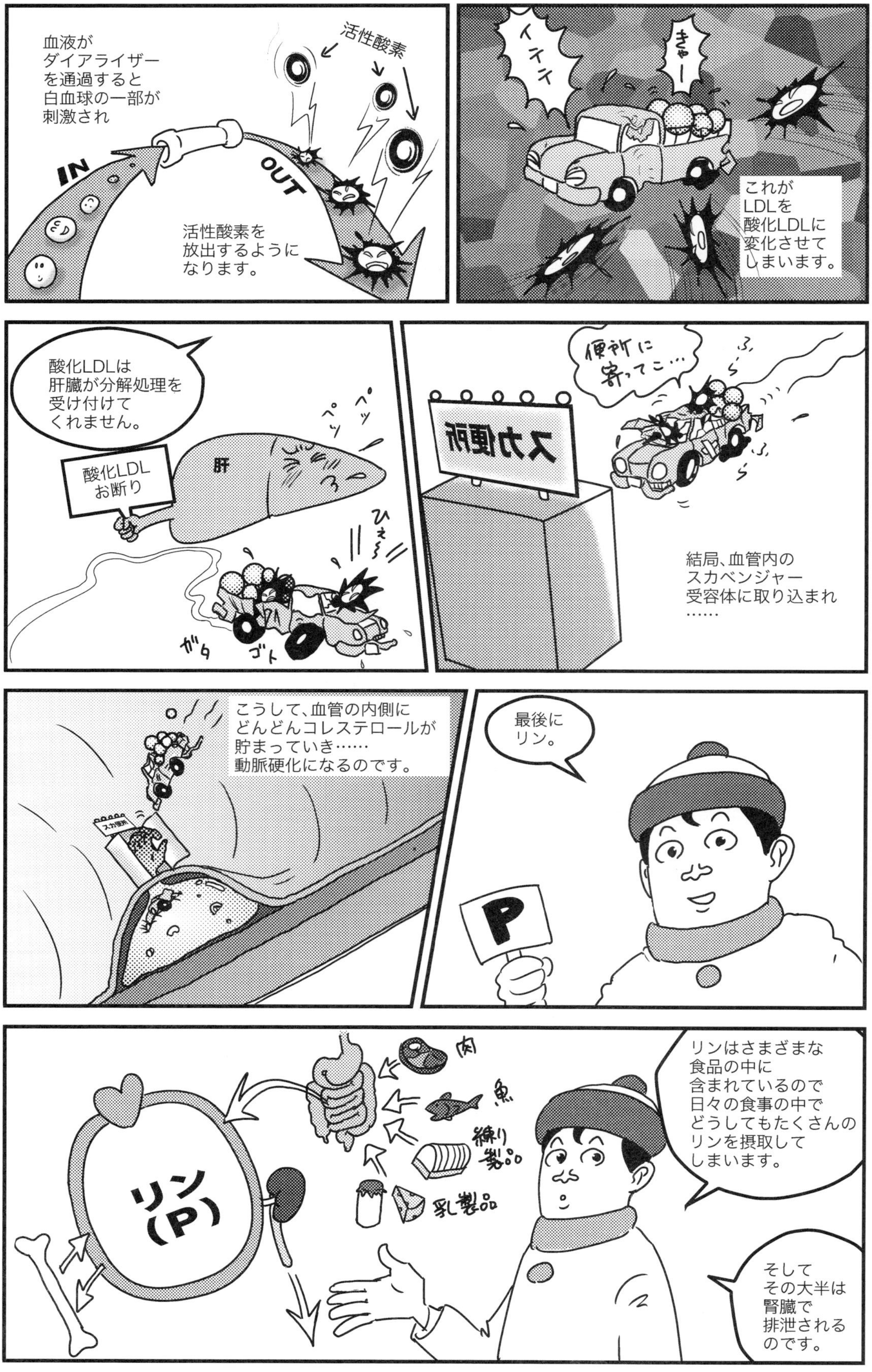

血液が
ダイアライザー
を通過すると
白血球の一部が
刺激され
IN
OUT
活性酸素
活性酸素を
放出するように
なります。
イテテ
きゃー
これが
LDLを
酸化LDLに
変化させて
しまいます。
酸化LDLは
肝臓が分解処理を
受け付けて
くれません。
ペッ ペッ
肝
酸化LDL
お断り
ひぇ〜
ガタ
ゴト
便所に
寄ってこ…
スカ便所
結局、血管内の
スカベンジャー
受容体に取り込まれ
……
こうして、血管の内側に
どんどんコレステロールが
貯まっていき……
動脈硬化になるのです。
最後に
リン。
P
リン
(P)
肉
魚
練り製品
乳製品
リンはさまざまな
食品の中に
含まれているので
日々の食事の中で
どうしてもたくさんの
リンを摂取して
しまいます。
そして
その大半は
腎臓で
排泄される
のです。

JCOPY 498-22406

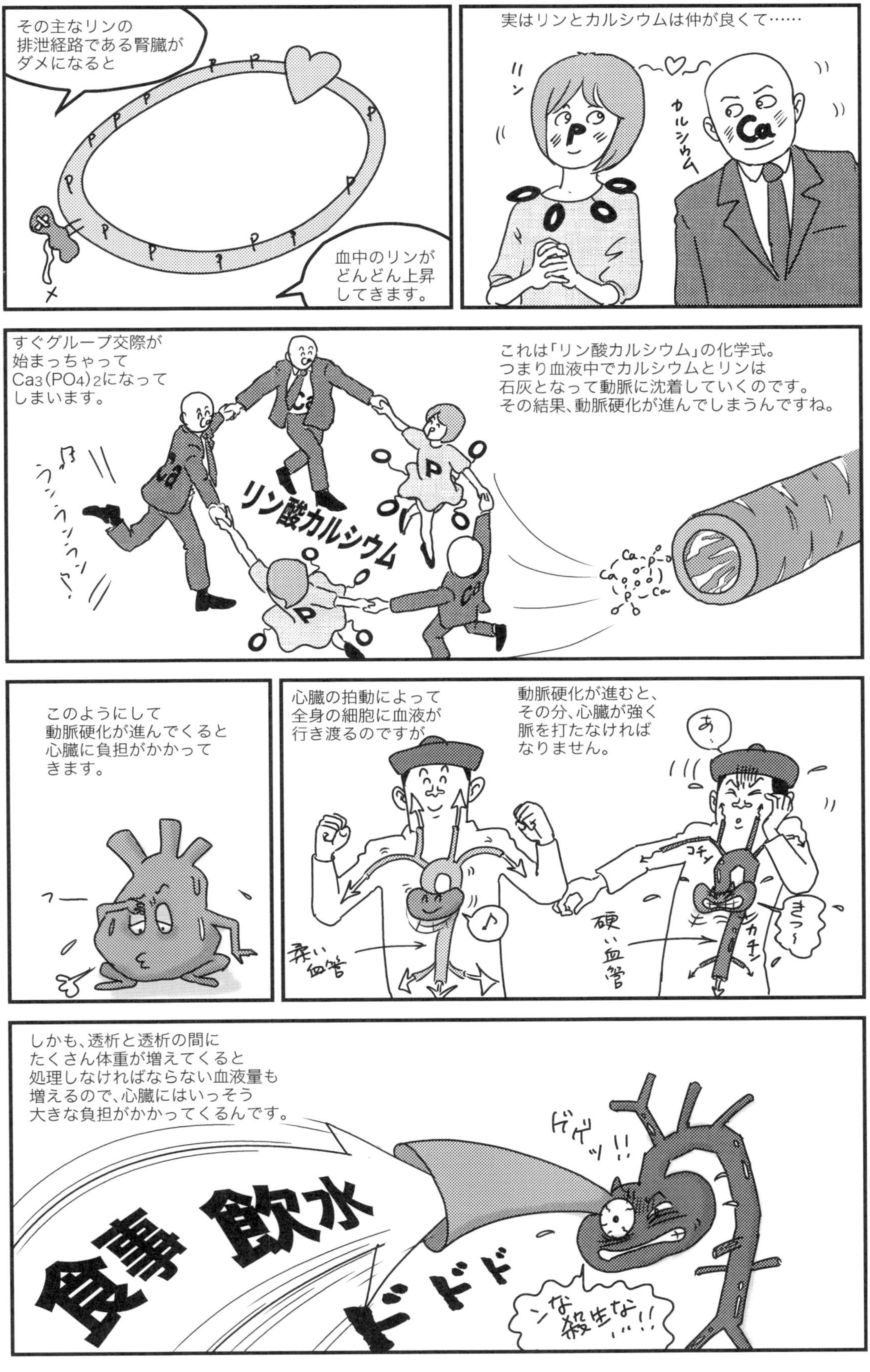
その主なリンの
排泄経路である腎臓が
ダメになると
血中のリンが
どんどん上昇
してきます。
実はリンとカルシウムは仲が良くて……
リン
カルシウム
すぐグループ交際が
始まっちゃって
$Ca_3(PO_4)_2$になって
しまいます。
リン酸カルシウム
これは「リン酸カルシウム」の化学式。
つまり血液中でカルシウムとリンは
石灰となって動脈に沈着していくのです。
その結果、動脈硬化が進んでしまうんですね。
このようにして
動脈硬化が進んでくると
心臓に負担がかかって
きます。
心臓の拍動によって
全身の細胞に血液が
行き渡るのですが
柔い血管
動脈硬化が進むと、
その分、心臓が強く
脈を打たなければ
なりません。
あ
硬い血管
コチン
カチン
しかも、透析と透析の間に
たくさん体重が増えてくると
処理しなければならない血液量も
増えるので、心臓にはいっそう
大きな負担がかかってくるんです。
食事 飲水
ドドド
ゲゲッ!!
ンな殺生な!!

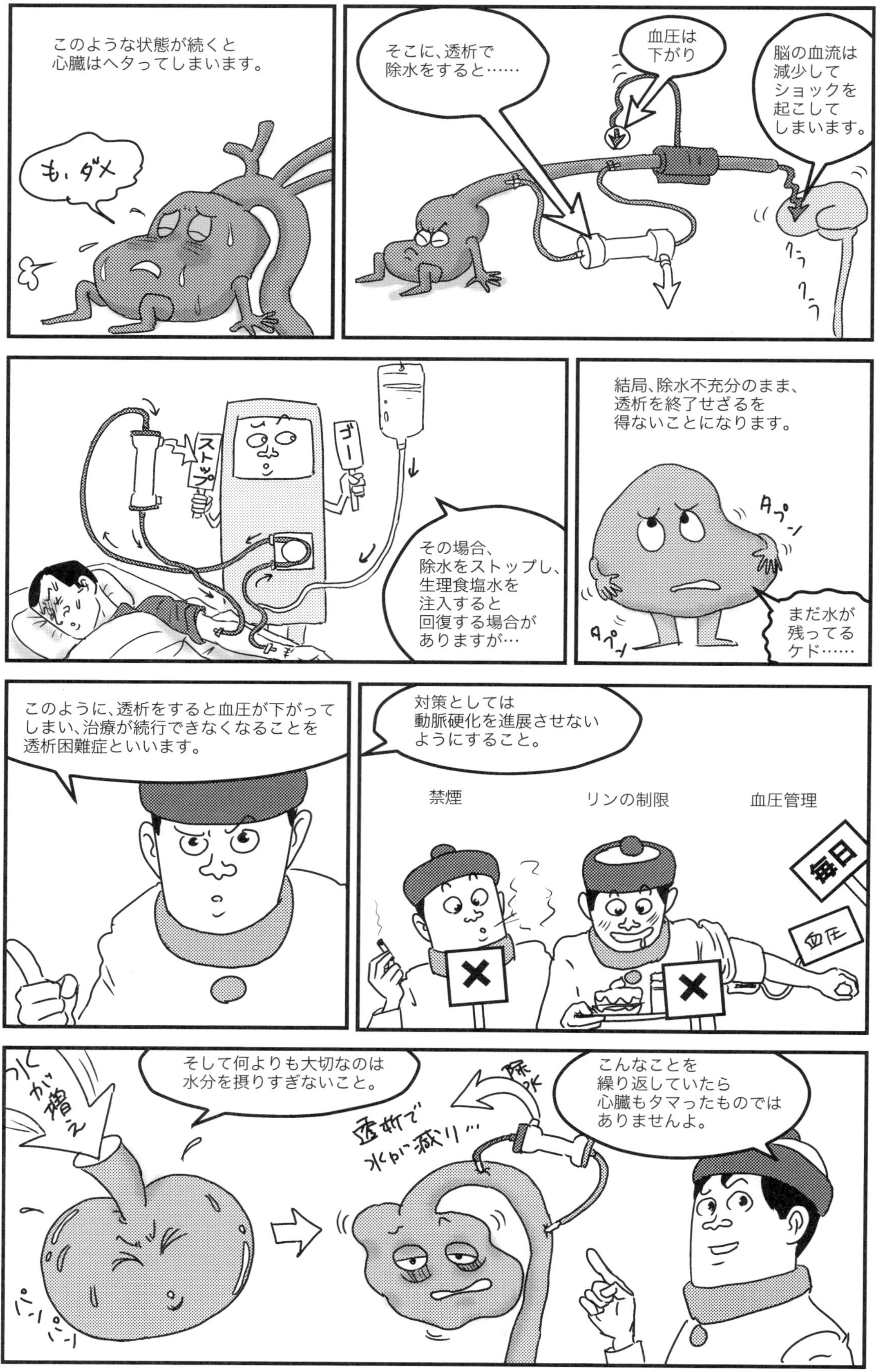
このような状態が続くと
心臓はヘタってしまいます。
も、ダメ
そこに、透析で
除水をすると……
血圧は
下がり
脳の血流は
減少して
ショックを
起こして
しまいます。
ストップ
ゴー
その場合、
除水をストップし、
生理食塩水を
注入すると
回復する場合が
ありますが…
結局、除水不充分のまま、
透析を終了せざるを
得ないことになります。
タプン
タプン
まだ水が
残ってる
ケド……
このように、透析をすると血圧が下がって
しまい、治療が続行できなくなることを
透析困難症といいます。
対策としては
動脈硬化を進展させない
ようにすること。
禁煙
リンの制限
血圧管理
毎日
血圧
水が増え
そして何よりも大切なのは
水分を摂りすぎないこと。
除水
透析で
水が減り
こんなことを
繰り返していたら
心臓もタマったものでは
ありませんよ。
パンパン

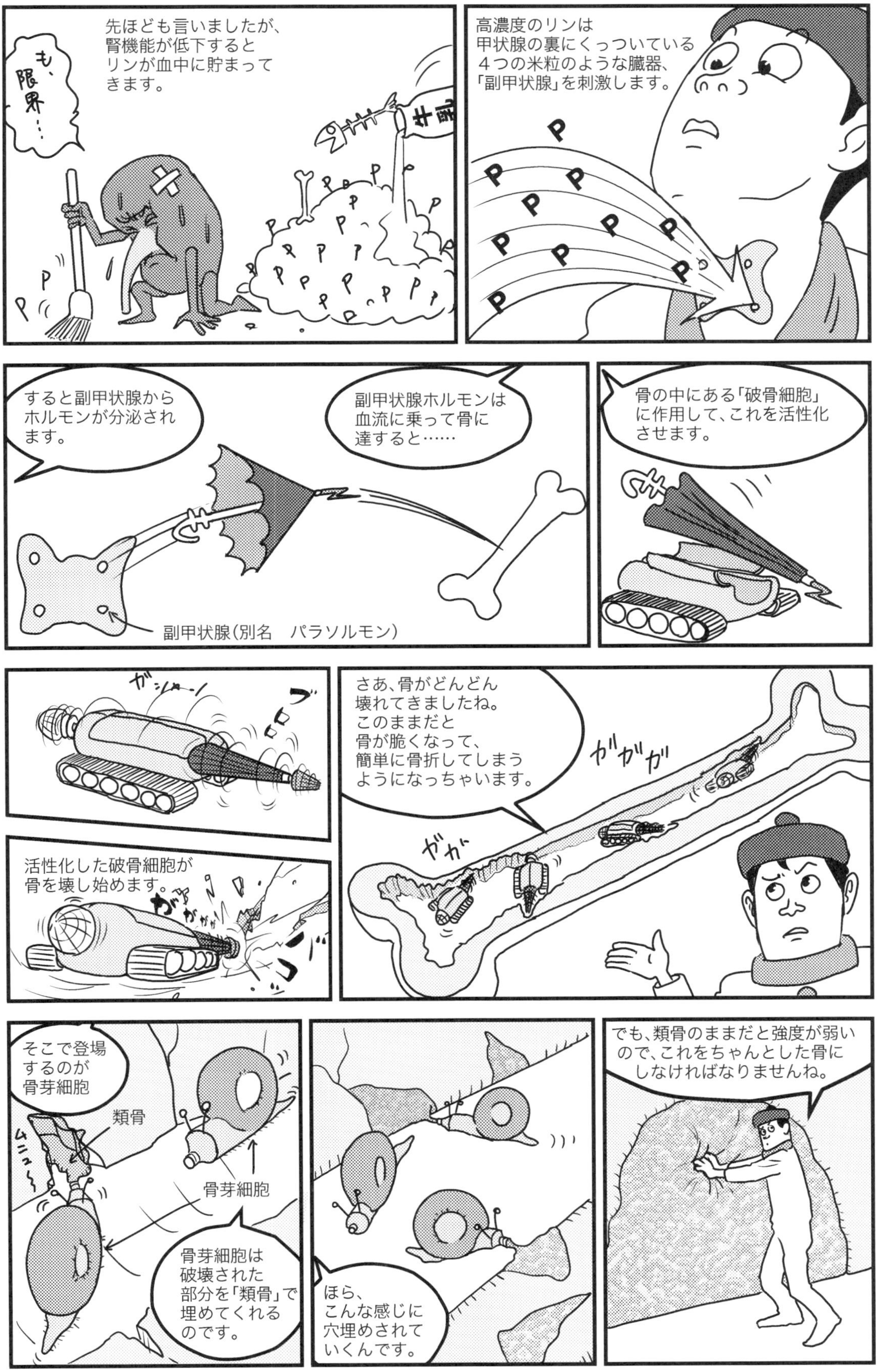
も、限界……
先ほども言いましたが、腎機能が低下するとリンが血中に貯まってきます。
牛乳
高濃度のリンは甲状腺の裏にくっついている４つの米粒のような臓器、「副甲状腺」を刺激します。
すると副甲状腺からホルモンが分泌されます。
副甲状腺ホルモンは血流に乗って骨に達すると……
副甲状腺(別名　パラソルモン)
骨の中にある「破骨細胞」に作用して、これを活性化させます。
活性化した破骨細胞が骨を壊し始めます。
さあ、骨がどんどん壊れてきましたね。このままだと骨が脆くなって、簡単に骨折してしまうようになっちゃいます。
ガガガ
ガガ
そこで登場するのが骨芽細胞
類骨
骨芽細胞
骨芽細胞は破壊された部分を「類骨」で埋めてくれるのです。
ほら、こんな感じに穴埋めされていくんです。
でも、類骨のままだと強度が弱いので、これをちゃんとした骨にしなければなりませんね。

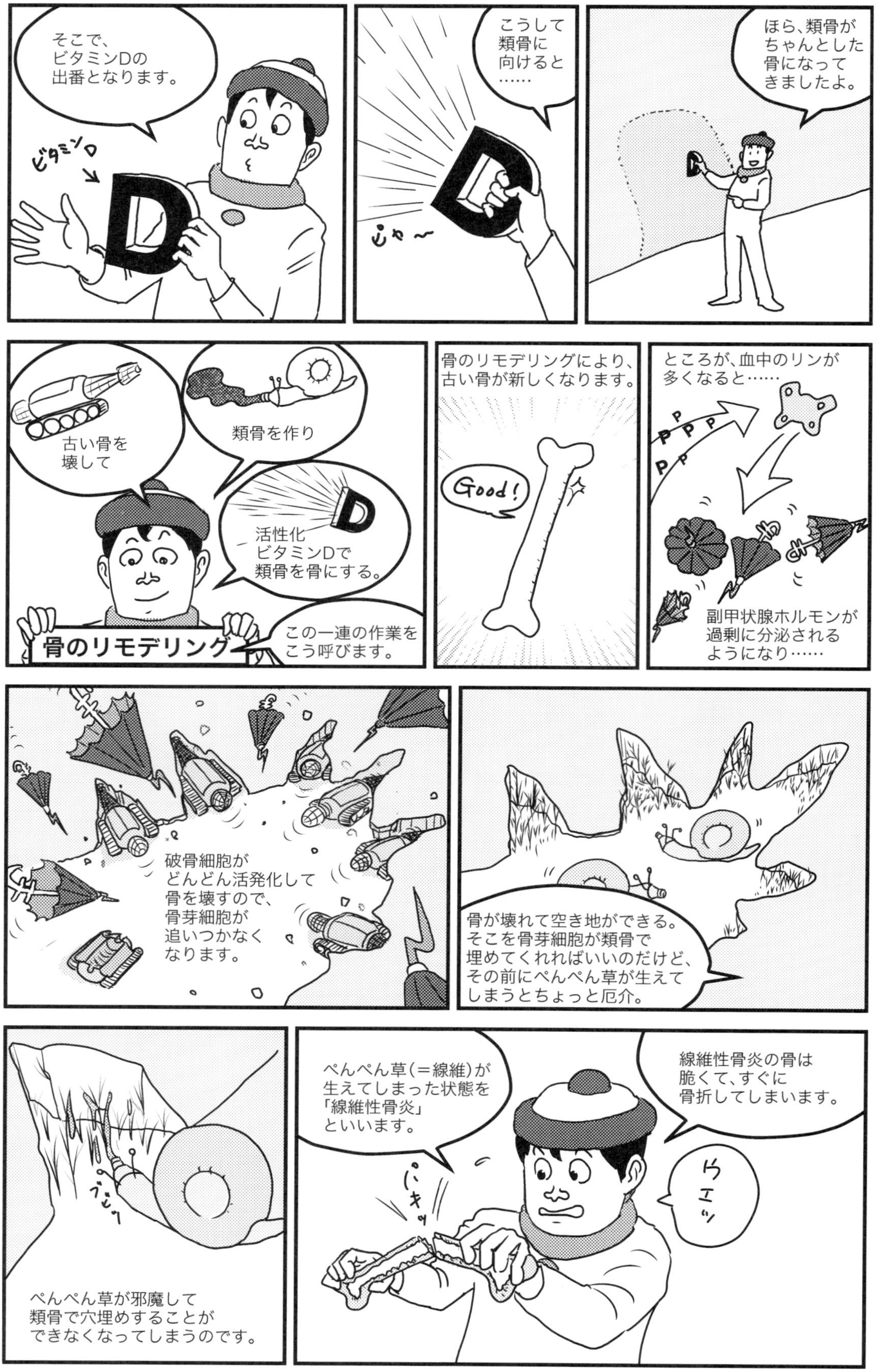

そこで、ビタミンDの出番となります。
ビタミンD
こうして類骨に向けると……
じゃ～
ほら、類骨がちゃんとした骨になってきましたよ。
古い骨を壊して
類骨を作り
活性化ビタミンDで類骨を骨にする。
骨のリモデリング
この一連の作業をこう呼びます。
骨のリモデリングにより、古い骨が新しくなります。
Good!
ところが、血中のリンが多くなると……
副甲状腺ホルモンが過剰に分泌されるようになり……
破骨細胞がどんどん活発化して骨を壊すので、骨芽細胞が追いつかなくなります。
骨が壊れて空き地ができる。そこを骨芽細胞が類骨で埋めてくれればいいのだけど、その前にぺんぺん草が生えてしまうとちょっと厄介。
ぺんぺん草が邪魔して類骨で穴埋めすることができなくなってしまうのです。
ぺんぺん草(＝線維)が生えてしまった状態を「線維性骨炎」といいます。
線維性骨炎の骨は脆くて、すぐに骨折してしまいます。
パキッ
ウエッ

JCOPY 498-22406

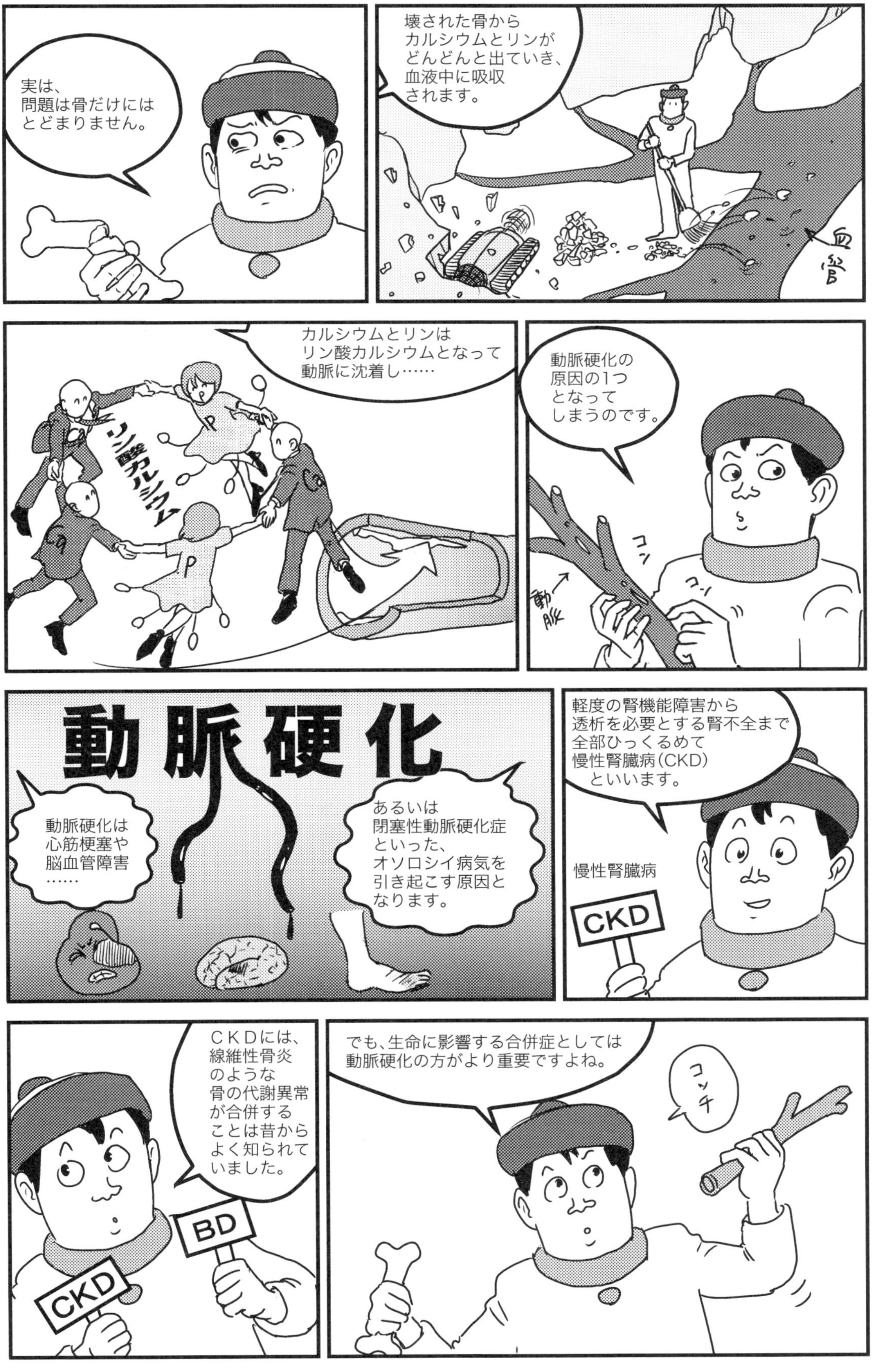
実は、
問題は骨だけには
とどまりません。
壊された骨から
カルシウムとリンが
どんどんと出ていき、
血液中に吸収
されます。
血管
カルシウムとリンは
リン酸カルシウムとなって
動脈に沈着し……
リン酸カルシウム
動脈硬化の
原因の1つ
となって
しまうのです。
コン
コン
動脈
動脈硬化
動脈硬化は
心筋梗塞や
脳血管障害
……
あるいは
閉塞性動脈硬化症
といった、
オソロシイ病気を
引き起こす原因と
なります。
軽度の腎機能障害から
透析を必要とする腎不全まで
全部ひっくるめて
慢性腎臓病(CKD)
といいます。
慢性腎臓病
CKD
CKDには、
線維性骨炎
のような
骨の代謝異常
が合併する
ことは昔から
よく知られて
いました。
BD
CKD
でも、生命に影響する合併症としては
動脈硬化の方がより重要ですよね。
コッチ

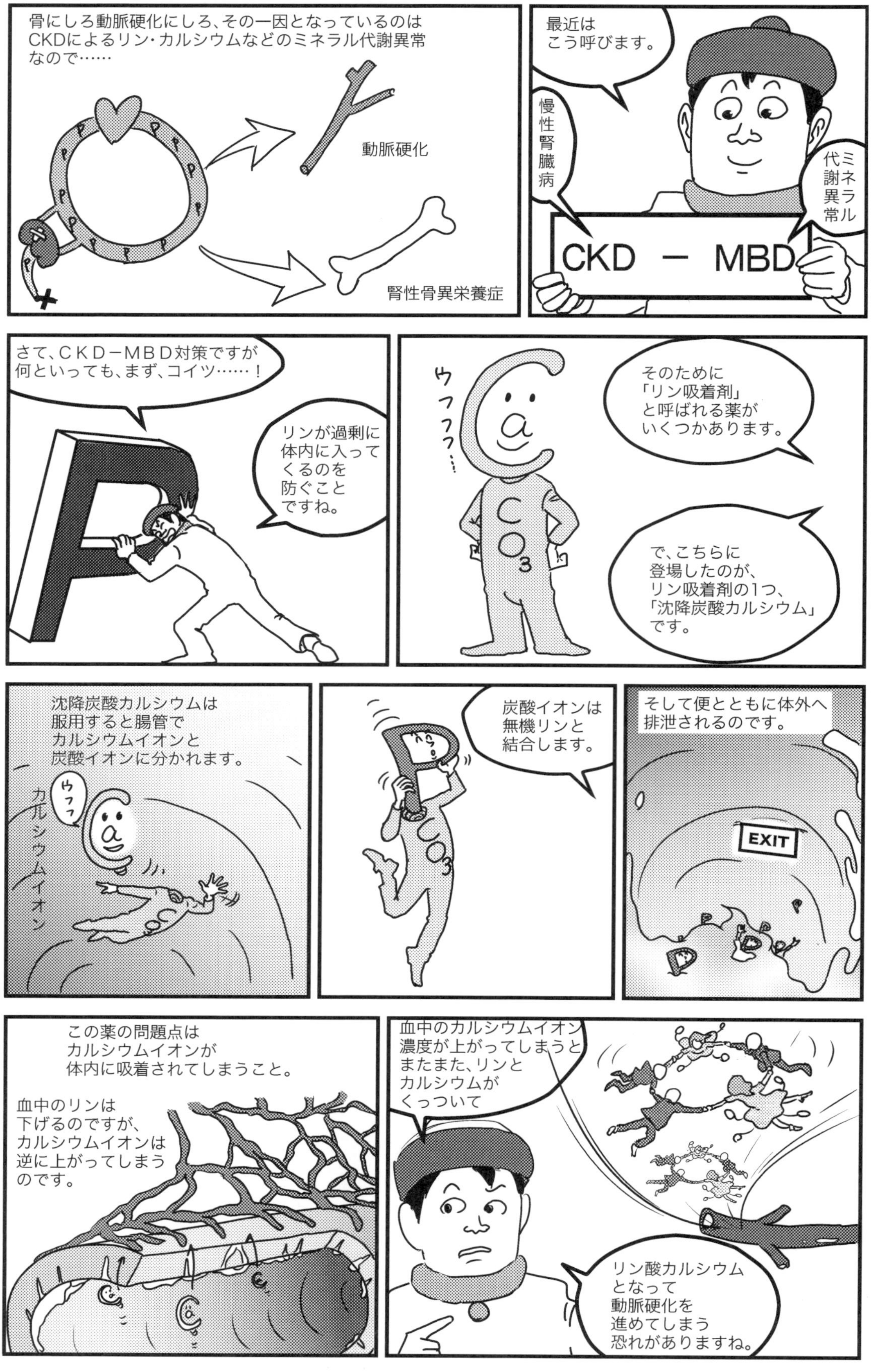
骨にしろ動脈硬化にしろ、その一因となっているのは
CKDによるリン・カルシウムなどのミネラル代謝異常
なので……
動脈硬化
腎性骨異栄養症
最近は
こう呼びます。
慢性腎臓病
ミネラル代謝異常
CKD − MBD
さて、CKD−MBD対策ですが
何といっても、まず、コイツ……！
リンが過剰に
体内に入って
くるのを
防ぐこと
ですね。
ウフフフ…
そのために
「リン吸着剤」
と呼ばれる薬が
いくつかあります。
で、こちらに
登場したのが、
リン吸着剤の1つ、
「沈降炭酸カルシウム」
です。
沈降炭酸カルシウムは
服用すると腸管で
カルシウムイオンと
炭酸イオンに分かれます。
ウフッ
カルシウムイオン
炭酸イオンは
無機リンと
結合します。
そして便とともに体外へ
排泄されるのです。
EXIT
この薬の問題点は
カルシウムイオンが
体内に吸着されてしまうこと。
血中のリンは
下げるのですが、
カルシウムイオンは
逆に上がってしまう
のです。
血中のカルシウムイオン
濃度が上がってしまうと
またまた、リンと
カルシウムが
くっついて
リン酸カルシウム
となって
動脈硬化を
進めてしまう
恐れがありますね。

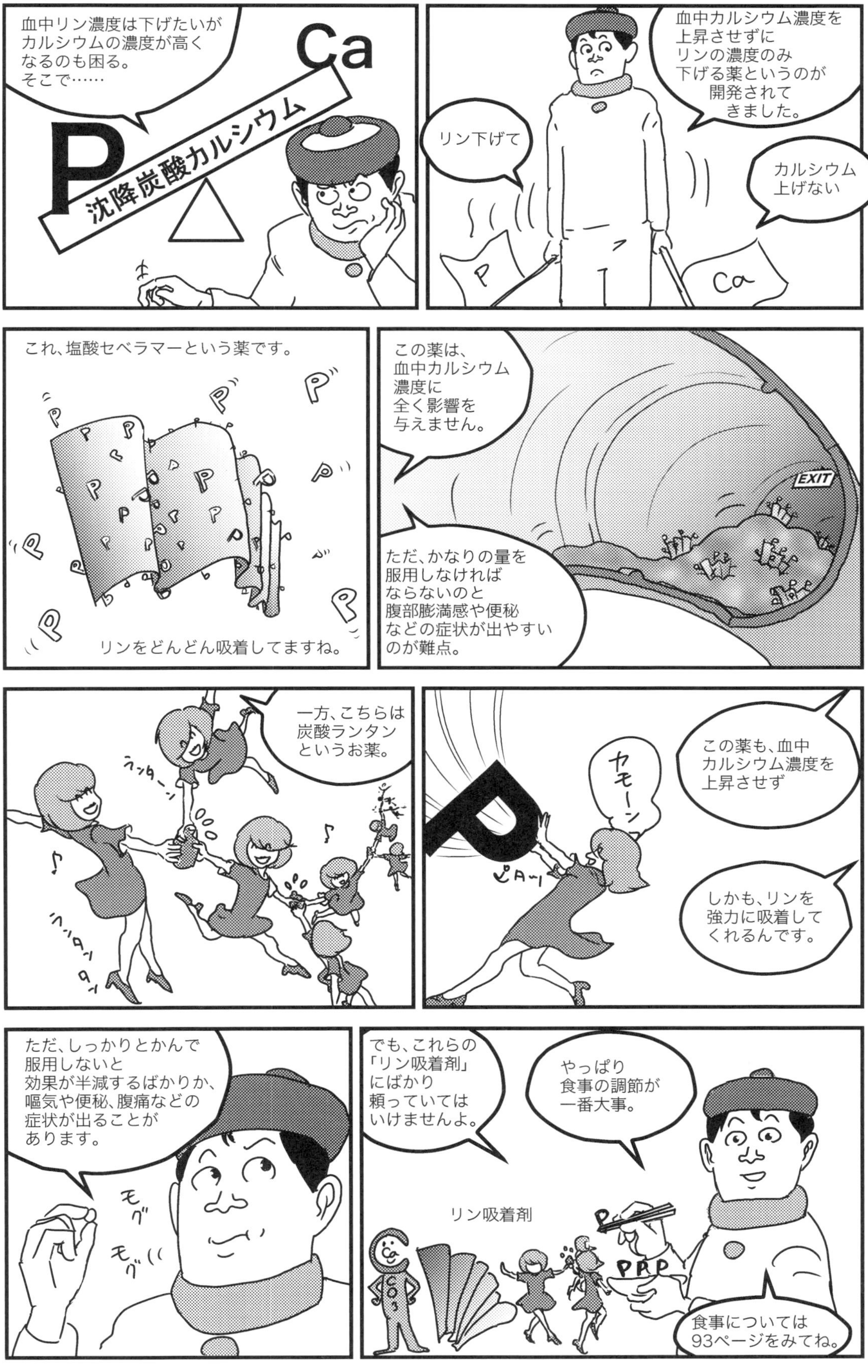

血中リン濃度は下げたいがカルシウムの濃度が高くなるのも困る。そこで……
Ca
P
沈降炭酸カルシウム
血中カルシウム濃度を上昇させずにリンの濃度のみ下げる薬というのが開発されてきました。
リン下げて
カルシウム上げない
P
Ca
これ、塩酸セベラマーという薬です。
リンをどんどん吸着してますね。
この薬は、血中カルシウム濃度に全く影響を与えません。
EXIT
ただ、かなりの量を服用しなければならないのと腹部膨満感や便秘などの症状が出やすいのが難点。
一方、こちらは炭酸ランタンというお薬。
ランターン
この薬も、血中カルシウム濃度を上昇させず
カモーン
P
しかも、リンを強力に吸着してくれるんです。
ただ、しっかりとかんで服用しないと効果が半減するばかりか、嘔気や便秘、腹痛などの症状が出ることがあります。
モグ
モグ
でも、これらの「リン吸着剤」にばかり頼っていてはいけませんよ。
やっぱり食事の調節が一番大事。
リン吸着剤
食事については93ページをみてね。

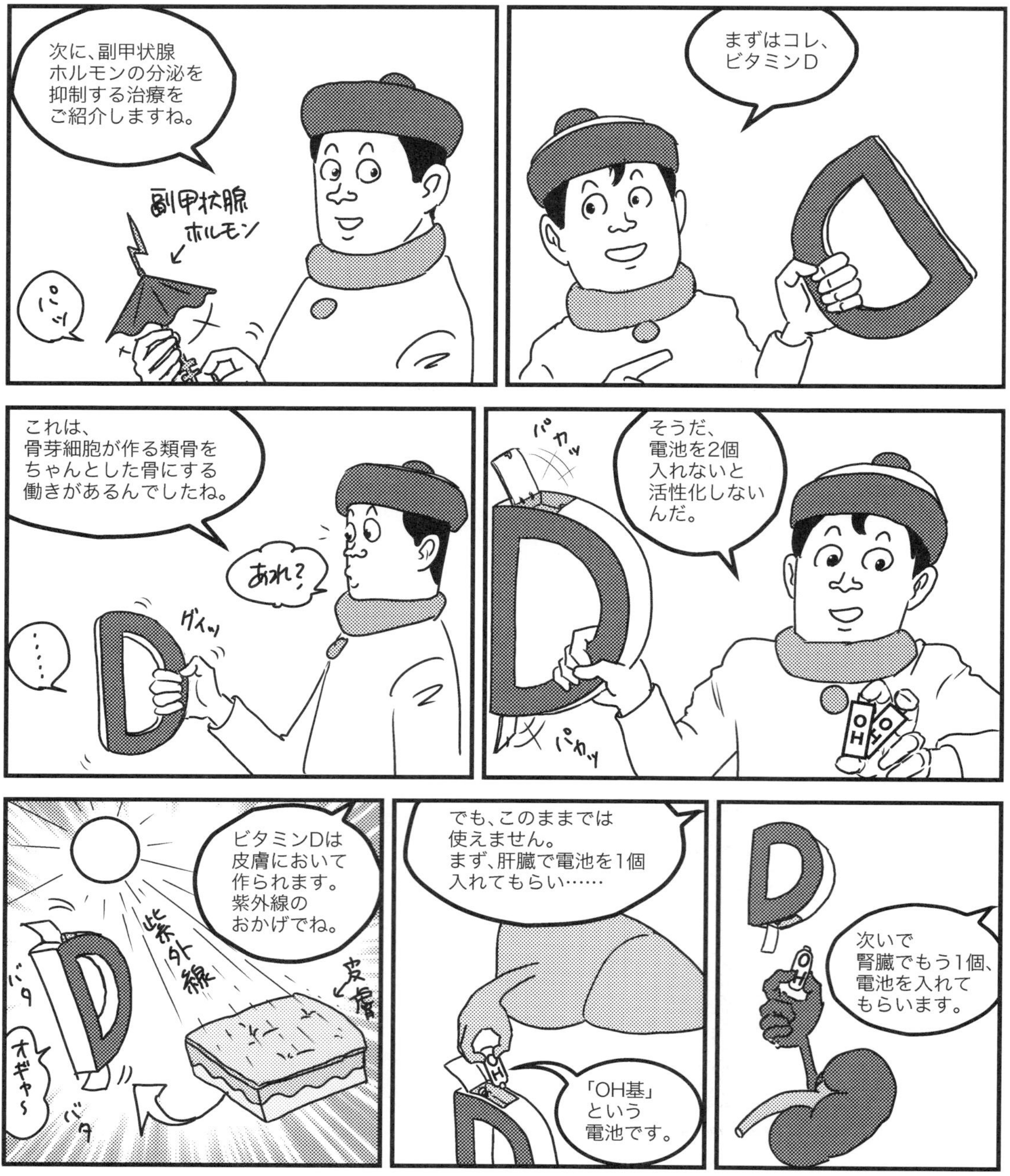

JCOPY 498-22406

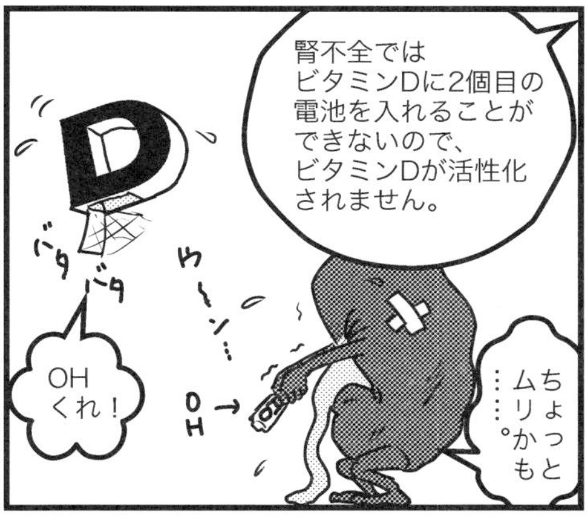
腎不全では
ビタミンDに2個目の
電池を入れることが
できないので、
ビタミンDが活性化
されません。
D
バタバタ
OH
くれ！
ウ〜ン…
OH →
ちょっと
ムリかも
……。

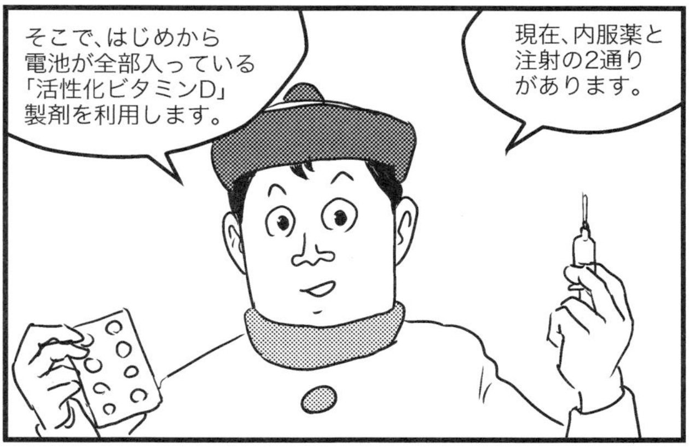
そこで、はじめから
電池が全部入っている
「活性化ビタミンD」
製剤を利用します。
現在、内服薬と
注射の2通り
があります。

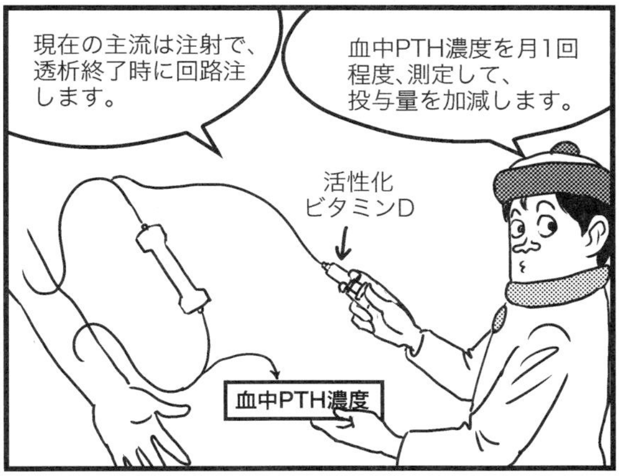
現在の主流は注射で、
透析終了時に回路注
します。
血中PTH濃度を月1回
程度、測定して、
投与量を加減します。
活性化
ビタミンD
血中PTH濃度

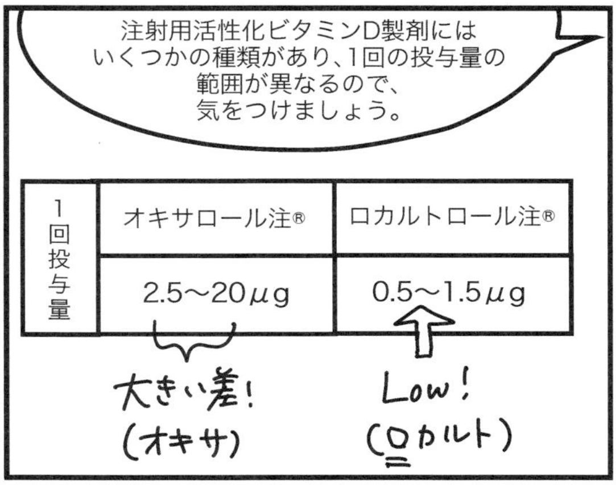
注射用活性化ビタミンD製剤には
いくつかの種類があり、1回の投与量の
範囲が異なるので、
気をつけましょう。
大きい差！
（オキサ）
Low！
（ロカルト）

	オキサロール注®	ロカルトロール注®
1回投与量	2.5～20 μg	0.5～1.5 μg

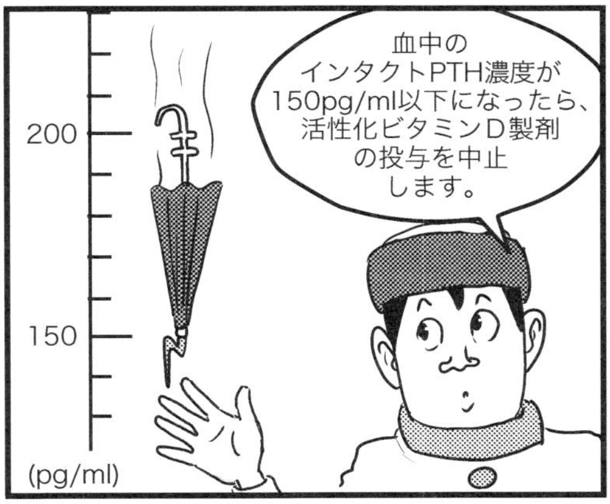
血中の
インタクトPTH濃度が
150pg/ml以下になったら、
活性化ビタミンD製剤
の投与を中止
します。
200
150
(pg/ml)

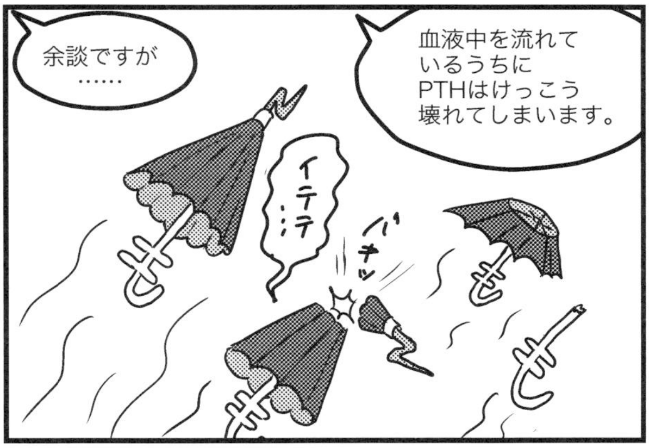
余談ですが
……
血液中を流れて
いるうちに
PTHはけっこう
壊れてしまいます。
イテテ…；
バキッ

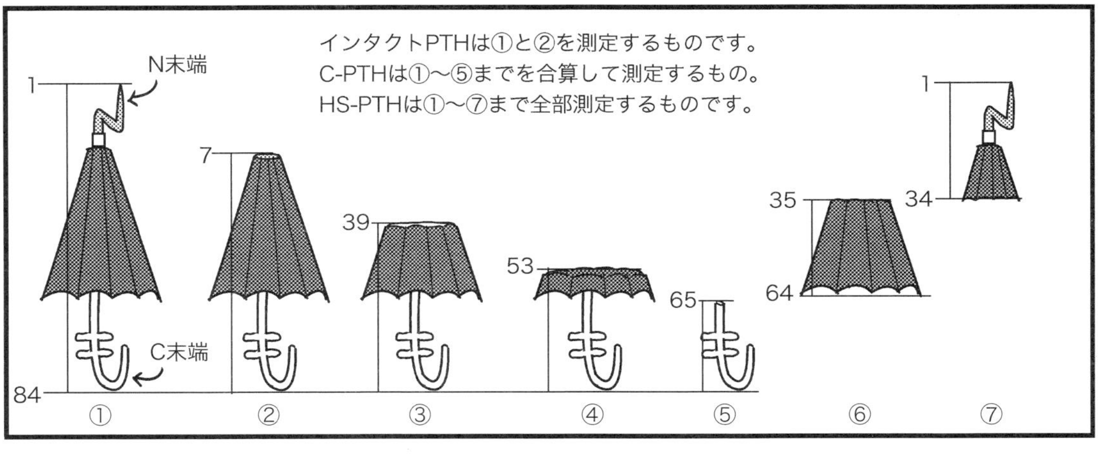
インタクトPTHは①と②を測定するものです。
C-PTHは①〜⑤までを合算して測定するもの。
HS-PTHは①〜⑦まで全部測定するものです。
N末端
C末端
1
7
39
53
65
84
35
64
1
34
①
②
③
④
⑤
⑥
⑦

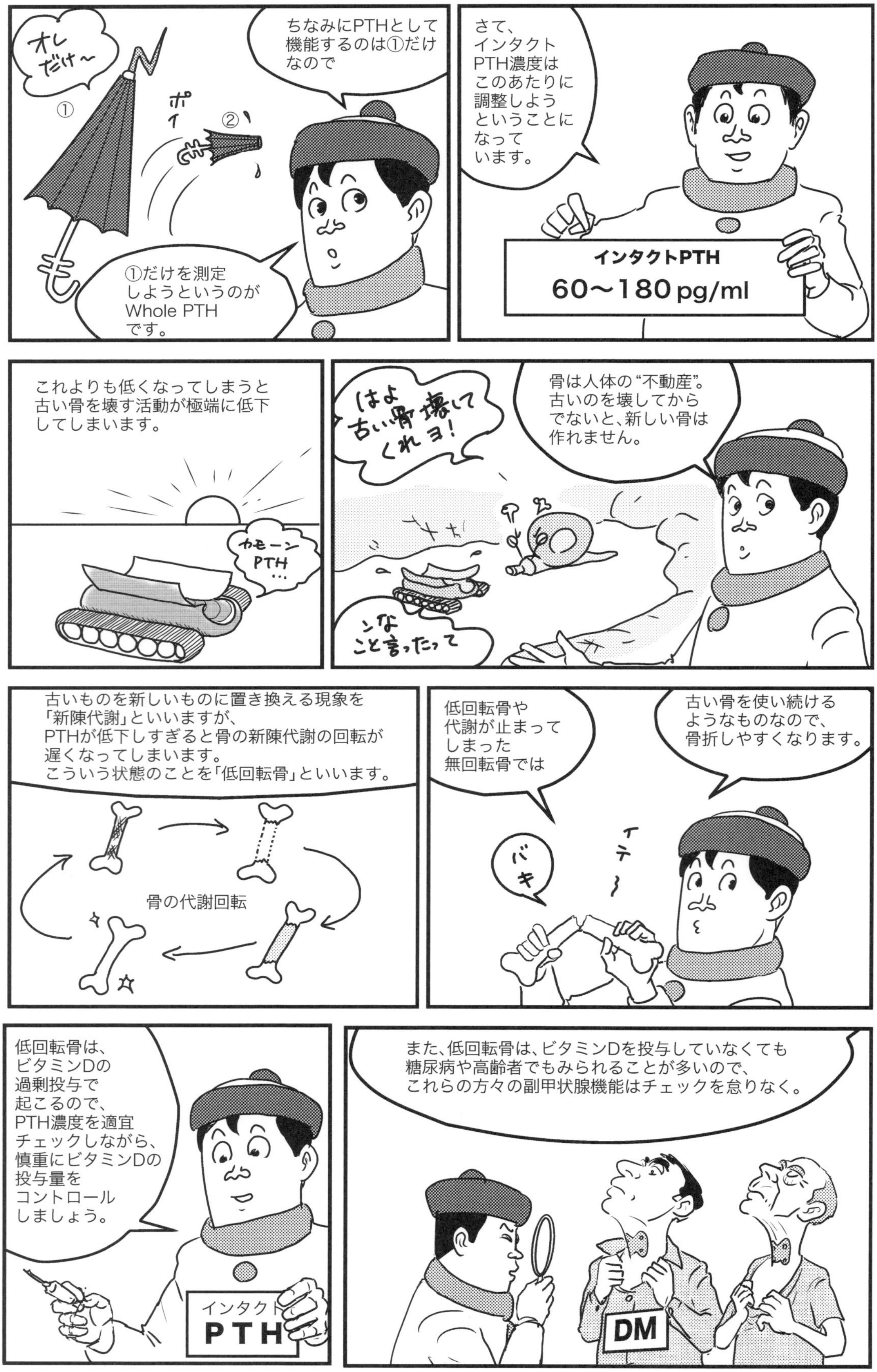

オレだけ～
①
ポイ
②
ちなみにPTHとして機能するのは①だけなので
①だけを測定しようというのがWhole PTHです。
さて、インタクトPTH濃度はこのあたりに調整しようということになっています。
インタクトPTH
60～180 pg/ml
これよりも低くなってしまうと古い骨を壊す活動が極端に低下してしまいます。
カモーンPTH…
はよ古い骨壊してくれヨ!
骨は人体の“不動産”。古いのを壊してからでないと、新しい骨は作れません。
ンなこと言ったって
古いものを新しいものに置き換える現象を「新陳代謝」といいますが、PTHが低下しすぎると骨の新陳代謝の回転が遅くなってしまいます。こういう状態のことを「低回転骨」といいます。
骨の代謝回転
低回転骨や代謝が止まってしまった無回転骨では
古い骨を使い続けるようなものなので、骨折しやすくなります。
イテ～
バキ
低回転骨は、ビタミンDの過剰投与で起こるので、PTH濃度を適宜チェックしながら、慎重にビタミンDの投与量をコントロールしましょう。
インタクト
PTH
また、低回転骨は、ビタミンDを投与していなくても糖尿病や高齢者でもみられることが多いので、これらの方々の副甲状腺機能はチェックを怠りなく。
DM

JCOPY 498-22406

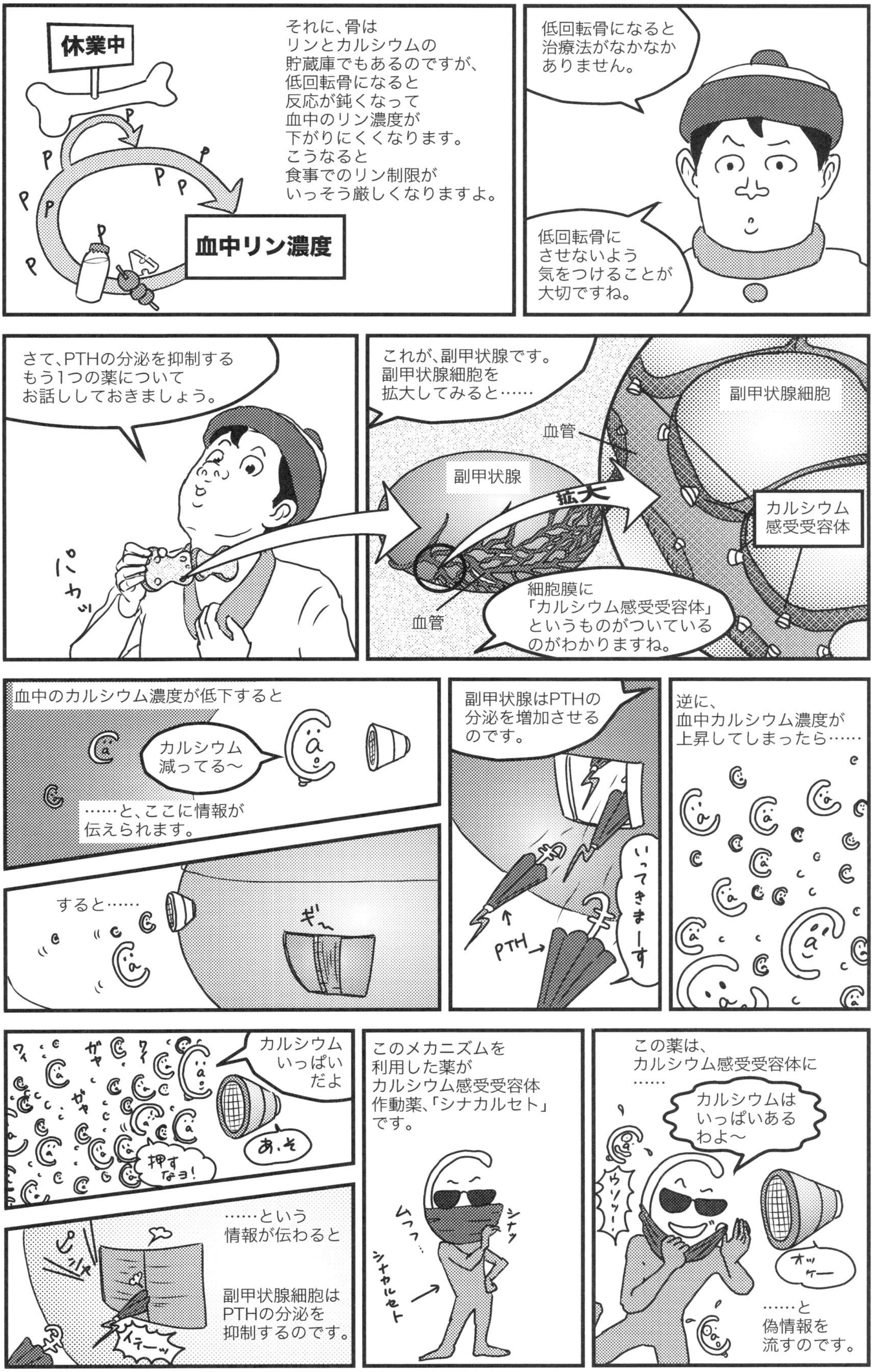
休業中
血中リン濃度
それに、骨は
リンとカルシウムの
貯蔵庫でもあるのですが、
低回転骨になると
反応が鈍くなって
血中のリン濃度が
下がりにくくなります。
こうなると
食事でのリン制限が
いっそう厳しくなりますよ。
低回転骨になると
治療法がなかなか
ありません。
低回転骨に
させないよう
気をつけることが
大切ですね。
さて、PTHの分泌を抑制する
もう1つの薬について
お話ししておきましょう。
パカッ
これが、副甲状腺です。
副甲状腺細胞を
拡大してみると……
副甲状腺細胞
血管
副甲状腺
拡大
カルシウム
感受受容体
血管
細胞膜に
「カルシウム感受受容体」
というものがついている
のがわかりますね。
血中のカルシウム濃度が低下すると
カルシウム
減ってる〜
……と、ここに情報が
伝えられます。
すると……
ギ〜
副甲状腺はPTHの
分泌を増加させる
のです。
いってきまーす
PTH
逆に、
血中カルシウム濃度が
上昇してしまったら……
カルシウム
いっぱい
だよ
あ、そ
押すなヨ!
……という
情報が伝わると
副甲状腺細胞は
PTHの分泌を
抑制するのです。
イテーッ
このメカニズムを
利用した薬が
カルシウム感受受容体
作動薬、「シナカルセト」
です。
シナカルセト
この薬は、
カルシウム感受受容体に
……
カルシウムは
いっぱいある
わよ〜
オッケー
……と
偽情報を
流すのです。

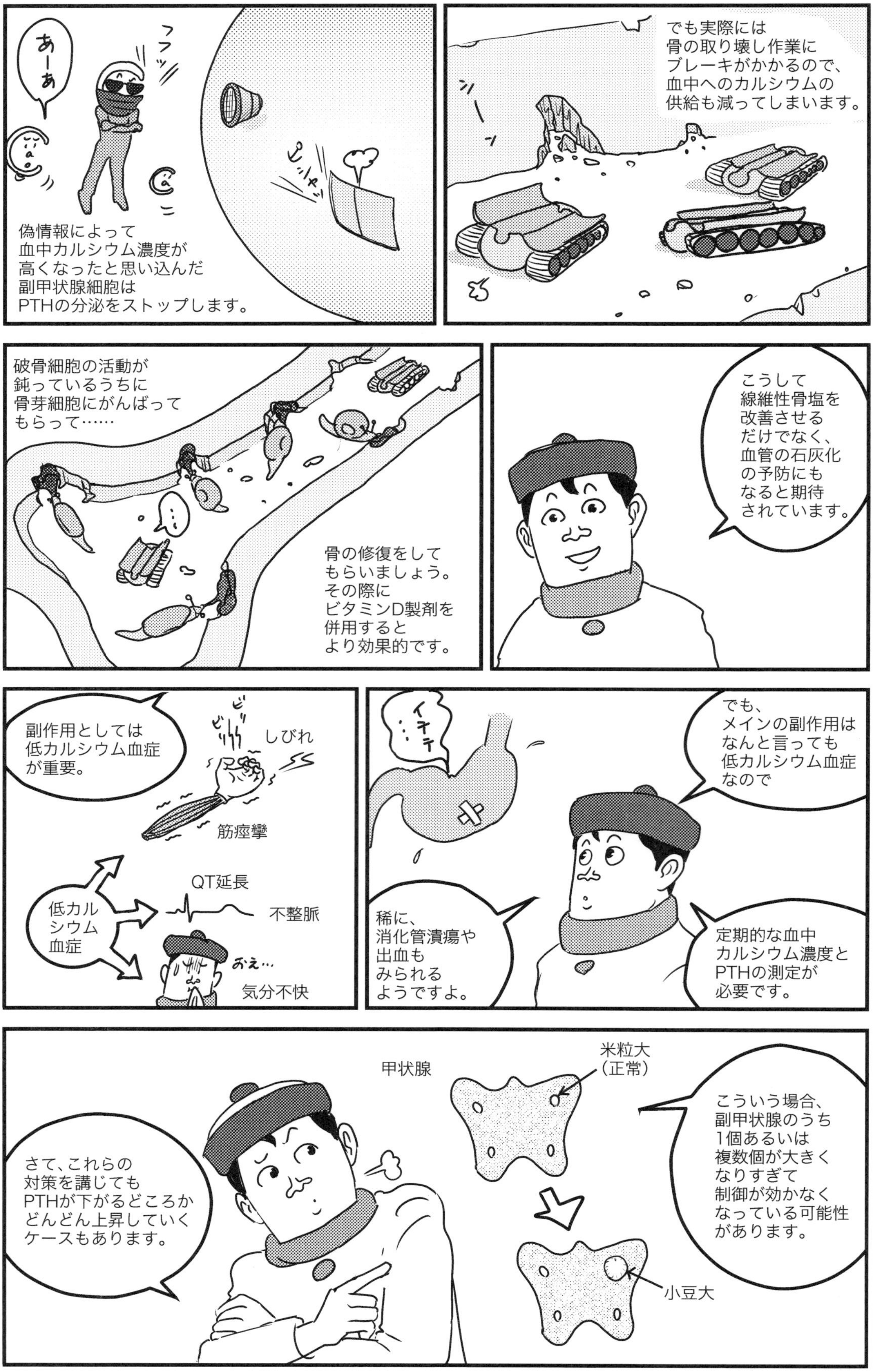
あーあ
フワッ
ピシャッ
偽情報によって
血中カルシウム濃度が
高くなったと思い込んだ
副甲状腺細胞は
PTHの分泌をストップします。
でも実際には
骨の取り壊し作業に
ブレーキがかかるので、
血中へのカルシウムの
供給も減ってしまいます。
破骨細胞の活動が
鈍っているうちに
骨芽細胞にがんばって
もらって……
骨の修復をして
もらいましょう。
その際に
ビタミンD製剤を
併用すると
より効果的です。
こうして
線維性骨塩を
改善させる
だけでなく、
血管の石灰化
の予防にも
なると期待
されています。
副作用としては
低カルシウム血症
が重要。
しびれ
筋痙攣
低カルシウム血症
QT延長
不整脈
おえ…
気分不快
イテテ
稀に、
消化管潰瘍や
出血も
みられる
ようですよ。
でも、
メインの副作用は
なんと言っても
低カルシウム血症
なので
定期的な血中
カルシウム濃度と
PTHの測定が
必要です。
さて、これらの
対策を講じても
PTHが下がるどころか
どんどん上昇していく
ケースもあります。
甲状腺
米粒大
(正常)
小豆大
こういう場合、
副甲状腺のうち
1個あるいは
複数個が大きく
なりすぎて
制御が効かなく
なっている可能性
があります。

JCOPY 498-22406

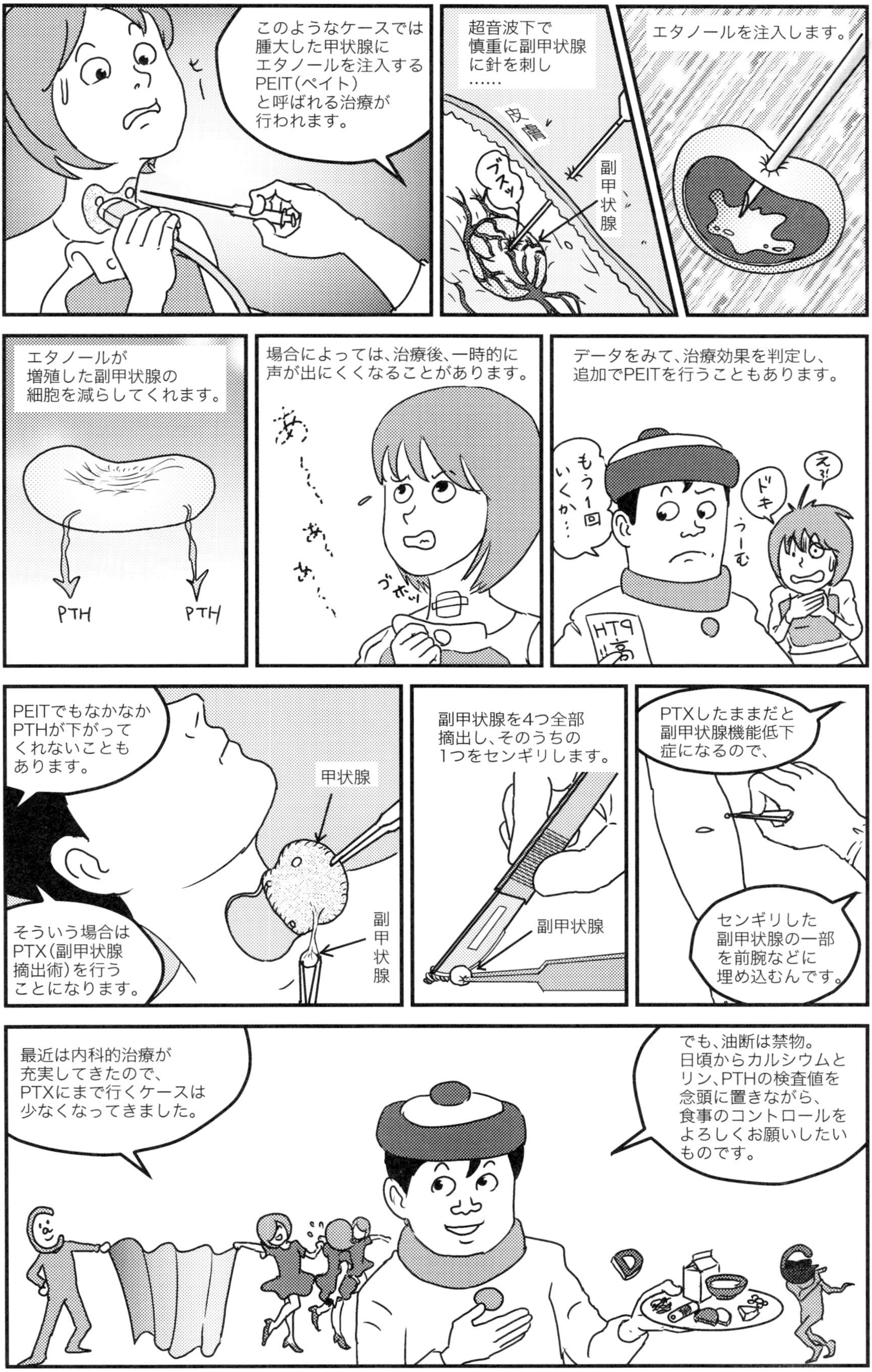
このようなケースでは
腫大した甲状腺に
エタノールを注入する
PEIT（ペイト）
と呼ばれる治療が
行われます。
超音波下で
慎重に副甲状腺
に針を刺し
……
皮膚
ブスッ
副甲状腺
エタノールを注入します。
エタノールが
増殖した副甲状腺の
細胞を減らしてくれます。
PTH
PTH
場合によっては、治療後、一時的に
声が出にくくなることがあります。
ゴホッ
データをみて、治療効果を判定し、
追加でPEITを行うこともあります。
もう1回いくか…
うーむ
ドキ
えっ!?
PEITでもなかなか
PTHが下がって
くれないことも
あります。
甲状腺
副甲状腺
そういう場合は
PTX（副甲状腺
摘出術）を行う
ことになります。
副甲状腺を4つ全部
摘出し、そのうちの
1つをセンギリします。
副甲状腺
PTXしたままだと
副甲状腺機能低下
症になるので、
センギリした
副甲状腺の一部
を前腕などに
埋め込むんです。
最近は内科的治療が
充実してきたので、
PTXにまで行くケースは
少なくなってきました。
でも、油断は禁物。
日頃からカルシウムと
リン、PTHの検査値を
念頭に置きながら、
食事のコントロールを
よろしくお願いしたい
ものです。

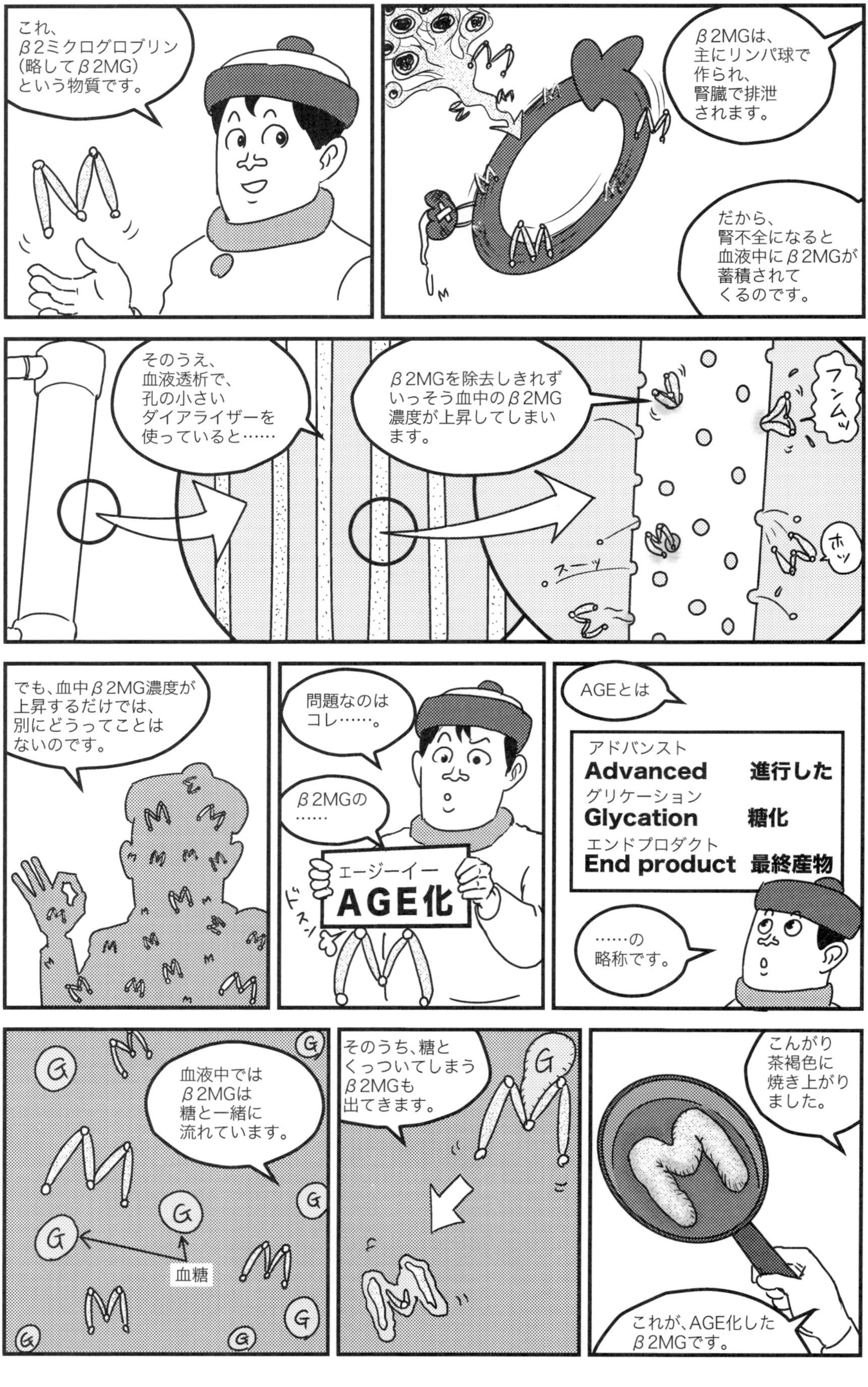
これ、
β2ミクログロブリン
(略してβ2MG)
という物質です。
β2MGは、
主にリンパ球で
作られ、
腎臓で排泄
されます。
だから、
腎不全になると
血液中にβ2MGが
蓄積されて
くるのです。
そのうえ、
血液透析で、
孔の小さい
ダイアライザーを
使っていると……
β2MGを除去しきれず
いっそう血中のβ2MG
濃度が上昇してしまい
ます。
スーッ
フンムッ
ホッ
でも、血中β2MG濃度が
上昇するだけでは、
別にどうってことは
ないのです。
問題なのは
コレ……。
β2MGの
……
エージーイー
AGE化
ドスン
AGEとは
アドバンスト
Advanced 進行した
グリケーション
Glycation 糖化
エンドプロダクト
End product 最終産物
……の
略称です。
血液中では
β2MGは
糖と一緒に
流れています。
血糖
そのうち、糖と
くっついてしまう
β2MGも
出てきます。
こんがり
茶褐色に
焼き上がり
ました。
これが、AGE化した
β2MGです。

JCOPY 498-22406

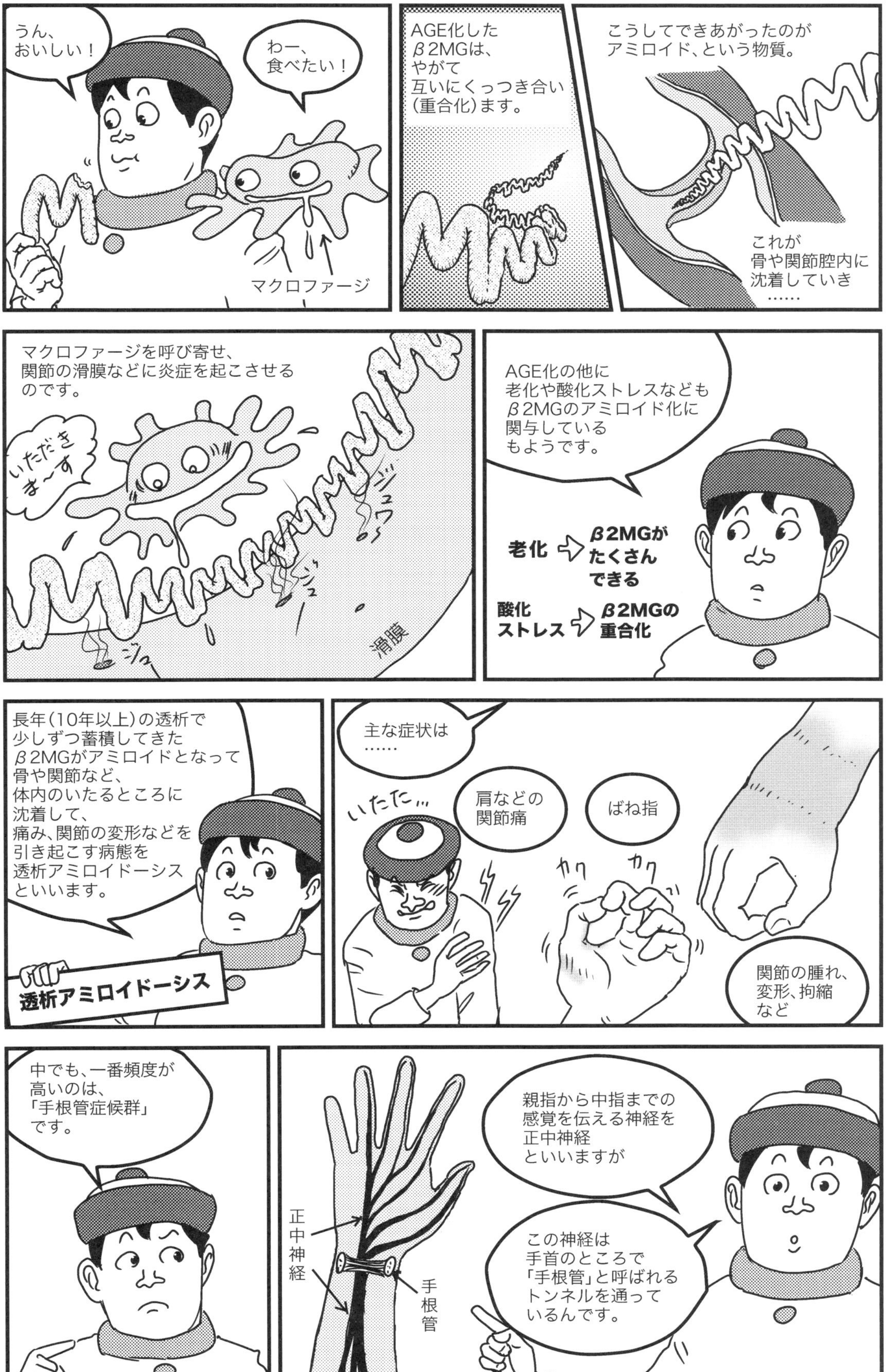
うん、
おいしい！
わー、
食べたい！
マクロファージ
AGE化した
β2MGは、
やがて
互いにくっつき合い
（重合化）ます。
こうしてできあがったのが
アミロイド、という物質。
これが
骨や関節腔内に
沈着していき
……
マクロファージを呼び寄せ、
関節の滑膜などに炎症を起こさせる
のです。
いただき
ま～す
滑膜
AGE化の他に
老化や酸化ストレスなども
β2MGのアミロイド化に
関与している
もようです。
老化 → β2MGが たくさん できる
酸化ストレス → β2MGの 重合化
長年（10年以上）の透析で
少しずつ蓄積してきた
β2MGがアミロイドとなって
骨や関節など、
体内のいたるところに
沈着して、
痛み、関節の変形などを
引き起こす病態を
透析アミロイドーシス
といいます。
透析アミロイドーシス
主な症状は
……
いたた…
肩などの
関節痛
ばね指
カク
カク
関節の腫れ、
変形、拘縮
など
中でも、一番頻度が
高いのは、
「手根管症候群」
です。
親指から中指までの
感覚を伝える神経を
正中神経
といいますが
正中神経
手根管
この神経は
手首のところで
「手根管」と呼ばれる
トンネルを通って
いるんです。

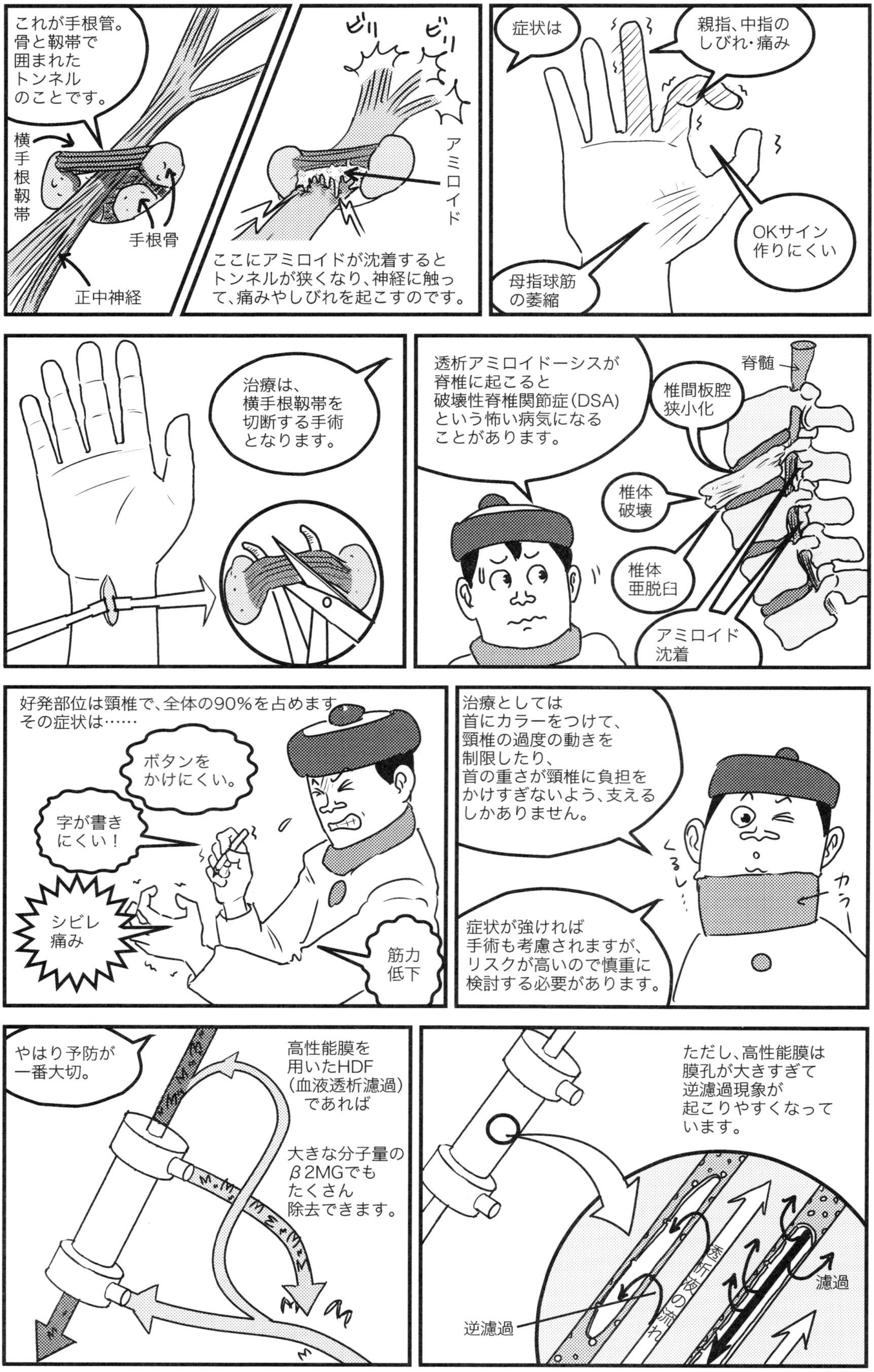

JCOPY 498-22406

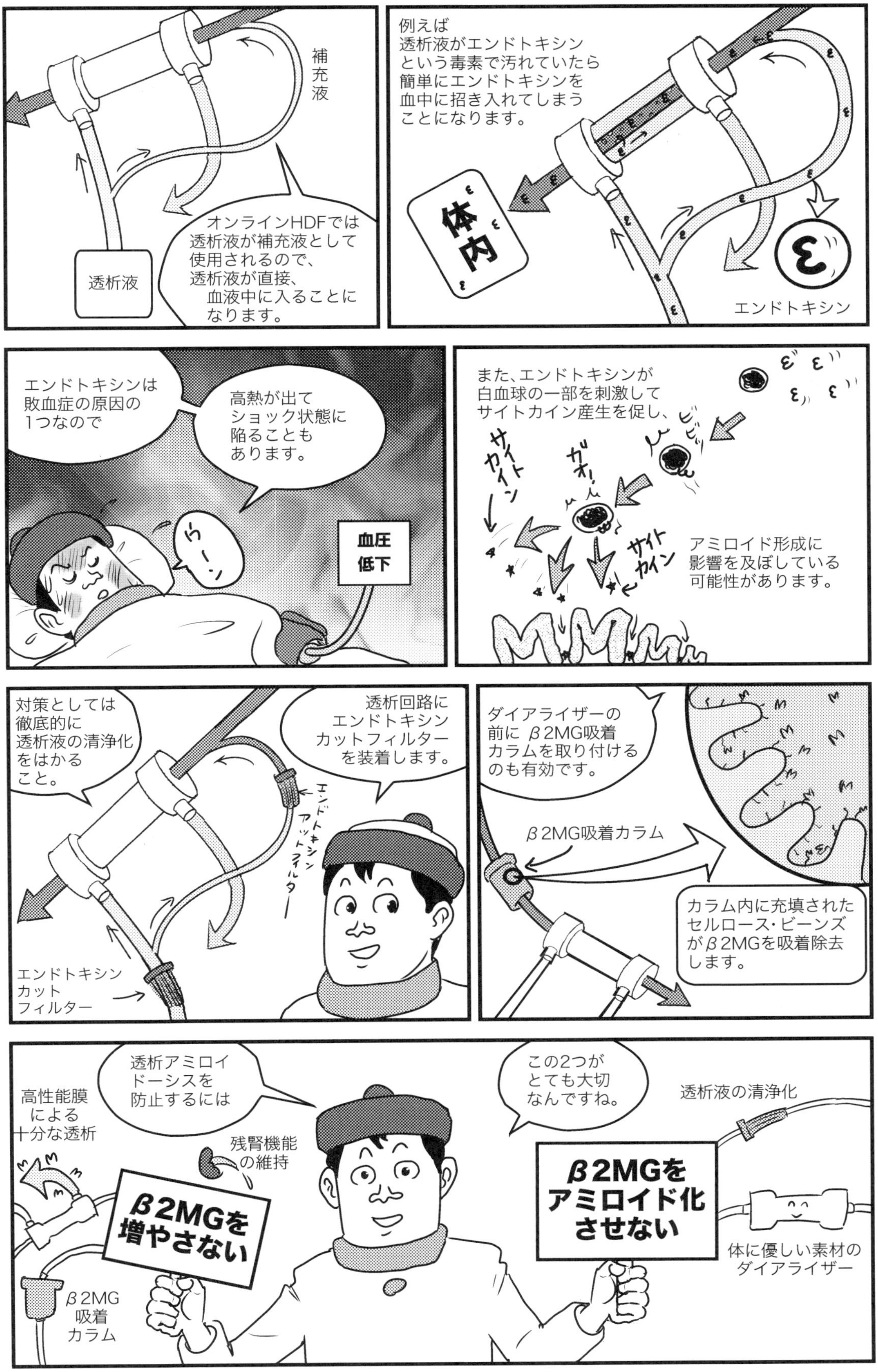
補充液
透析液
オンラインHDFでは透析液が補充液として使用されるので、透析液が直接、血液中に入ることになります。
例えば透析液がエンドトキシンという毒素で汚れていたら簡単にエンドトキシンを血中に招き入れてしまうことになります。
体内
エンドトキシン
エンドトキシンは敗血症の原因の1つなので
高熱が出てショック状態に陥ることもあります。
う～ん
血圧低下
また、エンドトキシンが白血球の一部を刺激してサイトカイン産生を促し、
ビビッ
ガオ！ん
サイトカイン
サイトカイン
アミロイド形成に影響を及ぼしている可能性があります。
対策としては徹底的に透析液の清浄化をはかること。
透析回路にエンドトキシンカットフィルターを装着します。
エンドトキシンカットフィルター
エンドトキシンカットフィルター
ダイアライザーの前にβ2MG吸着カラムを取り付けるのも有効です。
β2MG吸着カラム
カラム内に充填されたセルロース・ビーンズがβ2MGを吸着除去します。
透析アミロイドーシスを防止するには
この2つがとても大切なんですね。
高性能膜による十分な透析
残腎機能の維持
β2MGを増やさない
β2MGをアミロイド化させない
透析液の清浄化
体に優しい素材のダイアライザー
β2MG吸着カラム

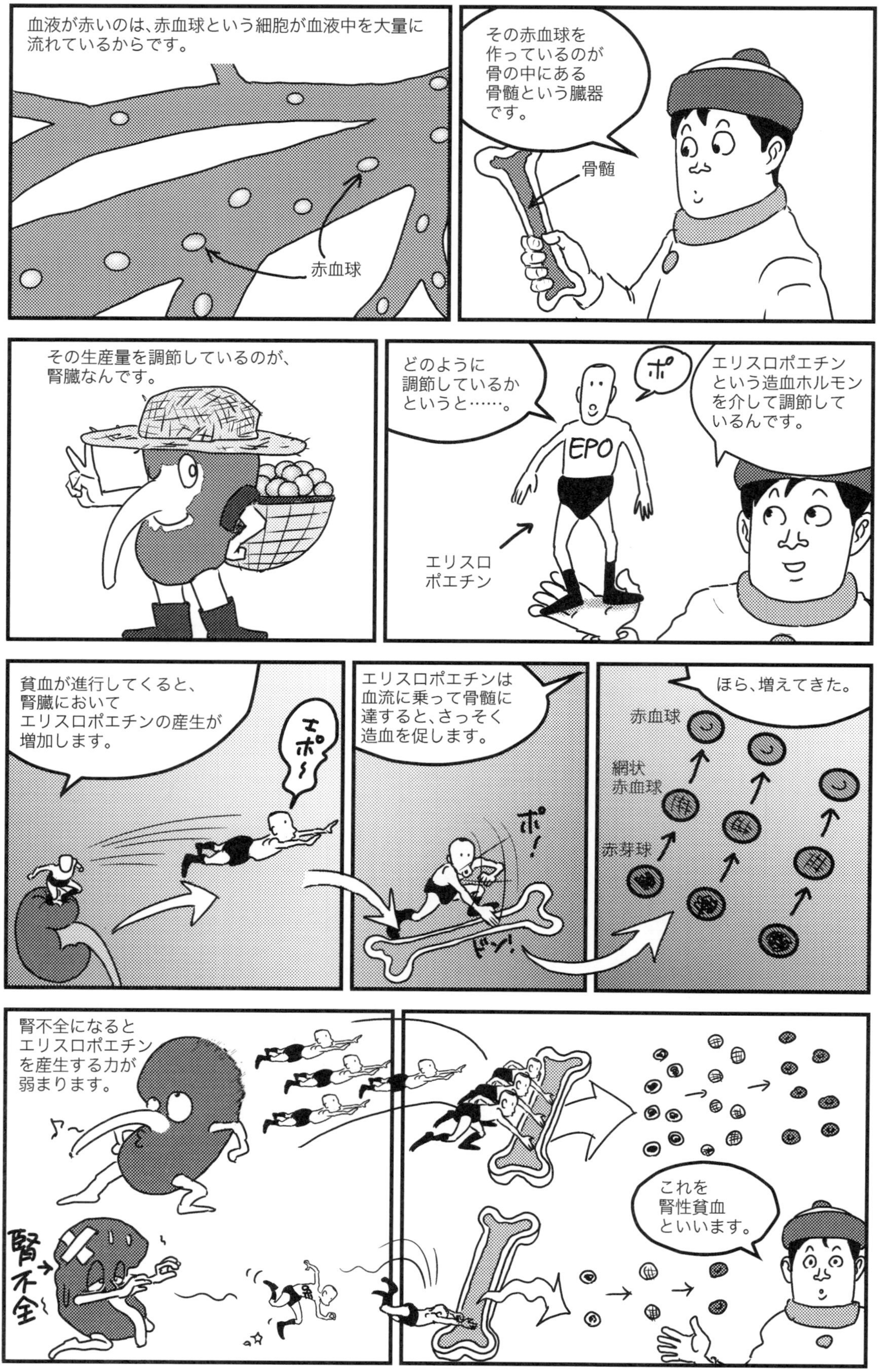
血液が赤いのは、赤血球という細胞が血液中を大量に流れているからです。
赤血球
その赤血球を作っているのが骨の中にある骨髄という臓器です。
骨髄
その生産量を調節しているのが、腎臓なんです。
どのように調節しているかというと……。
ポ
エリスロポエチンという造血ホルモンを介して調節しているんです。
EPO
エリスロポエチン
貧血が進行してくると、腎臓においてエリスロポエチンの産生が増加します。
エポ〜
エリスロポエチンは血流に乗って骨髄に達すると、さっそく造血を促します。
ポ!
ドン!
ほら、増えてきた。
赤血球
網状赤血球
赤芽球
腎不全になるとエリスロポエチンを産生する力が弱まります。
腎不全
これを腎性貧血といいます。

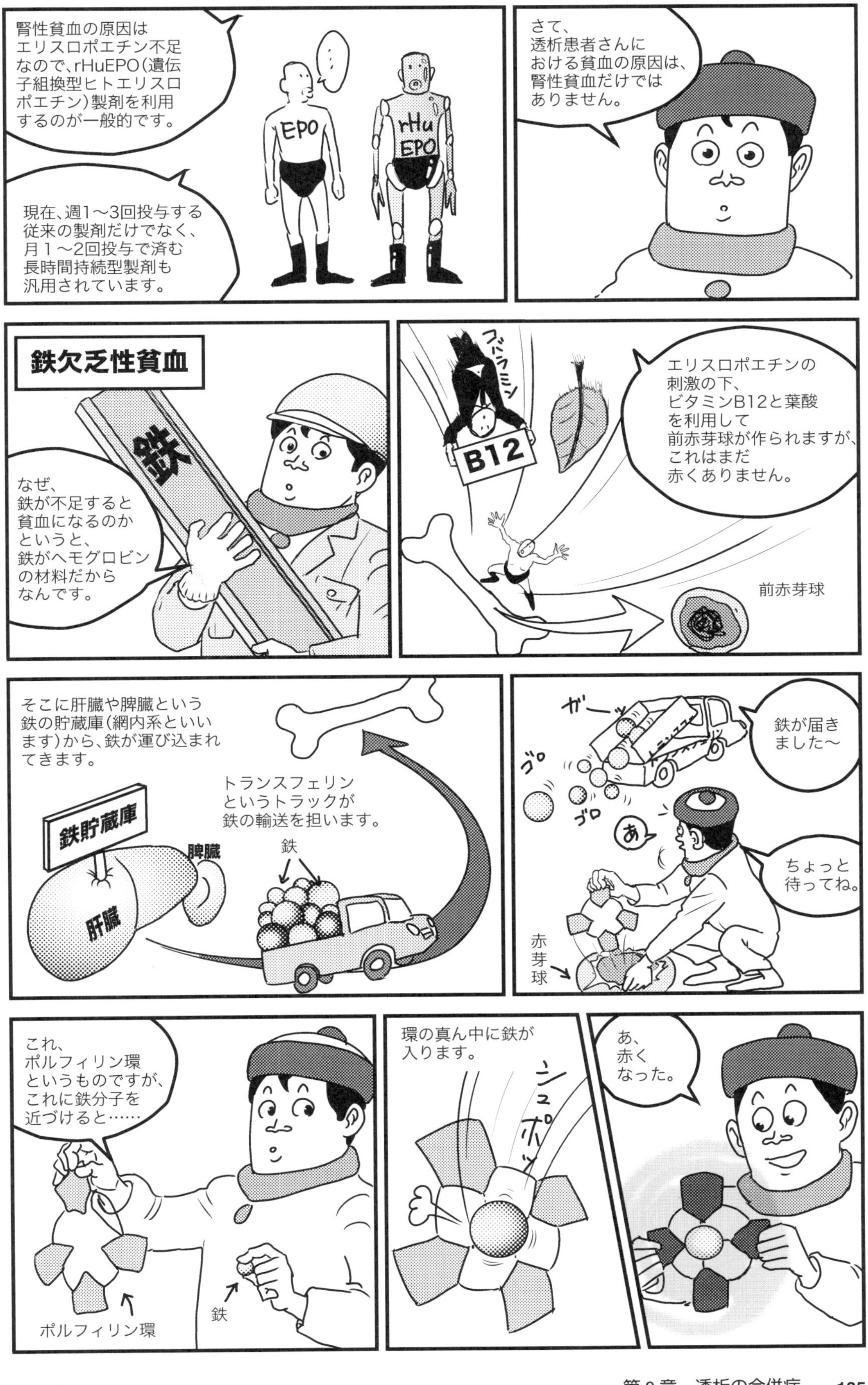

腎性貧血の原因はエリスロポエチン不足なので、rHuEPO（遺伝子組換型ヒトエリスロポエチン）製剤を利用するのが一般的です。
EPO
rHu EPO
現在、週1～3回投与する従来の製剤だけでなく、月１～2回投与で済む長時間持続型製剤も汎用されています。
さて、透析患者さんにおける貧血の原因は、腎性貧血だけではありません。
鉄欠乏性貧血
鉄
なぜ、鉄が不足すると貧血になるのかというと、鉄がヘモグロビンの材料だからなんです。
コバラミン
B12
エリスロポエチンの刺激の下、ビタミンB12と葉酸を利用して前赤芽球が作られますが、これはまだ赤くありません。
前赤芽球
そこに肝臓や脾臓という鉄の貯蔵庫（網内系といいます）から、鉄が運び込まれてきます。
鉄貯蔵庫
脾臓
肝臓
トランスフェリンというトラックが鉄の輸送を担います。
鉄
ガーッ
ゴロ
ゴロ
鉄が届きました～
あ
ちょっと待ってね。
赤芽球
これ、ポルフィリン環というものですが、これに鉄分子を近づけると……
ポルフィリン環
鉄
環の真ん中に鉄が入ります。
シュポッ
あ、赤くなった。

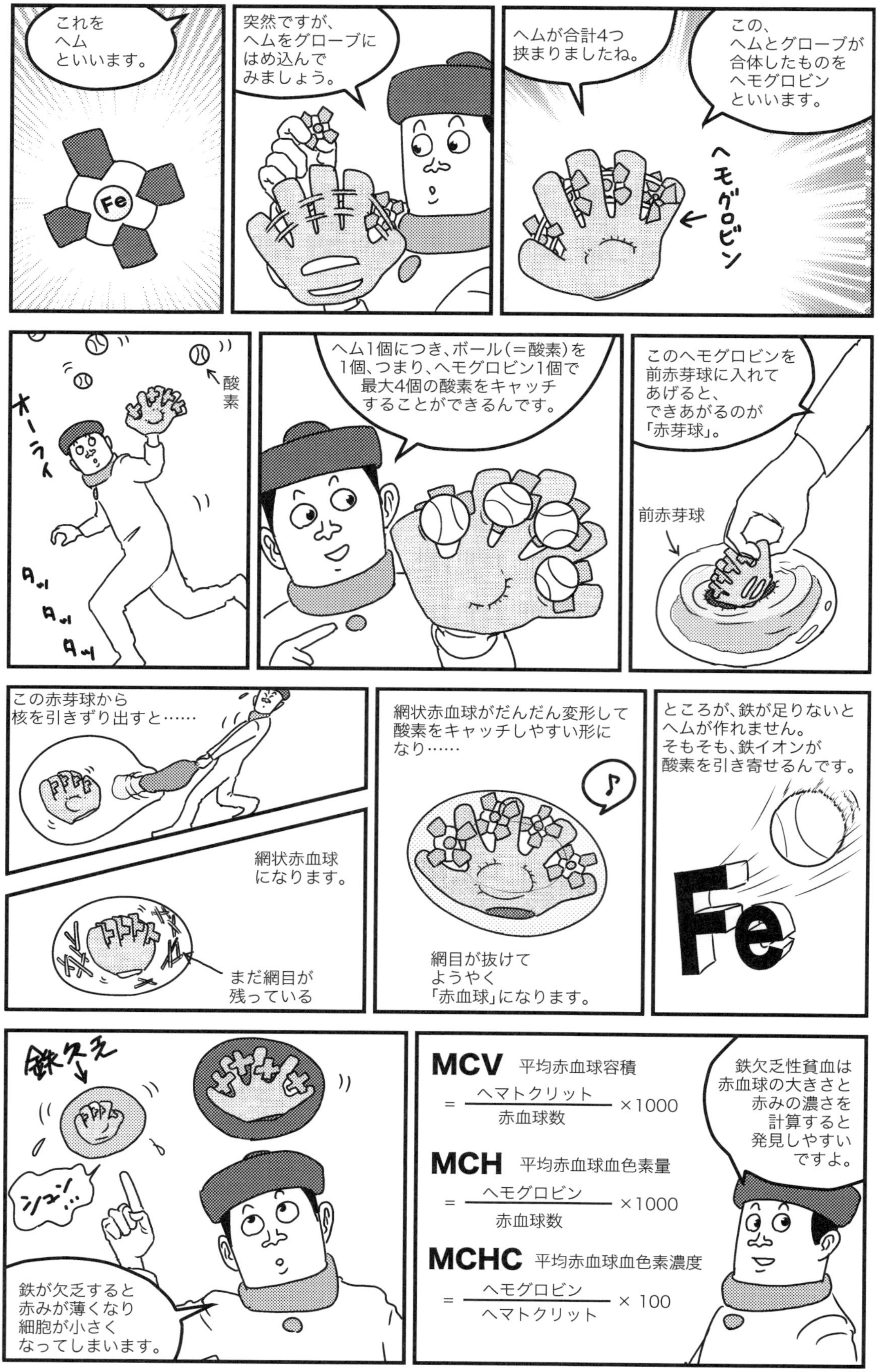

これを
ヘム
といいます。
Fe
突然ですが、
ヘムをグローブに
はめ込んで
みましょう。
ヘムが合計4つ
挟まりましたね。
この、
ヘムとグローブが
合体したものを
ヘモグロビン
といいます。
ヘモグロビン
オーライ
酸素
タッ
タッ
タッ
ヘム1個につき、ボール(＝酸素)を
1個、つまり、ヘモグロビン1個で
最大4個の酸素をキャッチ
することができるんです。
このヘモグロビンを
前赤芽球に入れて
あげると、
できあがるのが
「赤芽球」。
前赤芽球
この赤芽球から
核を引きずり出すと……
網状赤血球
になります。
まだ網目が
残っている
網状赤血球がだんだん変形して
酸素をキャッチしやすい形に
なり……
♪
網目が抜けて
ようやく
「赤血球」になります。
ところが、鉄が足りないと
ヘムが作れません。
そもそも、鉄イオンが
酸素を引き寄せるんです。
Fe
鉄欠乏
シュン
鉄が欠乏すると
赤みが薄くなり
細胞が小さく
なってしまいます。
MCV 平均赤血球容積
＝ ヘマトクリット / 赤血球数 ×1000
MCH 平均赤血球血色素量
＝ ヘモグロビン / 赤血球数 ×1000
MCHC 平均赤血球血色素濃度
＝ ヘモグロビン / ヘマトクリット × 100
鉄欠乏性貧血は
赤血球の大きさと
赤みの濃さを
計算すると
発見しやすい
ですよ。

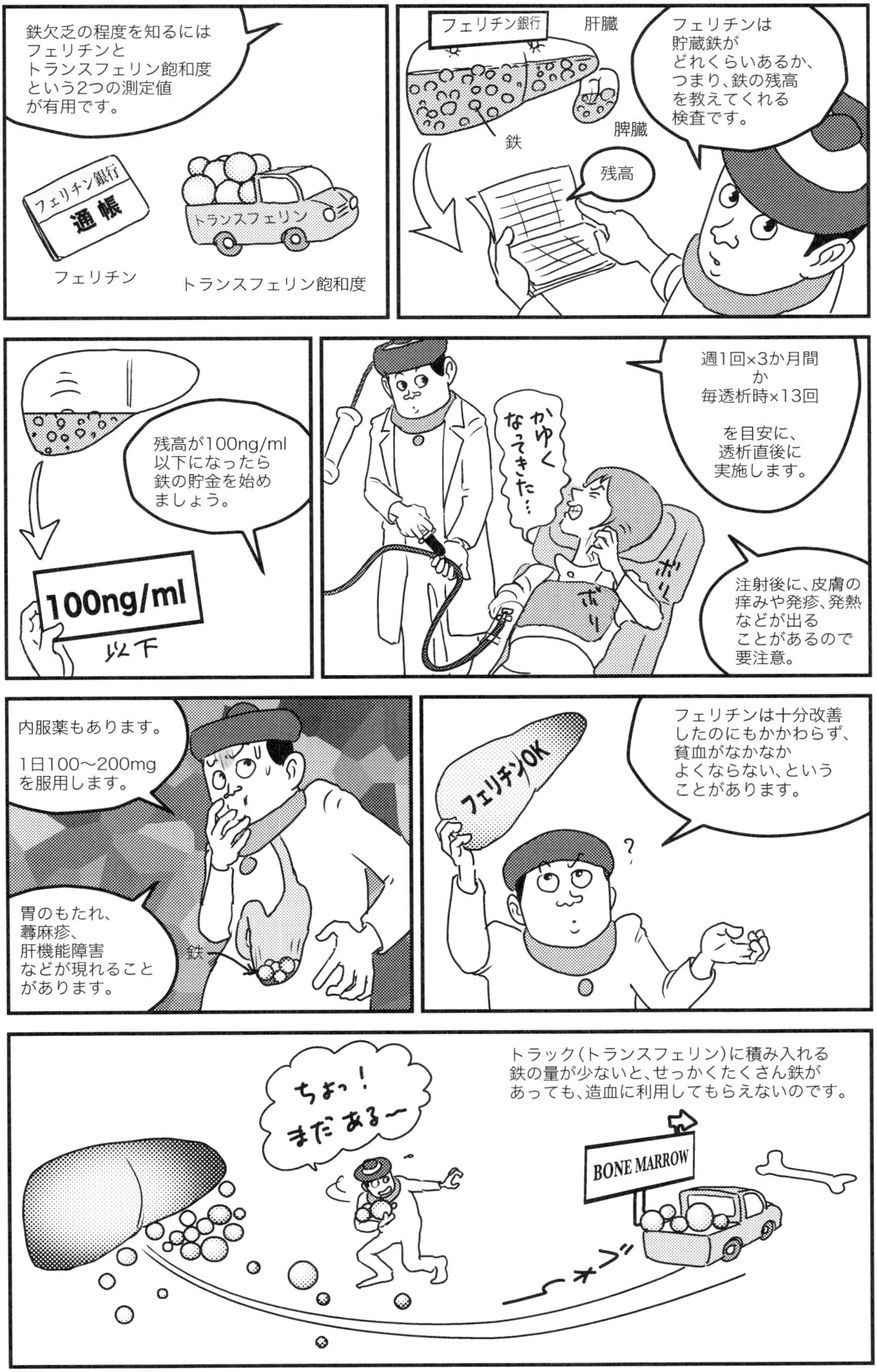
鉄欠乏の程度を知るには
フェリチンと
トランスフェリン飽和度
という2つの測定値
が有用です。
フェリチン銀行
通帳
フェリチン
トランスフェリン
トランスフェリン飽和度
フェリチン銀行
肝臓
脾臓
鉄
フェリチンは
貯蔵鉄が
どれくらいあるか、
つまり、鉄の残高
を教えてくれる
検査です。
残高
残高が100ng/ml
以下になったら
鉄の貯金を始め
ましょう。
100ng/ml
以下
週1回×3か月間
か
毎透析時×13回
を目安に、
透析直後に
実施します。
かゆくなってきた…
ボリ
ボリ
注射後に、皮膚の
痒みや発疹、発熱
などが出る
ことがあるので
要注意。
内服薬もあります。
1日100〜200mg
を服用します。
胃のもたれ、
蕁麻疹、
肝機能障害
などが現れること
があります。
鉄
フェリチンOK
フェリチンは十分改善
したのにもかかわらず、
貧血がなかなか
よくならない、という
ことがあります。
?
トラック(トランスフェリン)に積み入れる
鉄の量が少ないと、せっかくたくさん鉄が
あっても、造血に利用してもらえないのです。
ちょっ!
まだある〜
BONE MARROW

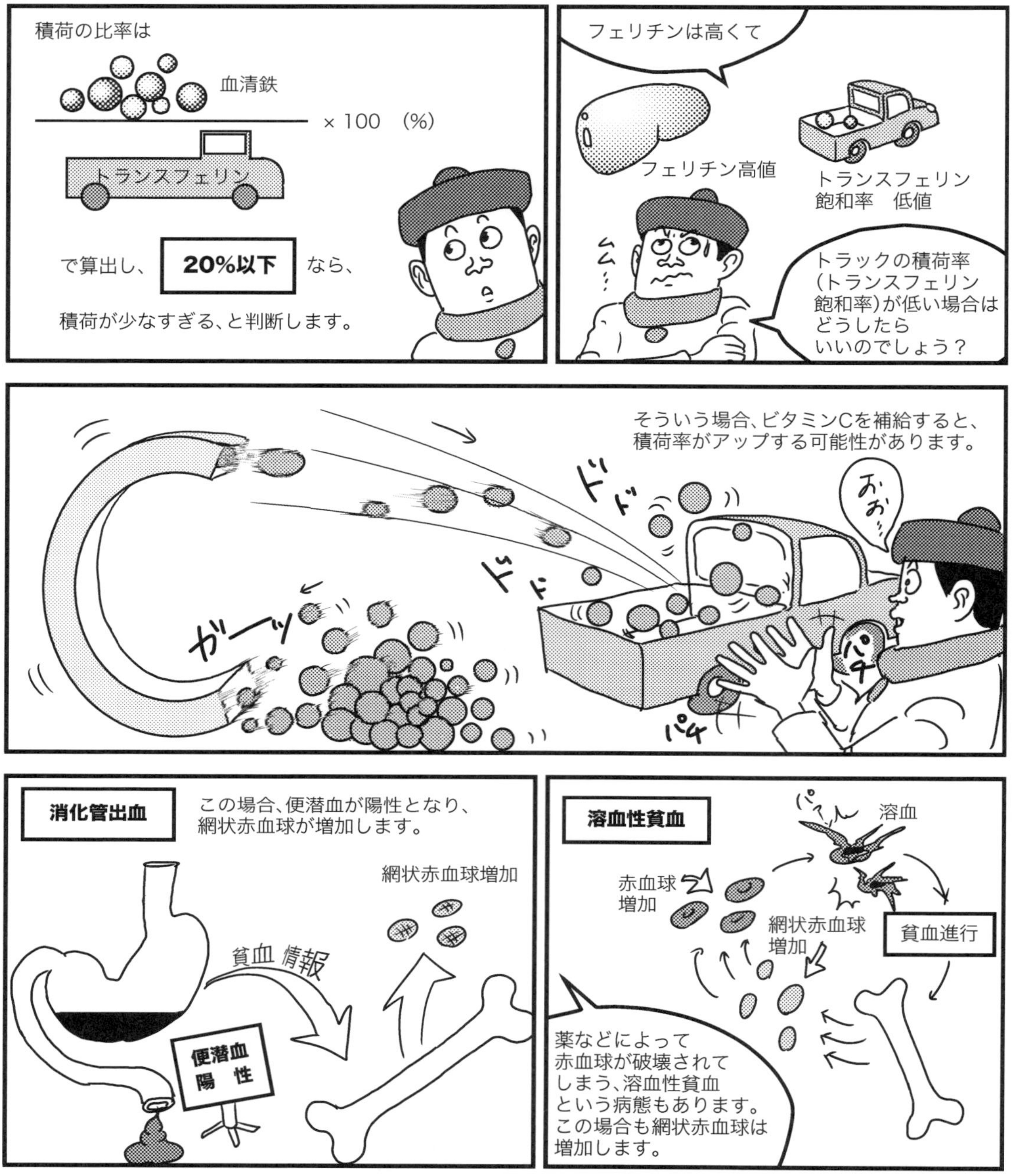

積荷の比率は
血清鉄
× 100 (%)
トランスフェリン
で算出し、
20%以下
なら、
積荷が少なすぎる、と判断します。
フェリチンは高くて
フェリチン高値
トランスフェリン
飽和率 低値
トラックの積荷率(トランスフェリン飽和率)が低い場合はどうしたらいいのでしょう?
そういう場合、ビタミンCを補給すると、積荷率がアップする可能性があります。
ドド
ドド
ガーッ
パチ
パチ
消化管出血
この場合、便潜血が陽性となり、網状赤血球が増加します。
網状赤血球増加
貧血 情報
便潜血
陽 性
溶血性貧血
溶血
赤血球
増加
網状赤血球
増加
貧血進行
薬などによって赤血球が破壊されてしまう、溶血性貧血という病態もあります。この場合も網状赤血球は増加します。
一方、腎性貧血では網状赤血球が少なく、その結果、赤血球も少なくなってしまう、というのが特徴です。
少
網状赤血球
少
EPO
腎性貧血とそれ以外の貧血を見分ける1つの方法として、網状赤血球数の測定は有用だと言えますね。

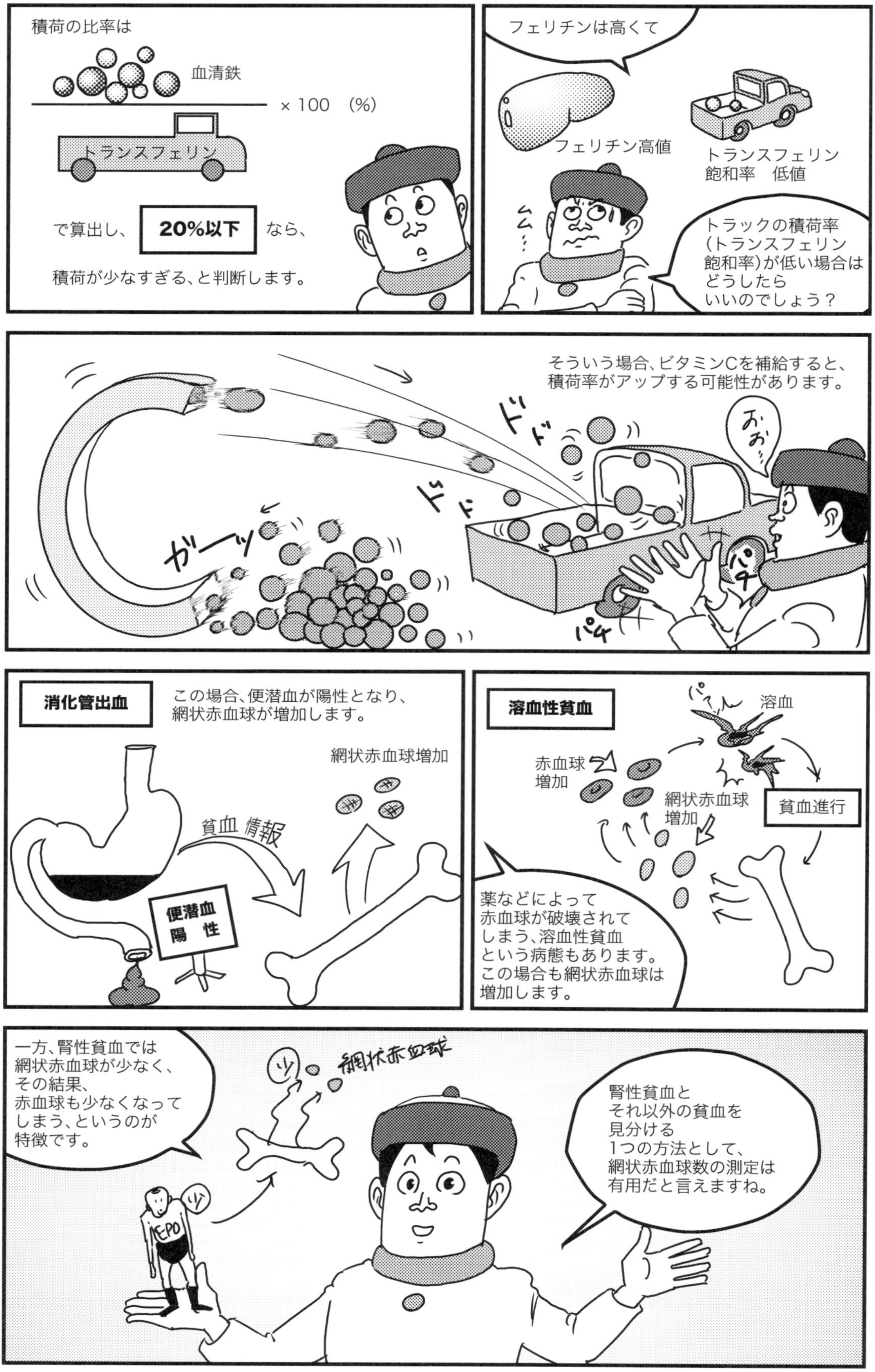

JCOPY 498-22406

あとがき

マンガを一冊読み終えた、というと、たいしたことではないように思われますが、「医学書を読破した」となると、これは相当凄いことであります。

本書はマンガではありますが、れっきとした医学書でもあります。読破された方は大いに自信を持って、次のステップにお進み下さい。

〈マンガでもっと詳しく透析療法を学びたい方〉

拙書「Dr. ジンゾーの透析療法の初歩」（南山堂）をどうぞ。内容はやや古くなりましたが、本書で詳しく触れなかった透析療法の実際や薬物療法などにも言及してあります。

〈マンガではなくて、普通の医学書を読んでみたい方〉

「対話で学ぶ腎不全と透析療法の知識」（北岡建樹著、南山堂）は、いかがでしょうか？表題通り、対話形式で記述されているため、とても読みやすく、よりいっそう深い理解を得られることでしょう。

皆様の透析療法に対する理解がいっそう深まり、日頃の治療や自己管理に少しでも本書がお役に立てるなら、これ以上の幸せはありません。

2013 年 9 月

佐藤良和

著者略歴

佐藤良和（さとうよしかず）

昭和大学医学部卒業
医学博士
透析専門医

1990 ～ 2000 年　昭和大学藤が丘病院内科腎臓レジデント～助手
2001 ～ 2006 年　望星会望星病院内科医員
2006 ～ 2012 年　哺育会白岡中央総合病院腎透析科部長
2012 年～　上尾駅前クリニック院長

主な著書
Dr. ジンゾーの透析療法の初歩（2006 年、南山堂）
基礎からマンガで学ぶ褥瘡アカデミー（作画担当、2010 年、へるす出版）

著者ホームページ
http://www.stationfront.com
http://medicalcomic.com

マンガで学ぶ透析療法（まなぶとうせきりょうほう）　©

発　行　2013 年 11 月 15 日　1 版 1 刷
　　　　2015 年 2 月 10 日　1 版 2 刷

著　者　佐　藤　良　和（さ とう よし かず）

発行者　株式会社　中外医学社
　　　　代表取締役　青木　滋

〒162-0805　東京都新宿区矢来町 62
電　話　(03) 3268-2701 (代)
振替口座　00190-1-98814 番

印刷・製本／三和印刷（株）　＜HI・HU＞
ISBN978-4-498-22406-3　Printed in Japan